本草纲目中的
对症食养方

张银柱　主编

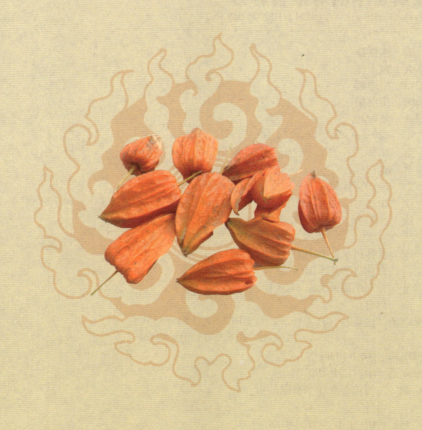

吉林科学技术出版社

图书在版编目（CIP）数据

本草纲目中的对症食养方 / 张银柱主编． -- 长春：
吉林科学技术出版社，2025.5
ISBN 978-7-5744-0980-4

Ⅰ．①本… Ⅱ．①张… Ⅲ．①《本草纲目》－食物养
生 Ⅳ．① R281.3 ② R247.1

中国国家版本馆 CIP 数据核字（2023）第 214498 号

本草纲目中的对症食养方
BENCAO GANGMU ZHONG DE DUIZHENG SHIYANG FANG

主　　编　张银柱
出 版 人　宛　霞
责任编辑　宿迪超
助理编辑　徐海韬
封面设计　冬　凡
开　　本　720 mm × 1020 mm　1/16
印　　张　16
字　　数　397 千字
印　　数　1~10 000 册
版　　次　2025 年 5 月第 1 版
印　　次　2025 年 5 月第 1 次印刷

出　　版　吉林科学技术出版社
发　　行　吉林科学技术出版社
地　　址　长春市福祉大路 5788 号
邮　　编　130118
发行部电话／传真　0431-81629529　81629530　81629531
　　　　　　　　　　　81629532　81629533　81629534
储运部电话　0431-86059116
编辑部电话　0431-81629518
印　　刷　三河市万龙印装有限公司

书　　号　ISBN 978-7-5744-0980-4
定　　价　45.00 元

前 言

《本草纲目》一直被中国人奉为治病养生的圣典，其中的养生智慧和养生良方被代代相传。在古代，中国的大夫都要精通中药学，懂得采药和制药；读书人要尽量通晓中医学，以便仕途不顺时改做大夫，不为良相则为名医；多数母亲也会了解一些中草药知识，懂得辨认常用草药，懂得随季节变化用草药调剂饮食预防疾病，懂得用草药为家人治疗常见的内科疾病和较轻的外科创伤。甚至可以说，中药养生几乎成为每一个中国人必须知晓的生活常识，犹如布帛菽粟，与国人的生活不可须臾相离：风寒时离不了一碗热腾腾的姜汤，补血要找大枣和赤小豆，产妇下乳要喝通草猪蹄汤，调理小儿脾胃、消食化积要吃山药米粥……中国人一生的健康与中药养生关系密切：年轻的母亲一怀孕，家人就会将一些草药加进她的饭菜汤羹，保障她和胎儿的健康。婴儿一出世，母亲就会给孩子缝制一个小药枕，里面的填充物就是避免孩子常见病的几种中药。走到生命的尽头，家人会用药液为死者洗身，换上用药物熏制过的寿衣，再在棺椁中放一些药物随葬。

当今社会，中药养生备受人们关注，从人们热衷的养生图书、中药养颜、中草药精华养发素等即可见端倪。人们期待从历史悠久、卓有成效的"中药养生"这一宝库中获取更多养生智慧和力量。发掘这一宝库，汲取其精华是提高人们生存质量、延长人类寿命的一次飞跃，具有重大的意义。为帮助普通读者在日常生活中认识各类中药、了解它们的特性及功效，从而科学地利用中药养生，通过运用中药养生方式来调养自身，使机体阴阳平衡、五脏调和、气血畅通，达到身体健康、延年益寿的目的，我们组织相关专业人士编撰了这本《本草纲目中的对症食养方》。

本书以《本草纲目》为底本，从中选取最常用的中药进行介绍，并按功效将这些中药分别列入清热解毒篇、祛风抗菌篇、消食通络篇、补气安神篇四大篇中。每一篇还按具体功效做了进一步细分，如解表、清热等，使读者从目录和书眉即可对每一种中草药的药效一目了然。同时，本书参考了《本草纲目》的编写体例和相关内容，介绍了两百余种中药的正名、别名、采集加工、药理作用、性味归经、功能主治及本草药方和药膳养生方，并列出了本草药方和药膳养生方的配方、用法、主治、随症加减及禁忌等。其中一些经典本草药方和药膳养生方直接引自《本草纲目》，旨在挖掘本草经典巨著中的智慧和传世良方，以惠及今人。

为方便读者辨认中药，本书提供了每种药材的形态图和药材图片，图片清晰精美，立体展现植物形态，叶的脉络、花的形态都清晰可辨，帮助普通读者进行辨认，轻松掌握中药的特点。

本书内容丰富，通俗易懂，体例简明，可供广大中药养生爱好者和患者自学自用，无论有无医学基础，均可一看就懂、一学就会，是一本即查即用的家庭必备养生图书，可随时随地为自己、家人及好友找到合适的养生良方。许多本草药方、药膳养生方取材方便、简单易行、安全有效，适合普通百姓日常使用。中医讲究辨证论治，由于人与人之间存在生理和病理上的差异，因而其中所录本草药方和药膳养生方未必适合所有人，在使用时一定配合医院的诊断并遵医嘱，以确保安全。对于身患重疾的读者，一定要及时就医，在医生指导下使用相关药方和药膳，以期取得更好的疗效。

最后，愿这本书能为您送去健康，愿中药养生佑您一生平安。

目 录

1

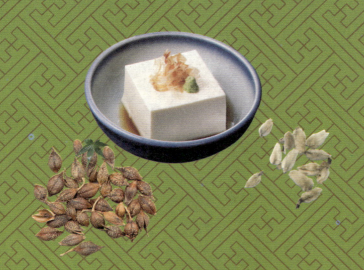

清热解毒篇

解表散风
凉血止血
清肺疏肝
温通经脉
通阳散寒
疮毒泻火

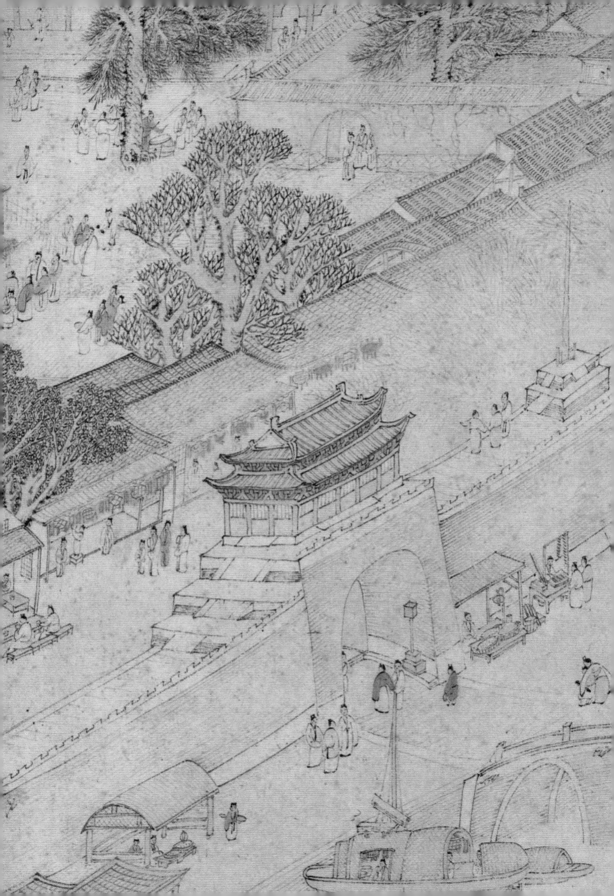

解 表

【概念】

在中医药理论中，凡是以解除表证、发散表邪为主要作用的药物，统称解表药。

【功效】

解表药多属辛散轻扬之品，能促进人体发汗或者微发汗，可以使表邪随汗出而得解，即有发汗解表的功效。部分解表药以其宣通透达的特性，还有宣肺平喘、利水消肿、宣毒透疹、活血消痈、通痹止痛等功效。

【药理作用】

中医科学研究表明，解表药主要具有解热镇痛、促进发汗、祛痰镇咳、抗菌、抗病毒、抗过敏、抗炎的作用。

【适用范围】

解表药主要用于治疗头痛身痛、恶寒发热、无汗或者有汗不畅、脉浮的外感表证。对现代临床的普通感冒、上呼吸道感染、流行性感冒（简称"流感"）、流行性脑脊髓炎（简称"流脑"）及流行性乙型脑炎（简称"乙脑"）初起、支气管炎、麻疹、哮喘、肺炎、风湿性关节炎、急性肾炎、化脓性皮肤病等有一定的治疗作用；部分药物还可用于治疗高血压、突发性耳聋、冠状动脉粥样硬化性心脏病（简称"冠心病"）等。

【药物分解】

根据药性和作用的不同，解表药主要分为辛温解表药（又称发散风寒药）及辛凉解表药（又称发散风热药）两类。

辛温解表药，药性辛温。辛以散风，温可祛寒，因此具有发散风寒的作用。主要用于恶寒、发热、头痛、无汗、肢体酸痛、流清涕、鼻塞、苔薄白、喉痒咳嗽、脉浮的风寒表证。部分药物以辛温发散的特性，兼有平喘、利水、透疹、止痛等作用，对于具有麻疹、咳喘、水肿、风疹、风湿痹痛等上述表证的患者也可使用。中医药方常用的辛温解表药有细辛、紫苏叶、香薷、麻黄、桂枝、防风、羌活、藁本、荆芥、白芷、苍耳子、辛夷、生姜、鹅不食草、葱白、西河柳、胡荽。

辛凉解表药，药性辛凉。辛以散风，凉可祛热，因此具有发散风热的功效。主要用于治疗风热感冒或温病初起，发热恶寒、咽痛口渴、头痛目赤、脉浮数、舌苔薄黄的风热表证。部分药物在发散风热的同时，兼具清头目、利咽喉、宣肺、透疹之功。对于因感受风热而致的咽喉肿痛、目赤肿痛、咳嗽、疹出不畅等症者均可选用。中医药方常用的辛凉解表药有薄荷、蝉蜕、葛根、牛蒡子、升麻、桑叶、柴胡、菊花、蔓荆子、淡豆豉、木贼、浮萍。

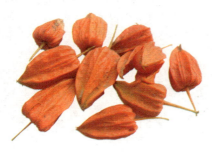

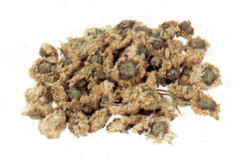

‖ 辛温解表 ‖

防风

RADIX SAPOSHNIKOVIAE

《防风》

别名： 铜芸，回云，回草，百枝

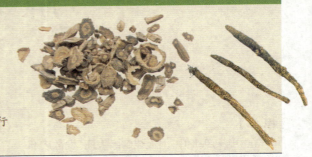

◎《本草纲目》记载防风主治：
"大风，头眩痛恶风，风邪目盲无所见，风行
周身，骨节疼痹。"

【科 属】为伞形科植物防风的干燥根。
【地理分布】草原、多石砾山坡上和丘陵。东北、
华北，以及陕西、宁夏、甘肃、山东等地多有分布。
【采收加工】春、秋季将根挖出，除去杂质，
干燥。
【药理作用】抗炎；镇痛，镇静，抗惊厥；解热，
降温；抗菌；抑制迟发性超敏反应等。
【性味归经】辛、甘、温。归膀胱、肝、脾经。
【功能主治】胜湿止痉，解表祛风。用于破伤风，
风湿痹痛，感冒头痛，风疹瘙痒。

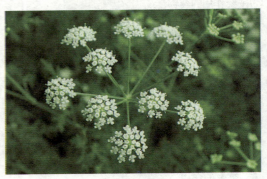

❖ 本草药方

◉ **1. 主治：破伤风。**

防风、川芎、羌活、半夏、大黄、川乌头、草
乌头、白僵蚕、全蝎、白芷、天南星、蝉蜕、天麻、
甘草各8g，白附子12g，蜈蚣3条，琥珀3g（研，
分3次冲服），朱砂3g（研，分3次冲服）。

加水煎沸15分钟，滤出药液，再加水煎20分钟，
去渣。两煎药液兑匀，分服，每天1剂。

◉ **2. 主治：破伤风。**

防风、荆芥穗（炒，制成粗末）各30g，鱼鳔
120g（炒，制成粗末），黄酒1000ml，蜜蜡120g。

放入坛中，重汤炖4小时，饮酒100ml，每天
1~3次。服后取汗。

◉ **3. 主治：破伤风，苦笑面容，牙关紧闭。**

防风、天南星各5g，麝香0.1g。一起制成末，
黄酒送服。

药膳养生

◉ **四时甘和茶**

防风、陈皮、稻芽、藿香、山楂、厚朴、紫苏叶、
柴胡、乌药、薄荷叶、荆芥穗各3g，茶叶35g，沸
水冲泡或者煎煮。每次6~12g，每天1~2次，
代茶饮。▶适用于食滞饱胀，感冒，冒暑，泄泻，呕吐，
醉酒。

◉ **防风粳米粥**

防风10~15g，葱白2根，粳米100g。防风、
葱白煎煮取汁，去渣；粳米按常法煮粥，待粥将熟
时加入药汁，煮稀粥食。▶散寒止痛，祛风解表。
适用于发热、畏寒、自汗、恶风、身痛、头痛等外
感风寒症。

羌活

RHIZOMA ET RADIX NOTOPTERYGLL
〖羌活〗

别名: 羌青, 扩羌使者, 胡王使者, 羌滑, 黑药, 退风使者。

◎《本草纲目》记载羌活:
"治贼风失音不语, 多痒, 手足不遂, 口面斜, 遍身麻痹, 血癞。"

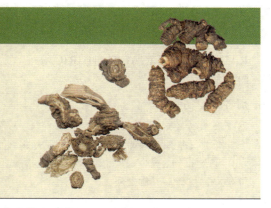

【**科 属**】为伞形科植物羌活或者宽叶羌活的干燥根茎及根。

【**地理分布**】1.**羌活** 生于海拔 2000～4200 米的灌丛下、林缘、沟谷草丛中。分布于甘肃、陕西、四川、青海、西藏等地。2.**宽叶羌活** 海拔 1700～4500 米的林缘及灌丛内多有生长。分布于山西、内蒙古、宁夏、陕西、甘肃、青海、四川、湖北等地。

【**采收加工**】春、秋两季挖取根及根茎, 去除杂质, 晒干或者烘干。

【**药理作用**】抗炎; 抗过敏; 解热; 镇痛; 扩张冠状动脉, 增加冠脉流量; 抗血栓; 抗菌; 抗心律失常; 抗癫痫; 抗氧化等。

【**性味归经**】辛、苦, 温。归膀胱、肾经。

【**功能主治**】除湿, 止痛, 散寒, 祛风。用于风寒感冒头痛, 肩背酸痛, 风湿痹痛。

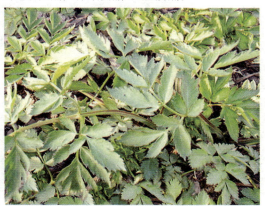

本草药方

◎ **1. 主治:感冒,发热。**

羌活、知母、金银花、桔梗、连翘、大青叶、柴胡、黄芩各 9g, 板蓝根、葛根、鱼腥草各 13g, 生石膏 28g, 甘草 3g。加水煎沸 15 分钟, 滤出药液, 再加水煎 20 分钟, 去渣。两煎药液兑匀, 分服, 每天 1 剂。

恶寒重加防风 10g; 头痛甚加白芷 10g; 鼻塞、流泪、打喷嚏加薄荷、苍耳子各 10g; 咽痛加玄参、山豆根各 10g; 声音嘶哑加天花粉、射干各 10g; 痰多胸闷加葶苈子、瓜蒌各 10g; 气喘加麻黄 5g, 杏仁 10g; 咳嗽加半夏、浙贝母各 10g; 口渴加芦根 10g; 便秘加大黄 4g。

◎ **2. 主治:肩周炎,肩及上臂麻木疼痛。**

羌活、木瓜、泽兰叶、赤芍、地龙、桑寄生、独活、桂枝各 14g, 黄芪 50g, 红花 19g, 苏木、乳香、没药、地鳖虫各 10g, 蜈蚣 3 条。加水煎沸 15 分钟, 滤出药液, 再加水煎 20 分钟, 去渣。两煎药液兑匀, 分服, 每天 1 剂。

药膳养生

◎ **羌活午时解表茶**

羌活 50g, 柴胡、连翘、苍术、陈皮、枳实、白芷、山楂肉、防风、前胡、藿香、神曲、甘草、川芎各 29g, 厚朴、桔梗、麦芽、苏叶各 45g, 红茶 1kg, 生姜 250g, 面粉 325g。先将生姜刨丝打汁候用; 上药除应炒者外, 其余生晒, 研磨成粗末; 将生姜汁、面粉打浆和药为块, 每块约干重 15g。每用 1～2 块, 加水煎服, 服药时宜热饮, 盖被取汗。▶有清热解表的功效。对于寒重热轻, 发热恶寒, 胸闷, 恶心不思饮食, 头痛体痛, 身困乏力等均有疗效。

◎ **解表午时茶冲剂**

羌活、防风、白芷、苍术、柴胡、藿香、川芎、前胡、陈皮、连翘、枳实、山楂各 30g, 麦芽(炒) 45g, 甘草、六神曲(炒)各 30g, 紫苏叶、桔梗、厚朴各 44g, 红茶 960g。将上药制成淡棕色的颗粒, 装袋, 每袋 10g。每次 1 袋, 每天 1～2 次, 开水冲后代茶饮。▶具有解表散寒的功能。适用于风寒感冒, 内伤积食, 寒热吐泻。

白芷

RADIX ANGELICAE DAHURICAE

〖白芷〗

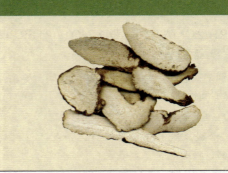

别名: 芷, 芳香, 苻蓠, 泽芬, 香白芷。

◎《本草纲目》记载白芷:

"治鼻渊、鼻衄, 齿痛, 眉棱骨痛, 大肠风秘, 小便出血, 妇人血风眩晕, 翻胃吐食, 解砒毒、蛇伤, 刀箭金疮。"

【科 属】为伞形科植物白芷或者杭白芷的干燥根。
【地理分布】**1. 白芷** 河南、河北等地多有栽培。
2. 杭白芷 栽培于安徽、江苏、湖南、湖北、浙江、四川等地。
【采收加工】夏、秋季叶黄时择晴日采挖, 除去杂质后, 干燥。
【药理作用】抗炎, 解热, 镇痛; 兴奋中枢神经; 抗微生物, 有光敏作用; 抑制肠平滑肌蠕动等。
【性味归经】辛, 温。归胃、大肠、肺经。
【功能主治】通窍止痛, 散风除湿, 消肿排脓。用于感冒头痛, 鼻塞, 鼻渊, 眉棱骨痛, 白带量多, 牙痛, 疮疡肿痛。

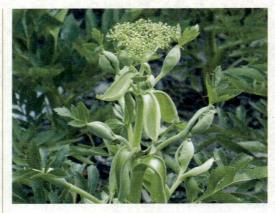

本草药方

◉ **1. 主治: 血管神经性头痛。**

白芷、生地黄、当归、红花、桃仁、羌活、防风、独活各10g, 川芎、白芍各15g, 钩藤20g, 鸡血藤30g。加水煎沸15分钟, 滤出药液, 再加水煎20分钟, 去渣。两煎药液兑匀, 分服, 每天1剂。

◉ **2. 主治: 血管神经性头痛。**

白芷、高良姜各10g。一起制成细末, 取少许涂于鼻孔内, 每天3~4次。

◉ **3. 主治: 各类疟疾。**

白芷、苍术、川芎、桂枝各等份。研磨为极细粉末。疟发前2小时, 取药粉1g, 以纱布包裹, 纳入鼻孔内, 疟发汗出后, 取出。连续3次为1个疗程。

◉ **4. 主治: 手足脱皮症。**

白芷、金钱草、苍耳子、苦参、五倍子、当归各14g, 狗脊30g。加水煎, 熏洗患处, 每天2~3次。

药膳养生

◉ **六曲茶**

六曲(炒)3250g, 麦芽250g, 山楂(炒)188g, 藿香、香附(醋制)、陈皮、苍术(炒)、紫苏各125g, 槟榔、桔梗各94g, 厚朴(姜制)、白芷、半夏(制)、白豆蔻壳、茯苓各63g, 砂仁47g, 甘草32g, 蔗糖适量。上药研磨成末, 每包6g。每次1包, 沸水浸泡或用生姜1~2片同煎待用。小儿酌减, 代茶饮用。▶解表散寒, 止呕, 止泻。适用于伤风感冒, 头痛, 咳嗽, 伤食腹痛, 泄泻, 呕吐。

◉ **白芷菊花茶**

白芷、菊花各9g。开水冲泡, 代茶多饮。▶适用于头痛, 三叉神经痛。

◉ **甘和茶**

白芷、苍术、紫苏、厚朴、薄荷、羌活、泽泻、陈皮、枳壳、半夏、桑叶、青蒿、前胡、铁苋菜、荆芥、桔梗、甘草、藿香、香薷、柴胡、佩兰、黄芩、仙鹤草、山楂、茶叶。开水泡服或煎服, 代茶饮。每服6g, 每天2次。▶解表散寒。适用于头痛, 胸闷, 中暑, 风寒感冒, 腹痛, 泄泻等。

玉兰

FLOS MAGNOLIAE
〖辛夷〗

别名： 房木，辛雉，迎春，木笔花，毛辛夷，辛夷桃，姜朴花，迎春花，白花树花，会春花。

◎《本草纲目》记载辛夷：
"主治鼻渊鼻鼽，鼻窒鼻疮，及痘后鼻疮，并用研末，入麝香少许，葱白蘸入数次，甚良。"

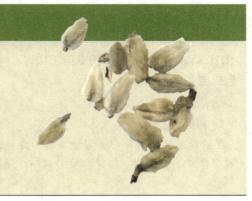

【**科 属**】为木兰科植物望春花、玉兰或者武当玉兰的干燥花蕾。

【**地理分布**】**1. 望春花** 海拔 400 ~ 2400 米山坡林中多有生长。分布于陕西南部、河南西部、湖北西部、甘肃及四川等地。**2. 玉兰** 生于海拔 1200 米以下的常绿阔叶树和落叶阔叶树混交林中，现庭园普遍栽培。安徽、江西、浙江、广东、湖南等地多有分布。**3. 武当玉兰** 生于海拔 1300 ~ 2000 米的常绿、落叶阔叶混交林中。陕西、河南、湖北、甘肃、四川等地多有分布。

【**采收加工**】冬末春初花蕾未放的时候采摘，剪去枝梗，干燥。

【**药理作用**】局部收敛、刺激和麻醉作用；抗炎，抗过敏；降压；抗凝血；抗微生物等。

【**性味归经**】辛，温。归肺、胃经。

【**功能主治**】通鼻窍，散风寒。对于风寒头痛，鼻塞，鼻渊有疗效。

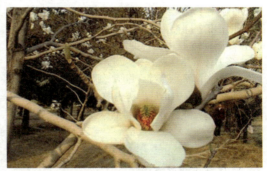

▲植物本草形态

本草药方

◎ **1. 主治：慢性鼻窦炎。**
辛夷、苍耳子、金银花各 14g，鱼腥草、山豆根各 28g，蒲公英 20g，黄芩 12g，天花粉、桔梗各 10g，甘草、薄荷各 6g。加水煎沸 15 分钟，滤出药液，再加水煎 20 分钟，去渣。两煎药液兑匀，分早晚 2 次服，每天 1 剂。
头痛较重，加白芷、川芎各 10g；鼻塞较重，加菖蒲 12g，皂角刺 10g；鼻窦积脓，加败酱草 20g；咳嗽，加杏仁 10g；纳呆神疲，加白术、陈皮各 10g；便秘，加大黄 6g（后下）。

◎ **2. 主治：慢性鼻窦炎。**
辛夷、甘草各 5g，鹅不食草 13g，白芷、苍耳子、薄荷各 12g。煎服法同 1，每天 1 剂。
偏于风热、热毒者加菊花、连翘、黄芩各 9g；偏于湿热内盛者加黄芩、升麻各 6g；偏于肺虚气弱者加诃子 9g，桔梗 6g，黄芪 10g；偏于脾虚湿浊内盛者加山药、党参、薏苡仁各 15g。

药膳养生

◎ **辛夷花茶**
辛夷花 3g，苏叶 6g。春季采剪未开放的辛夷花蕾，晒至半干，堆起，待内部发热后再晒至全干；苏叶切碎。上药拌匀，白开水冲泡。每天 1 剂，代茶饮用。▶适用于鼻塞流涕，感冒头痛，急慢性鼻窦炎，过敏性鼻炎等。

◎ **辛夷煮鸡蛋**
辛夷花 16g，鸡蛋 2 个。辛夷入砂锅内，加清水 2 碗，煎取 1 碗；鸡蛋煮熟去壳，刺无数个小孔，与药汁同煮片刻。饮汤食蛋，常服有效。▶滋养扶正，通窍止涕。适用于流浓浊涕，慢性鼻窦炎，体弱不任寒凉等。

◎ **辛夷花茶**
辛夷花 6g。开水冲泡，代茶饮。也可稍加白糖。▶适用于血管痉挛性头痛，高血压。

姜

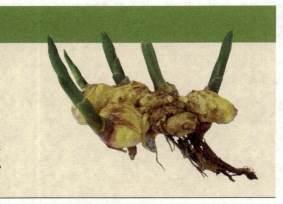

RHIZOMA ZINGIBERIS RECENS

〖生 姜〗

别名: 姜根。

◎《本草纲目》记载生姜:

"生用发散,熟用和中。解食野禽中毒成喉痹。浸汁,点赤眼。捣汁和黄明胶熬,贴风湿痛。"

【科 属】为姜科植物姜的新鲜根茎。

【地理分布】我国中部、东南部到西南部各省广为栽培。

【采收加工】秋、冬季采收,除去杂质,洗净。

【药理作用】抗炎,解热镇痛;抗惊厥;止吐;保护胃黏膜;抗肝损伤;抑制血小板聚集;增强心肌收缩力;抗微生物;抗氧化等。

【性味归经】辛,微温。归肺、脾、胃经。

【功能主治】温中止呕,解表散寒,化痰止咳。用于风寒感冒,寒痰咳嗽,胃寒呕吐。

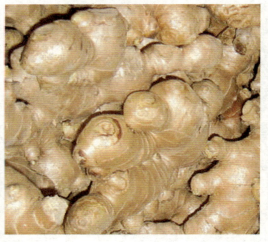

本草药方

◎ **1. 主治:神经性呕吐。**

生姜、藿香、紫苏梗各14g。加水煎沸15分钟,滤出药液,再加水煎20分钟,去渣。两煎药液兑匀,分服,每天1~2剂。

◎ **2. 主治:肠痉挛性绞痛。**

生姜20g,炒白芍50g。加水煎18分钟,去渣,分服,每天1剂。

◎ **3. 主治:胆道蛔虫症。**

生姜、大枣各10g,白芍80g,乌梅、大黄、槟榔、桂枝各14g。煎服法同1,每天1剂。

◎ **4. 主治:胆囊炎。**

生姜、木通、龙胆草、黄芩、泽泻、半夏、木香、大黄、白芍、延胡索各8g,茵陈、柴胡、栀子各15g。煎服法同1,每天1剂。

◎ **5. 主治:大动脉炎及引发的无脉症。**

生姜、白芍、桂枝、熟地黄、当归、牛膝各8g,鸡血藤、黄芪各14g,大枣4枚。煎服法同1,每天1~2剂。

药膳养生

◎ **生姜红糖茶**

生姜3片,红糖适量。先煎生姜,溶入红糖,调匀,代茶多饮。▶适用于头痛身痛,发热恶寒,鼻流清涕,舌淡红,苔薄白,脉浮紧者。

◎ **生姜芥菜汤**

生姜10g,鲜芥菜500g。芥菜洗净切段,生姜切片,同加清水4碗,煎至2碗,加食盐少量调味,分2次饮,同食芥菜。▶发表散寒,宣肺祛痰。适用于感冒风寒,头痛咳嗽,痰白难出,筋骨疼痛等。

◎ **生姜粥**

鲜生姜6g,糯米100g。生姜切薄片,或取生姜16g捣汁。若用于虚寒呕逆,温中养胃,宜用糯米同煮做粥;若用于风寒感冒,宜用南粳米50g煮粥,粥成后加生姜(或生姜汁)及葱白2根,再煮片刻,成稀薄粥。温热顿服,用于感冒,临睡前服,服后即睡。▶适用于怕冷、发热、头痛,肺寒咳嗽,胃虚中寒性隐痛,呕逆,呕吐清水,反胃等。

葱

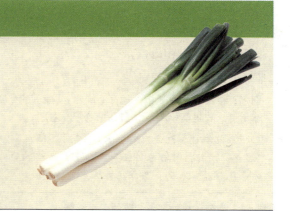

BULBUS ALLII FISTULOSI

【葱白】

别名: 葱茎白, 葱白头。

◎《本草纲目》记载葱白:

"除风湿, 身痛麻痹, 虫积心痛, 止大人阳脱, 阴毒腹痛, 小儿盘肠内钓, 妇人妊娠溺血, 通乳汁, 散乳痈, 利耳鸣, 涂犬伤, 制蚯蚓毒。"

【科属】为百合科植物葱、香葱的新鲜鳞茎。

【地理分布】1. 葱 全国各地都有栽植。2. 香葱 海拔 2000~2600 米的草甸、河谷或者潮湿山坡多有生长。产于内蒙古及新疆, 北温带也有分布。

【采收加工】夏、秋季采挖, 除去须根、叶及外膜, 鲜用。

【药理作用】促进消化液分泌; 抗菌, 抗原虫; 保护胃黏膜; 驱虫; 镇静、镇痛等。

【性味归经】辛, 温。归肺、胃经。

【功能主治】通阳散寒, 发汗解表, 解毒散结。用于风寒感冒, 四肢厥逆, 下利清谷, 尿闭便秘, 产后无乳, 皮肤瘙痒, 痈疡跌扑。

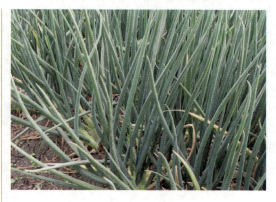

本草药方

◎ 1. 主治: 乳汁不通, 缺乳。

葱白3寸为引, 全瓜蒌30g, 黄芪15g, 王不留行12g, 地龙、当归、茜草根、漏芦各10g, 通草、白芷各6g。加水煎沸15分钟, 滤出药液, 再加水煎20分钟, 去渣。两煎药液兑匀, 分服, 每天1剂。

体弱气血虚者加熟地黄、党参各15g, 茯苓12g; 表虚自汗出者倍用黄芪, 加地骨皮10g; 肝郁偏重加青皮、柴胡各9g; 大便秘结者加火麻仁10g。

◎ 2. 主治: 感冒, 头痛。

葱白10根, 大蒜3头。加水煎10分钟, 去渣。兑入粥中。一次顿服, 每天1剂。

◎ 3. 主治: 感冒, 头痛, 鼻塞。

葱白15g, 生姜15g(切片), 红糖20g, 茶叶9g。一同煎10分钟, 去渣, 顿服, 每天1剂。

◎ 4. 主治: 感冒。

葱白1根, 辛夷、苍耳子、白芷、薄荷各10g。加水煎20分钟, 去渣, 顿服, 每天1~2剂。

药膳养生

◎ 发汗豉粥

葱白(切)7茎, 荆芥、淡豆豉、麻黄、栀子、生姜(切)各10g, 葛根15g, 生石膏30g, 粳米100g。先煎各味药, 去渣取汁, 后入米煮稀粥, 空腹食用。服后卧床温覆, 得微汗出为度。▶祛风清热。适用于内有蕴热, 外感寒邪, 而见恶寒, 壮热, 无汗, 口渴, 头痛, 身痛, 舌红苔黄, 喜饮, 脉浮数等。

◎ 葱白茶

葱白带根1段, 生姜1片, 苏叶1.5g。水煎取汁。代茶饮, 每次半杯。▶温中止痛。对于虚寒呕吐, 口不渴, 食久不化, 遇寒加重等均有疗效。

◎ 葱白酒

葱白(连须)6根, 好白酒2500ml。葱白在砂盆内研磨成细末, 放入酒中共煮至剩1000ml。随个人酒量饮用, 阳气即回。▶适用于脱阳。

◎ 葱白粥

葱白30g, 粳米60g, 生姜6g, 米醋6ml。粳米和生姜煮粥, 半熟时加入葱白, 粥成加米醋, 微微取汁。趁热食。▶温中止痛, 解表散寒。

鹅不食草

HERBA CENTIPEDAE

〖鹅不食草〗

别名: 疟疾草, 地胡椒, 地茜 (广西), 通天窍 (四川), 球子草, 散星草 (浙江), 白珠子草 (福建)。

◎《本草纲目》记载鹅不食草:
"解毒, 明目, 散目赤肿云翳, 耳聋, 头痛脑酸, 治痰疟, 鼽齆鼻窒不通, 塞鼻痣自落, 又散疮肿。"

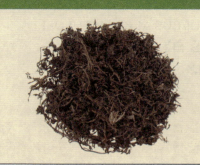

【科 属】为菊科植物鹅不食草的干燥全草。

【地理分布】路旁荒野、阴湿草地上及田埂多有生长。分布于东北、华东、华南、华北、华中、西南。

【采收加工】夏、秋季花开的时候采收, 除去杂质, 切段, 干燥。

【药理作用】止咳, 平喘, 祛痰; 抗基因突变; 抗过敏; 抗肿瘤等。

【性味归经】辛, 温。归肺、肝经。

【功能主治】通鼻窍, 止咳。用于咳嗽痰多, 风寒头痛, 鼻塞不通, 鼻渊流涕。

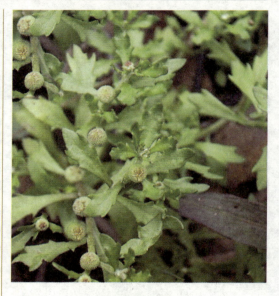

本草药方

1. 主治: 疖。
鹅不食草叶100g。捣成泥状, 敷于患处, 每天1~2次。

2. 主治: 过敏性鼻炎。
取鹅不食草、蜂房各15g, 无花果30g, 蝉蜕10g, 甘草10g。水煎服, 每天1剂, 分3次服, 药渣再煎取药液外洗患处, 每天3次。7剂为1个疗程。

3. 主治: 慢性鼻炎。
鹅不食草25g, 凡士林75g。鹅不食草研磨成细粉与凡士林调成软膏备用。用时涂于鼻腔, 每日2~3次。

4. 主治: 慢性鼻炎。
鹅不食草、苍耳子、黄芩、辛夷、白芷各10g, 麻黄、薄荷各6g。加水煎成100ml为1天量, 分早、午、晚服用, 小儿减半。

5. 主治: 鼻窦炎。
鹅不食草15g, 雄黄、菊花各1.5g, 牛黄、麝香各0.5g, 冰片少量。共研为极细末, 取少量搽鼻孔内, 每天3~4次。

药膳养生

◎ 鹅不食草猪瘦肉汤
鹅不食草 (纱布包好) 15g, 鸡内金 (研碎) 5g, 猪瘦肉50g。放入碗中, 加水适量, 慢火蒸熟。去鹅不食草药包, 加少许食盐调味, 即可服用。每天1次。▶主要治疗小儿吐乳腹泻, 大便臭腐, 粪便中有不消化的食物, 烦躁啼泣, 腹胀, 两腮红赤, 舌质淡红, 苔白腻, 指纹青色。

◎ 鹅不食草汤
鹅不食草15g, 加水煎服。每天1剂, 分3次服。▶对小儿百日咳有疗效。

◎ 牛膝兰草酒
鹅不食草、土牛膝根、马兰各50g, 酒酿汁250ml。将上药与酒同煮, 加糖适量, 取汁, 每天1剂, 分3次服完。▶清热、解毒、利尿。对百日咳有疗效。

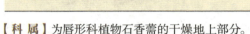

石香薷 学名：*Mosla chinensis Maxim.*

HERBA MOSLAE

【香薷】

别名：香薷草，香茸，细叶香薷，青薷，香茹草，痧药草，七星剑。

◎《本草纲目》记载香薷：
"能治脚气寒热。"

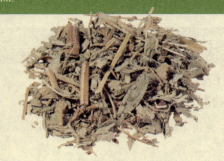

【科 属】为唇形科植物石香薷的干燥地上部分。
【地理分布】海拔1400米以下的草坡或林下多有野生。分布于华东、中南、以及台湾、贵州。
【采收加工】夏、秋季当花开或者果实成熟时割取地上部分，除去残根及杂质，干燥。
【药理作用】镇痛，镇静；解热；抗病毒；抗菌；抑制肠蠕动；增强免疫功能等。
【性味归经】辛，微温。归肺、胃经。
【功能主治】和中化湿，发汗解表，利水消肿。用于暑湿感冒，头痛无汗，恶寒发热，小便不利，腹痛吐泻。

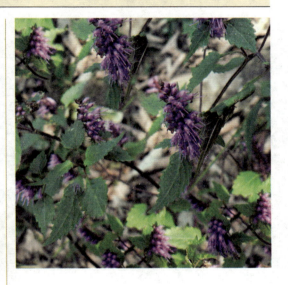

本草药方

◉ **1. 主治：**头痛，无汗，发热，恶寒，头重，口干不欲饮，咽红而痛，胸闷不适，腹满便溏。

香薷、藿香、佩兰叶、白扁豆、厚朴各10g，木香、黄连各5g，滑石30g。加水煎沸15分钟，滤出药液，再加水煎20分钟，去渣。两煎药液兑匀，分服，每天1剂。

◉ **2. 主治：**感冒，汗出，鼻塞，咳嗽胸闷。

香薷30g。加水煎20分钟，去渣，顿服，取微汗。

◉ **3. 主治：**解表清暑，发汗解表，健脾利湿。用于防治暑湿感冒、空调病。

香薷10g，厚朴5g，白扁豆5g，白糖适量。将香薷、厚朴剪碎，白扁豆炒黄捣碎，放入保温杯中，以沸水冲泡，盖严温浸1小时。代茶频饮。

药膳养生

◉ **感冒茶**

香薷15g，梅叶、狗肝菜、五指柑叶各20g，甘草、青蒿、积雪草各15g。洗净晒干（宜用当年新药，隔年药效较差），粉碎，混匀，分装于纸袋中，每袋6g。成人每次1包，每天3次，开水泡饮，小儿酌减。预防感冒时，可将每包冲开水600ml，代茶饮。
▶适用于感冒，可使患者退热快，出汗少，头痛减轻。

◉ **扁豆香薷汤**

香薷15g，白扁豆40g。取白扁豆、香薷，加水2碗，小火煎25分钟取汤。每天3次，趁温热服用。
▶清暑，利湿，和中。对于小儿夏伤暑湿，身热无汗，呕吐，泄泻，脘腹胀痛等有疗效。

‖辛凉解表‖

薄 荷

HERBA MENTHAE

《薄 荷》

别名: 蕃荷菜,升阳菜,薄苛,夜息花,仁丹草,见肿消,土薄荷。

◎《本草纲目》记载薄荷:

"利咽喉,口齿诸病。治瘰疬,疮疥,风瘙隐疹。捣汁含漱,去舌胎语涩;挪叶塞鼻,止衄血,涂蜂螫蛇伤。"

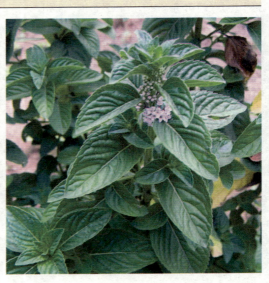

【科 属】 为唇形科植物薄荷的干燥地上部分。

【地理分布】 溪沟旁、路边及山野湿地多有生长,海拔可高达 3500 米。华中、华南、华北、华东及西南各地多有分布。

【采收加工】 大部分产区每年收割 2 次。第一次在小暑至大暑期间,第二次在寒露至霜降期间。广东、广西等温暖地区一年可收割 3 次。晒干后使用。

【药理作用】 解热;镇痛;促进汗腺分泌;兴奋中枢神经;消炎,止痛,止痒;抗肝损伤;解除肠道平滑肌痉挛;抗早孕;促进胆汁分泌;促进透皮吸收;祛痰;抗微生物等。

【性味归经】 辛,温。归肺、脾经。

【功能主治】 清头目,宣散风热,透疹。对于风热感冒,风温初起,喉痹,口疮,头痛,目赤,麻疹,风疹,胸胁胀闷有疗效。

本草药方

1. 主治: 发热恶寒,热多寒少,头痛咳嗽,壮热不退,夜不能眠,口干口渴,小便灼痛,鼻流清涕。

薄荷、荆芥穗各 9g,板蓝根 28g,黄芩、柴胡、半夏、青蒿、秦艽各 10g,大青叶 20g,白僵蚕 10g。加水煎沸 10 分钟,滤出药液,再加水煎 10 分钟,去渣。两煎药液调兑均匀,分服,每天 1~2 剂。

2. 主治: 麻疹始出,咳嗽不重,流泪,羞明。

薄荷、蓴菜、紫苏各 10g。加水煎 8 分钟,慢慢饮,每天 1~2 剂。

药膳养生

❀ 薄荷叶茶

薄荷叶 30 片,人参 5g,生石膏(先煎)30g,生姜 2 片,麻黄 2g。上述药一同研磨为粗末,水煎,滤汁。代茶饮。▶适用于体虚或者老年风热感冒者,症见咽喉肿痛,发热头痛,咳嗽不爽等。

❀ 薄荷粳米粥

薄荷 5g,粳米 50g。先煮粳米粥,候熟,放入薄荷,几沸,出香气,空腹食用。▶疏散风热。适用于风热外感而见头目不清,发热恶风,咽痛口渴者。

牛蒡

FRUCTUSARCTLL

【牛蒡子】

别名: 牛子, 恶实, 鼠粘子, 黍粘子, 大力子, 万把钩, 弯巴钩子, 鼠尖子。

◎《本草纲目》记载牛蒡子:
"消斑疹毒。"

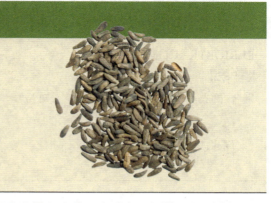

【科 属】为菊科植物牛蒡的干燥成熟果实。

【地理分布】常有栽培。野生的较多, 多生于沟边、山野路旁、荒地、山坡向阳草地、村镇附近和林边。分布于黑龙江、吉林、河南、山西、辽宁、河北、宁夏、陕西、甘肃、青海、江苏、安徽、新疆、山东、江西、浙江、湖北、四川、湖南、广西、云南、贵州等地。

【采收加工】秋季果实成熟的时候采收果序, 晒干, 打下果, 除去杂质后, 晒干。

【药理作用】降血糖; 降血压; 抗菌; 抗病毒; 抗诱变; 抗肿瘤; 促进生长等。

【性味归经】辛、苦, 寒。归肺、胃经。

【功能主治】宣肺透疹, 疏散风热, 解毒利咽。用于风热感冒, 麻疹, 风疹, 咳嗽痰多, 痄腮丹毒, 咽喉肿痛, 痈肿疮毒。

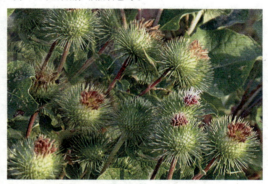

本草药方

◉ **1. 主治:** 麻疹初期, 发热2~6天, 皮疹出现, 先见于耳后, 渐至额部, 再向躯干及四肢扩散。颗粒分明, 大小不一, 色彩红如玫瑰, 压之褪色。疹周健康皮肤存在。体温常在39℃以上。伴有咳嗽, 口渴欲饮水和不安宁等。

牛蒡子、升麻、葛根、蝉蜕、桔梗、金银花、连翘、当归、芦根各4g, 桂枝、甘草各3g。加水煎沸9分钟, 滤出药液, 再加水煎9分钟, 去渣。两煎药液兑匀, 分次服下, 每天1剂。

伴高热时, 用温水擦浴, 缓解热势, 一般不用退热药物; 咳嗽剧烈时, 加用青霉素注射液; 并发中耳炎时, 可加氨苄青霉素注射液; 昏迷嗜睡者, 加服安宫牛黄丸1粒。

◉ **2. 主治:** 热性感冒, 其症状表现为痰咳不出来、咽痛、爱喝水、有黏稠的鼻涕、舌体红色、舌苔变黄、脉搏也比平常快。

薄荷6g, 牛蒡子10g, 粳米适量。先将牛蒡子煮15分钟, 取出后留下汁水备用。将粳米煮成粥, 10分钟后放入薄荷, 在粥快好时, 放入牛蒡子药汁水, 煮5分钟即可。早、晚温服。

药膳养生

◉ **牛蒡子茶**

牛蒡子200g。拣去杂质, 放于锅内, 用小火炒到微鼓起, 外面呈微黄色并略有香气, 取出放凉, 研成细末。每服10g, 用开水冲泡, 代茶慢饮。 ▶清热解表。适用于发热偏重, 外感风热, 微恶风寒, 咳嗽痰少、色黄黏稠, 咽喉肿痛, 鼻塞头痛的热毒不太严重者。

◉ **牛蒡子粳米粥**

牛蒡子15g, 冰糖适量, 粳米80g。牛蒡子加水煎汤, 去渣后放入粳米、冰糖, 再加水煮到米花粥稠。每天2次, 温热服食。 ▶清热解表。适用于外感风热, 咳痰不爽, 感冒咳嗽, 麻疹透发不畅, 咽喉肿痛者。凡胃寒、气虚、便溏者慎用。

◉ **牛蒡根粳米粥**

牛蒡根(或牛蒡子打碎)20g, 粳米60g, 白糖适量。牛蒡根煎汤, 去渣取汁100ml; 粳米加水煮粥, 入牛蒡根汁、白糖调匀, 温食, 每天2次。 ▶小儿气虚, 腹泻者慎用。适用于流行性腮腺炎。

黑蚱

PERIOSTRACUM CICADAE

《蝉 蜕》

别名: 蝉衣, 蝉壳, 伏壳, 枯蝉, 蝉甲, 知了皮。

◎《本草纲目》记载蝉蜕:

"治破伤风及疗肿毒疮, 大人失音, 小儿噤风天吊, 阴肿。"

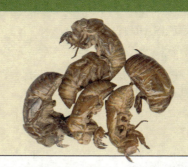

【科 属】为蝉科昆虫黑蚱的幼虫羽化时脱落的皮壳。

【地理分布】栖息于榆、槐、杨、柳、枫、桑等树上。我国辽宁以南的大部分地区多有分布。

【采收加工】6～9月间, 从树上或者地面上收集, 除去泥沙, 晒干。

【药理作用】镇静, 抗惊厥; 解热; 抗过敏; 镇痛; 调节免疫功能; 抗肿瘤等。

【性味归经】甘, 寒。归肺、肝经。

【功能主治】利咽, 透疹, 散风除热, 解痉, 退翳。对于风热感冒, 咽痛, 风疹瘙痒, 麻疹不透, 目赤翳障, 破伤风, 惊风抽搐有疗效。

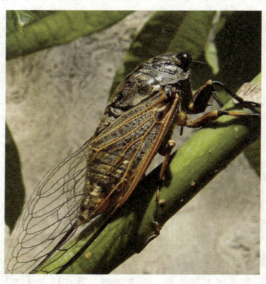

本草药方

◉ **1. 主治: 脱肛。**

蝉蜕18g。研末, 以芝麻油拌成糨糊状。涂患处, 每天2次。

◉ **2. 主治: 破伤风。初起张口不便, 颈部强直, 颜面肌肉痉挛, 呈苦笑面容。重则牙关紧闭, 全身抽搐, 角弓反张症状。**

蝉蜕、全蝎、天麻、僵蚕各9g, 蜈蚣3条, 天南星12g, 朱砂(研、冲)4g。加水煎沸15分钟, 滤出药液, 再加水煎20分钟, 去渣。两煎药液兑匀, 分服, 每天1剂。体温稍高者加葛根、防风各8g。

◉ **3. 主治: 破伤风, 张口不利, 颈项活动不灵。**

蝉蜕60g, 天南星6g, 黄芩9g, 钩藤24g, 全蝎、白附子、桑叶各15g, 蜈蚣20条, 生石膏240g。煎服法同2, 每天1剂。

咳嗽痰多加半夏、橘红、桔梗各9g; 阴虚加天花粉、麦门冬、沙参、白芍各8g; 阳虚加黄芪、党参、当归各12g; 大便秘结者加芒硝、大黄各8g; 产后血虚加当归、川芎各12g。

药膳养生

◉ **七星茶**

蝉蜕200g, 灯心草1000g, 淡竹叶4500g, 钩藤2000g, 防风1800g, 僵蚕210g, 六神曲2100g, 麦芽(炒)3900g, 竺黄(姜汁制)220g。将上药捣碎, 混合, 淡竹叶、蝉蜕、麦芽等散在为宜。每包3g, 水煎, 每天2次, 代茶频饮。▶解表散邪。适用于小儿伤风咳嗽, 积食, 夜睡不宁。

◉ **蝉桔枇杷茶**

蝉蜕6g, 枇杷叶15g, 桔梗6g。煎汤, 代茶饮。▶适用于喉炎。前两味单煎亦可代茶频饮。

◉ **蝉衣粳米粥**

蝉衣6g, 粳米40g。蝉衣去头足, 水煎取汁, 与粳米煮粥。每天1剂, 分2次服, 连服3天。▶辛凉透表。适用于发热、咳嗽、流涕, 麻疹初起, 目赤怕光, 口腔颊部见白色疹点, 泪水汪汪等。

野葛

RADIX PUERARIAE

〖葛根〗

别名：干葛，甘葛，粉葛，葛麻茹，黄葛藤根，葛子根，葛条根。

◎《本草纲目》记载葛根：
"散郁火。"

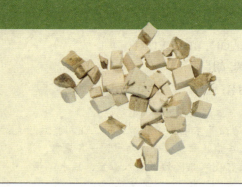

【科属】为豆科植物野葛或甘葛藤的干燥根。
【地理分布】1. 野葛 生于山坡、路边草丛中及较阴湿的地方。除新疆、西藏外，全国大部分地区均有分布。**2. 甘葛藤** 栽培或野生于山石灌丛和疏林中。分布于广东、广西、四川、云南等地。
【采收加工】春、秋季采挖，除去杂质，洗净，润透，切厚片，晒干。
【药理作用】解热；抗心肌缺血；抗心律失常；扩张血管，改善循环；降血压；起 $\beta-$ 受体阻断作用；抗血小板凝集；降血糖；降血脂；促进记忆力；抗肿瘤；抗氧化等。
【性味归经】甘，辛，凉。归脾、胃经。
【功能主治】解肌退热，生津，透疹，升阳止泻。用于外感发热头痛、项背强痛，口渴，消渴，麻疹不透，热痢，泄泻，高血压。

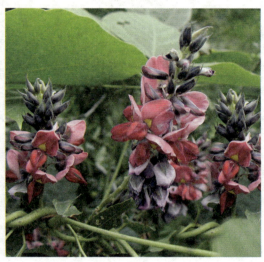

本草药方

◎ **1. 主治：外感发热、头痛、恶寒、乏力。**
　　葛根、连翘、白芷各16g，辛夷、浙贝母各10g，板蓝根30g。加水煎沸15分钟，滤出药液，再加水煎20分钟，去渣。两煎药液兑匀，分2次服。服后取微汗，每天1～2剂。

◎ **2. 主治：感冒，咳嗽。**
　　葛根15g，细辛、白芷、浙贝母各8g。加水煎，去渣，顿服。取微汗。

◎ **3. 主治：颈椎病，反复落枕，头晕头痛，晨起颈部酸胀板硬，颈部肌肉有压痛，单侧上肢酸痛、麻木无力。**
　　葛根26g，白芍30g，鸡血藤、威灵仙各15g，甘草5g，蜈蚣（研，冲）2条。煎服法同1，每天1剂。血虚加当归20g；气虚加黄芪20g；偏热加生地黄、知母、黄柏各8g；痛甚加草乌、川乌头各5g。外用淫羊藿、威灵仙各50g，米醋500ml，一起煎后外敷。

药膳养生

◎ **葛根粳米粥**
　　葛根16g，粳米80g。先将葛根煎汤，去渣后入粳米煮粥。随意食。▶定惊，祛风。适用于风热感冒，症见发热头痛，夹痰夹惊，呕吐，惊啼不安等。

◎ **葛根粉粳米粥**
　　葛根粉30g，粳米100g。煮粥，做早晚餐或点心服食。▶清热生津，降血压，止渴。适用于高血压，老年性糖尿病，冠心病，脾虚泄泻，或发热期间口干烦渴，以及感冒初起，发热头痛，小儿麻疹初起未透。

◎ **葛粉羹**
　　葛粉250g，淡豆豉150g，荆芥穗50g。葛粉制成面条；荆芥穗、淡豆豉共煮沸，去渣留汁，葛粉面条放药汁中煮熟。空腹食用。▶滋肝，息风，开窍。适用于脑卒中，神昏，言语謇涩，手足不遂，老年人脑血管硬化。

柴 胡

RADIX BUPLEURI

【柴 胡】

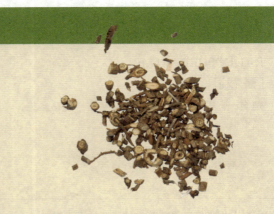

别名: 地薰，茈胡，山菜，茹草，柴草。

◎《本草纲目》记载柴胡:

"治阳气下陷，平肝、胆、三焦、包络相火，及头痛眩晕，目昏赤痛障翳，耳聋鸣，诸疟，及肥气寒热，妇人热入血室，经水不调，小儿痘疹余热，五疳羸热。"

【科 属】为伞形科植物柴胡或者狭叶柴胡的干燥根。

【地理分布】1. 柴胡 生于向阳旱荒山坡、林缘灌丛、路边或者草丛中。西北、华东、东北、华北和华中地区多有分布。2. 狭叶柴胡 生于干燥草原，向阳山坡及灌木林缘等处。东北，华北，及陕西、山东、甘肃、江苏、广西、安徽等地多有分布。

【采收加工】春、秋季采挖，除去杂质及残茎，干燥。

【药理作用】镇静，抗惊厥；解热；镇咳；镇痛；抗炎；抗肝损伤；降压；降血脂；抗菌，抗病毒；抑制胃液分泌，抗胃溃疡；抗肿瘤等。

【性味归经】辛苦，微寒。归肝、胆、肺经。

【功能主治】疏肝解郁，疏散退热，升举阳气。对于感冒发热，胸胁胀痛，寒热往来，月经不调，脱肛，子宫脱垂有疗效。

本草药方

◎ **1. 主治：缺乳。**

柴胡、木通各15g，黄芪18g，薏苡仁28g，猪蹄1个（另煎）。加水煎沸15分钟，滤出药液，再加水煎20分钟，去渣。两煎药液兑匀。与猪蹄煎液兑在一起，分次服用，每天1剂。

◎ **2. 主治：脾虚型白带。**

柴胡、苍术、淮山药、白术、车前子（包煎）、党参、炒白芍、薏苡仁各8g，荆芥、陈皮各5g，炙甘草4.5g。煎服法同1，每天1剂。

痰湿重者，去柴胡、白芍，加制半夏、厚朴、茯苓各8g；带下不止者加藕节、扁豆花、椿根皮各8g；脘闷纳呆者加砂仁（后下）4g，枳壳5g，鸡内金8g，焦山楂8g。

药膳养生

◎ **千金茶**

柴胡、陈皮、羌活、紫苏、桔梗、荆芥、广藿香、香薷、枳壳、半夏、香附、贯众、川芎各50g，甘草、苍术、薄荷、茶叶各100g，石菖蒲30g，厚朴80g，玉叶金花100g。将上药研成黄褐色粗粉，每包12g。每次1包，水煎数沸，每天2次，儿童减半，代茶饮。▶清热解毒。适用于四时伤风感冒，腹痛身酸痛，中暑发热，呕吐，泄泻。

◎ **柴胡粳米粥**

柴胡9g，海藻、郁金各15g，佛手9g，粳米60g，红糖适量。将前4味煎汤，去渣后入粳米、红糖共煮成粥。每天1剂。连续服15剂。▶疏肝解郁。对于甲状腺功能亢进症，见肝郁气滞者有疗效。

桑 叶

FOLIUM MORI

《桑叶》

别名: 黄桑,家桑,铁扇子,荆桑,蚕叶。

◎《本草纲目》记载桑叶:
"治劳热咳嗽,明目,长发。"

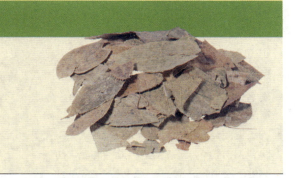

【科 属】为桑科植物桑的干燥叶。

【地理分布】丘陵、村旁、山坡、田野等处多有生长,多为人工栽培。分布于全国各地。

【采收加工】10～11月霜降后采收,除去杂质,搓碎,去柄后,筛去灰屑。

【药理作用】降血糖;抗菌;降血脂;促进蛋白质合成等。

【性味归经】甘、苦,寒。归肺、肝经。

【功能主治】清肺润燥,疏散风热,清肝明目。对于风热感冒,肺热燥咳,头晕头痛,目赤昏花有疗效。

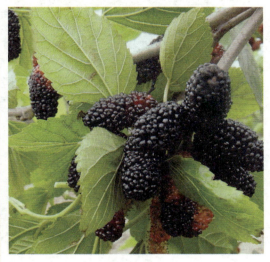

本草药方

◎ **1.主治:** 低热,轻度咳嗽,风热,风疹,皮肤斑丘疹呈红色,耳后、枕部淋巴结肿大。

桑叶、牛蒡子、金银花、蝉蜕、赤芍、竹叶、紫草、生地黄各8g,薄荷5g。加水煎沸15分钟,去渣分次服下,每天1～2剂。

◎ **2.主治:** 硬皮病。

桑叶、连翘各10g,赤小豆30g,麦门冬、天门冬、南沙参、杏仁、生地黄、薏苡仁、金银花各15g。加水煎沸15分钟,滤出药液,再加水煎20分钟,去渣。两煎药液兑匀,每天1剂。

◎ **3.主治:** 结膜炎。

桑叶或菊花适量。水煎后倒入杯或碗中,将患眼接近热气熏之。冷却后用此水洗眼。

◎ **4.主治:** 迎风流泪,沙眼。

桑叶28g。水煎取滤液,熏洗患眼。

药膳养生

◎ **桑叶菊花杏仁粳米粥**

桑叶10g,菊花8g,甜杏仁10g,粳米80g。前2味煎汤,去渣后入甜杏仁、粳米煮粥。每天1剂,连服数剂。▶对于风热所致的慢性鼻炎有疗效。

◎ **桑菊竹叶茶**

桑叶、菊花各8g,白茅根、苦竹叶各40g,薄荷4g,白糖20g。开水浸泡10分钟,或煎煮5分钟,入糖。频饮。▶适用于恶寒发热,头痛身痛,或鼻塞流涕,腮部肿胀不甚,局部不红,舌苔薄白,脉浮数。

◎ **桑仁糯米粥**

桑仁50g,糯米80g,薏苡仁40g,大枣10枚,冰糖8g。先将桑仁浸泡片刻,洗净后与糯米、薏苡仁同入砂锅煮粥,煮熟加冰糖,待冰糖溶化即可食用。▶益肝补肾,养血明目。适用于肝肾阴虚引起的头晕目眩,视力减退,耳鸣,腰膝酸软,须发早白,以及肠燥便秘等。每天3次空腹食用,可经常食用,但平素大便溏稀或泄泻者忌用。忌用铁器蒸煮。

菊

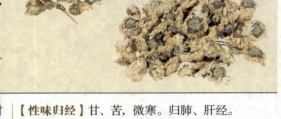

FLOS CHRYSANTHEMI

〖菊花〗

别名: 节花, 金精, 日精, 甘菊, 真菊, 金蕊, 家菊, 馒头菊, 簪头菊, 甜菊花, 药菊。

◎《本草纲目》记载菊花:

"治头目风热, 风旋倒地, 脑骨疼痛, 身上一切游风令消散, 利血脉, 并无所忌。"

【科 属】为菊科植物菊的干燥头状花序。药材按产地和加工方法的不同, 分为"滁菊""亳菊""贡菊""杭菊"。

【地理分布】为栽培种, 培育的品种极多, 头状花序多变化, 形色各异。全国各地均有栽培。药用菊花以安徽、河南、浙江栽培最多。

【采收加工】9~11月花盛开时采集。亳菊花系将花枝折下, 捆成小把, 倒挂阴干, 然后剪下花头; 滁菊花系摘取头状花序, 经硫黄熏过, 晒到六成干时, 用筛子筛, 使花序成圆球形, 再晒干; 贡菊系摘下头状花序, 上蒸笼蒸过, 晒干; 杭菊系用炭火烘干。

【药理作用】抗菌; 增加冠脉血流量, 扩张冠脉; 抗肝损伤等。

【性味归经】甘, 苦, 微寒。归肺、肝经。

【功能主治】平肝明目, 散风清热。用于头痛眩晕, 目赤肿痛, 风热感冒, 眼目昏花。

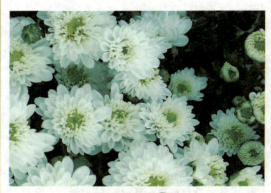

本草药方

◎ **1. 主治: 发热恶寒, 鼻塞, 头痛眩晕, 胸腹满闷, 食少纳呆, 舌苔白腻。**

菊花、黄芩、连翘、金银花、大黄各28g, 滑石45g, 荆芥穗、薄荷、石菖蒲、藿香各18g, 川贝母、木通各15g, 神曲、白豆蔻各12g。以上共研为粗末。每次煎服25g, 每天1~2次。

◎ **2. 主治: 脚丫湿烂, 流水痒痛。**

菊花、甘草各5g, 枯矾、金银花各9g, 青黛12g, 当归15g, 薏苡仁28g。加水煎汤, 每晚睡前用药汤洗脚1次, 洗后上药膏(附方: 白芷、黄柏、青黛各8g, 紫草、生地各15g, 当归、枯矾各12g, 轻粉5g)。

◎ **3. 主治: 疔疮。**

菊花、金石斛、银花各15g, 紫花地丁、蒲公英、生地黄各28g, 夏枯草18g, 七叶一枝花10g, 生甘草5g。加水煎沸15分钟, 滤出药液, 再加水煎20分钟, 去渣。两煎药液兑匀, 分3次服, 每天1剂。

药膳养生

◎ **桑菊连翘酒**

菊花、连翘各40g, 桑叶30g, 薄荷、甘草各10g, 桔梗20g, 杏仁30g, 芦根35g, 江米酒1000g。上药捣碎, 浸泡酒中, 密封, 5天后去渣取汁, 备用。每次服15ml, 早晚各1次。▶适用于风温初起, 邪客上焦, 发热不重, 恶风寒, 咳嗽、鼻塞较重, 口微渴。

◎ **桑菊香豉饮**

菊花、香豉10g, 桑叶、梨皮各8g。水煎取汁, 代茶饮。▶辛凉甘润, 轻透肺卫。对于温燥初起发热, 微恶风寒, 头痛少汗, 咳嗽少痰, 咽干鼻燥, 口渴等有疗效。

◎ **桑菊薄竹饮**

菊花、桑叶各6g, 薄荷4g, 白茅根、苦竹叶各28g。开水浸泡10分钟, 或煎煮5分钟, 代茶频饮。▶辛凉解表, 清热散结。对于风热感冒, 发热头痛, 目赤咽痛有效; 小儿痄腮见恶寒身热, 头身疼痛, 腮部肿胀等有疗效。小儿用可调入白糖适量。

蔓荆

FRUCTUS VITICIS

《蔓荆子》

别名： 荆子，蔓荆实，万荆子，蔓青子。

◎《本草纲目》记载蔓荆子：

"主治太阳头痛，头沉昏闷，除目暗，散风邪，凉诸经血，止目睛内痛。"

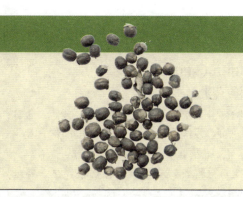

【科 属】为马鞭草科植物蔓荆或者单叶蔓荆的干燥成熟果实。

【地理分布】**1. 单叶蔓荆** 生于海滨沙滩地及湖畔，也有人工栽培。分布于山东、江苏、辽宁、河北、浙江、安徽、江西、台湾、广东、福建。**2. 蔓荆** 海边、河边、沙滩、平原及村寨附近多有生长。分布于广东、广西、福建、台湾、云南。

【采收加工】秋季果实成熟时采收晒干，除去杂质。

【药理作用】抗病原微生物；镇痛；抗炎；抗凝血；降血压；平喘；祛痰等。

【性味归经】辛，苦，微寒。归膀胱、肝、胃经。

【功能主治】清利头目，疏散风热。对于风热感冒头痛，齿龈肿痛，目暗不明，目赤多泪，头晕目眩等有疗效。

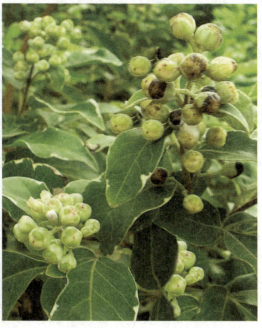

本草药方

◉ **1. 主治：角膜溃疡，目赤流泪，目赤灼热，烦躁口苦，头痛，舌红苔黄，脉弦或数。**

蔓荆子5g，金银花、生地黄各15g，黄芩、龙胆草、栀子、防风、柴胡、桑叶、菊花、大黄各10g。加水煎沸15分钟，滤出药液，再加水煎20分钟，去渣。两煎药液兑匀，分服，每天1剂。

◉ **2. 主治：翼状胬肉。**

蔓荆子、黄芩、防风、羌活、菊花各9g，炉甘石15g，白芷、川芎各6g，火硝2g，冰片0.5g。加水煎沸，过滤即可。先以1%地卡因点眼，5分钟后，再将此液点胬肉上，每天2次。

药膳养生

◉ **蔓荆子茶**

1. 蔓荆子6g，石楠叶9g。煎汤，代茶饮。▶对于头风痛有疗效。

2. 蔓荆子6g。水煎，代茶常饮。▶对于外感风热、头风痛有疗效。

◉ **蔓荆子酒**

蔓荆子200g，醇酒500g。蔓荆子捣碎，浸酒中，密封7天，去渣取汁。每次饮15ml，每天3次。▶对于外感风热所致头昏、头痛及偏头痛之症有疗效。

◉ **蔓荆酒**

蔓荆子（微炒）1000g。以酒2000ml浸，寒7天，暑3天，去渣。随意饮，虽久聋亦瘥。▶对于耳聋有疗效。

紫萍

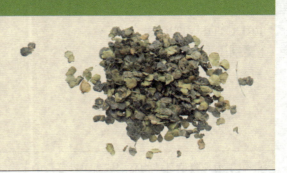

HERBA SPIROOELAE

〖浮萍〗

别名：萍，水萍，水花，萍子草，水白，水苏，小萍子，浮萍草，水藓，水帘，九子萍，田萍。

◎《本草纲目》记载浮萍：

"主风湿麻痹，脚气，打扑伤损，目赤翳膜，口舌生疮，吐血、衄血、癜风，丹毒。"

【科 属】为浮萍科植物紫萍的干燥全草。

【地理分布】水田、池沼、湖湾或者静水中多有生长。我国南北各省区广泛分布。

【采收加工】夏季采收，洗净，除去杂质，晒干。

【药理作用】抗菌；解热；强心等。

【性味归经】辛，寒。归肺经。

【功能主治】透疹，宣散风热，利尿。用于风疹瘙痒，麻疹不透，水肿尿少。

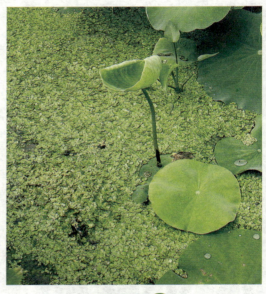

本草药方

◉ **1. 主治：麻疹不透，发热流泪，轻度咳嗽。**

浮萍、紫草各等份。研为粗末。加水煎10分钟，分次服下。1~5岁服粗末8g；6~10岁服粗末15g；11岁以上服粗末18g，每天1剂。

◉ **2. 主治：肾炎。**

浮萍、防己各15g，白鲜皮、地龙、白僵蚕、蝉蜕、地肤子各10g。加水煎沸15分钟，滤出药液，再加水煎20分钟去渣。两煎药液兑匀，分服，每天1剂。

浮肿明显气急咳嗽，有心力衰竭、肺水肿加葶苈子、桑白皮各10g；风热感冒，发热咽痛加桑叶、牛蒡子各10g；风寒咳嗽加杏仁、紫苏子各10g；风寒感冒，恶寒重，发热轻，头痛，鼻塞，流清涕，加麻黄、苏叶各10g；风热咳嗽加天竺黄、海浮石各10g；扁桃体炎加玄参、蒲公英各10g；化脓性扁桃体炎加水牛角、紫草各10g；脓疱疮引起皮肤感染加紫花地丁、野菊花、土茯苓各10g；肾功能不全伴小便短赤、大便秘结，加大黄、附子片、人参、车前草各10g。

◉ **3. 主治：风癣疥癞。**

浮萍、当归、川芎、荆芥、赤芍、甘草各4.5g，麻黄2.25g（夏季用1g），加葱白2根，淡豆豉50~60粒。水煎服，取汗。若在手臂部加桂枝；在背部加羌活；在膝部加牛膝、肉桂。

药膳养生

◉ **浮萍茶**

浮萍5g。水煎，代茶饮。▶对于麻疹隐隐不出，或疹出不畅，发热而无汗有疗效。

◉ **浮萍黑豆汤**

鲜浮萍100g、黑豆60g。捞取鲜浮萍120g，淘洗干净；把黑豆洗后用冷水浸泡1~2小时，再与浮萍同放入小锅内，加水适量，煎沸后去渣取汤。以上为1天量，分2次温热饮用，连用5~7天。▶祛风、行水、清热、解毒。对于小儿肾炎有效。

◉ **浮萍绿豆粳米粥**

红浮萍、鲜胡荽各16g，绿豆、粳米各50g。先将红胡荽、浮萍煎水，取汁去渣，用粳米、绿豆煮粥，待粥将成时，入药汁共煮至熟。分2~3次，温热服。▶辛凉透表。对于麻疹出疹前期所引起的发热有疗效。

清热

【概念】

在中医药理论中，凡是以清解里热，泄除里热证为主要作用的药物，称为清热药。

【功效】

清热药多寒凉，具有解毒、清热泻火、清虚热、凉血等功效。

【药理作用】

中医科学研究表明，清热药主要具有抗病毒，抗菌，抗毒素，抗病原虫，抗肿瘤，解热，抗炎，增强免疫功能的作用。

【适用范围】

清热药主要用于不恶寒反恶热、发热、口渴、呼吸急促、心烦口苦、大便干结、小便短赤，或者兼便秘、腹胀、苔黄的里热证。对现代临床的感染性发热、急性传染病、白血病、某些变态反应性疾病、某些心血管疾病等有一定的治疗作用。

【药物分类】

根据清热药性能的不同，主要分以下5类。

清热泻火药：以清泄气分邪热为主。主要用于口渴、高热、烦躁、汗出，脉洪大，神昏谵语的气分实热证。这类药物各有不同的作用部位，分别适用于胃热、肺热，如芦根、天花粉、淡竹叶、竹叶、西瓜翠衣、鸭跖草、谷精草、决明子、寒水石、夜明砂等。

清热燥湿药：药性苦寒。苦能燥湿，寒能清热，因此具有清热燥湿的作用，并能清热泻火。主要用于身热不扬、胸膈痞闷、舌苔黄腻的湿温证、小便短赤或暑温夹湿证；用于痞满吐利的湿热蕴结脾胃证；用于泄泻、痢疾、痔瘘肿痛的湿热壅滞大肠证；用于耳中流脓、黄疸、尿赤的湿热蕴蒸肝胆证；用于带下色黄或热淋灼痛的湿热下注证，关节红肿热痛的湿热流注关节证；用于湿疮、湿疹的湿热浸淫肌肤证；用于各脏腑火热证。中医药方常用的清热燥湿药有黄连、黄芩、黄柏、秦皮、白鲜皮、龙胆、苦参、三颗针、苦豆子、马尾连。

清热解毒药：以清热解毒为主。主要用于丹毒、瘟毒发斑、痈肿疔疮、痄腮、热毒下利、咽喉肿痛、虫蛇咬伤、水火烫伤、癌肿的火热壅盛证以及其他急性热病。中医药方常用的清热解毒药有忍冬藤、金银花、连翘、蒲公英、紫花地丁、金莲花、野菊花、苦地丁、甜地丁、天葵子、大青叶、板蓝根、重楼、拳参、青黛、鱼腥草、金荞麦、白头翁、马齿苋、大血藤、败酱草、鸦胆子、马勃、广豆根、射干、北豆根、青果、锦灯笼、金果榄、土茯苓、白蔹、木蝴蝶、冬凌草、千里光、四季青、漏芦、穿心莲、白花蛇舌草、半边莲、熊胆等。

清热凉血药：药性咸寒。咸能入血，寒能清热，因此具有清血分热邪、清解营分的作用。主要用于身热夜甚、心烦不寐、舌绛、脉细数，甚至斑疹隐隐、神昏谵语的热入血分证；用于舌謇肢厥、神昏谵语、舌质红绛的邪陷心包证；用于吐血、衄血、舌色紫绛、尿血便血、躁扰不宁、斑疹紫暗，甚或昏狂的热入血分证；也可用于其他疾病引起的血热出血证。中医药方常用的清热凉血药有玄参、牡丹皮、生地黄、赤芍、紫草、水牛角。

清虚热药：以清虚热、退骨蒸为主。主要用于午后发热、骨蒸潮热、虚烦不寐、手足心热、盗汗遗精、舌红少苔、脉细而数的肝肾阴虚，虚火内扰证；用于热退无汗、夜热早凉、脉象细数、舌质红绛的温病后期，邪热未尽，伤阴劫液证。中医药方常用的清虚热药有白薇、青蒿、地骨皮、胡黄连、银柴胡。

‖ 清热泻火 ‖

石膏

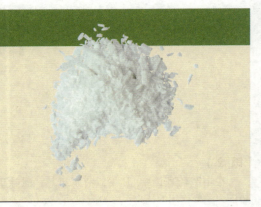

GYPSUM FIBROSUM

〖石膏〗

别名: 白虎,细石,软石膏,玉大石,冰石。

◎《本草纲目》记载石膏:

"除时气,头痛,身热,三焦大热,皮肤热,肠胃中结气,解肌发汗,止消渴烦逆,腹胀暴气,喘息咽热,亦可作浴汤。"

本草药方

◎ 1. 主治:牙痛。

生石膏15g,玄参、焦山栀各8g,大黄、白芍各5g,乌梅2g,炙细辛1g。加水煎沸15分钟,滤出药液,再加水煎20分钟,去渣。两煎药液兑匀,分服,每天1剂。

◎ 2. 主治:牙痛。

石膏15g,露蜂房28g,大青盐、白芷、黄柏、升麻各10g,北细辛3g。煎服法同1,每天1剂。

风热疼痛加重石膏30g,加鲜生地黄20g,牡丹皮10g;右边齿痛加重石膏一倍,再加枳壳10g,大黄12g;左边齿痛加柴胡、龙胆草各10g,栀子6g;伴便秘加大黄15g(后下),地骨皮10g,黄芩12g;若门齿痛加黄连10g,知母6g;风寒疼痛加防风15g,荆芥12g,蝉蜕6g;伴有齿衄加黄连、黄芩各12g,鲜生地黄20g,大黄12g,牡丹皮10g,栀子炭6g。

◎ 3. 主治:阳明热壅,面肿热,时毒发颐。

石膏(碎)32g,知母18g,甘草6g,糯米10g。上4味,以水1斗煮米熟,去滓,温服1升,每天3服。

◎ 4. 主治:高血压病(阴虚肝阳上亢者)。

生石膏30g,生地黄、熟地黄各15g,怀牛膝9g,生石决明15g,麦门冬12g,灵磁石、生白芍、生牡蛎各15g。水煎,每天1剂,日服2次。

◎ 5. 主治:骨蒸唇干口爆,欲得饮水止渴。

石膏300g(碎,绵裹),大乌梅20枚。上2味,以水7升,煮取4升,去滓,以蜜三合,稍稍饮之。

【科 属】 为硫酸盐类矿物硬石膏族石膏,主要含水硫酸钙。

【地理分布】 在气候干燥地区的内海或湖盆地多有分布。全国多数地区都有石膏矿藏分布,如山西、陕西、内蒙古、河南、甘肃、宁夏、新疆、山东、青海、安徽、四川、湖北、云南、贵州、西藏等地。

【采收加工】 多于冬季采挖,除去泥沙及杂石可得。

【药理作用】 解渴;解热;增强免疫功能等。

【性味归经】 甘、辛,大寒。归肺、胃经。

【功能主治】 除烦止渴,清热泻火。用于高热烦渴,肺热喘咳,胃火亢盛,外感热病,牙痛,头痛。

药膳养生

◎ 石膏茶

生石膏40g,紫笋茶末6g。生石膏捣末,加水适量,煎取药汁,过滤去渣。每天1剂,开水冲泡代茶饮。▶适用于流感,流脑,中暑,胃火牙痛等。

◎ 石膏粥

生石膏40g,葱白3茎,淡豆豉10g,粳米100g。先煎淡豆豉、生石膏,去渣取汁,入米煮粥,欲熟,入葱白,更煮片刻,空腹食用。▶清热,除烦。对于热病烦渴,心烦头痛,口干舌焦,甚则神昏谵语等有疗效。

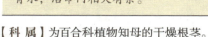

知 母

RHIZOMA ANEMARRHENAE

【知 母】

别名: 连母, 水参, 货母, 韭逢, 东根, 苦心, 儿草, 兔子油草, 山韭菜, 虾草。

◎《本草纲目》记载知母:

"安胎, 止子烦, 辟射工, 溪毒。泻肺火, 滋肾水, 治命门相火有余。"

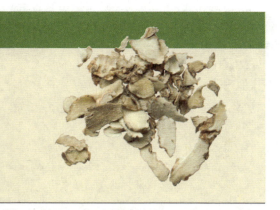

【科 属】为百合科植物知母的干燥根茎。

【地理分布】向阳干燥山坡、丘陵草丛中或者草原地带, 常成群生长。陕西、宁夏、东北、华北、甘肃、江苏、山东等地多有分布。

【采收加工】春、秋季采挖, 除去须根、枯叶和泥土, 晒干称为"毛知母"。趁鲜剥去外皮, 晒干为"知母肉"。

【药理作用】降血糖; 解热; 抗病原微生物; 抗血小板凝集等。

【性味归经】苦、甘, 寒。归肺、胃、肾经。

【功能主治】生津润燥, 清热泻火。对于外感热病, 高热烦渴, 肺热燥咳, 内热消渴, 骨蒸潮热, 肠燥便秘等均有疗效。

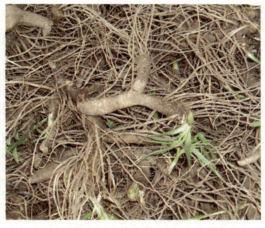

本草药方

1. 主治: 高热, 肺部感染。

知母24g, 金银花、甘草各10g, 生石膏58g, 粳米1撮。加水煎沸15分钟, 滤出药液, 再加水煎20分钟, 去渣。两煎药液兑匀, 分服, 每天1剂。

2. 主治: 高热, 汗出, 口渴, 脉洪大。

知母30g, 甘草、生姜各20g, 生石膏200g。煎服法同1, 每天1剂。

3. 主治: 慢性支气管炎, 咳嗽, 吐黄痰。

知母、莱菔子各9g, 金银花、生石膏、鱼腥草各18g, 炒苏子、杏仁、浙贝母各10g, 白芥子、甘草、陈皮各6g, 麻黄5g。煎服法同1, 每天1剂。

4. 主治: 大面积烧伤后溃疡, 低热, 腰膝酸软, 头目眩晕, 舌红少津, 口干咽干, 有瘀斑。

知母6g, 丹参、生地黄各18g, 牡丹皮、金银花各15g, 连翘12g, 白芍、赤芍、茯苓各9g。煎服法同1, 分服, 每天1剂。

药膳养生

二母蒸鳖

知母、贝母各6g, 柴胡、前胡、杏仁各4g, 黄酒适量, 鼋鱼(鳖)1只(约重500g), 食盐少许。将鼋鱼去头及内脏, 洗净, 切块, 放大碗中, 加入5味药及黄酒、食盐, 再加水浸过肉, 切, 上笼蒸1小时, 趁热分顿食用。▶滋阴退热。对于长期低热不退的妇女有疗效。

二母团鱼汤

知母、贝母各16g, 甜杏仁、银柴胡各13g。将鼋鱼洗净, 取肉切块, 与4味药同入锅内, 加适量水, 煎煮至肉熟。饮汤食肉, 也可加少许食盐调味。另亦可将药焙研为末, 以鳖骨、甲煎汤, 取汁合丸用。▶滋阴清热, 润肺止咳。对于肺肾阴虚所致手足心热骨蒸潮热、咳嗽、盗汗、咽干等有疗效。

栀子

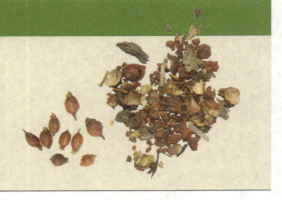

FRUCTUS GARDENIAE

〖栀子〗

别名：木丹，鲜支，卮子，越桃，山栀子，黄荑子，黄栀子。

◎《本草纲目》记载栀子：

"治吐血衄血，血痢下血，血淋，损伤瘀血，及伤寒劳复，热厥头痛，疝气，汤火伤。"

【科属】为茜草科常绿灌木栀子的干燥成熟果实。

【地理分布】丘陵山地或者山坡灌林中多有生长。西南、中南地区，以及江苏、浙江、安徽、福建、江西、台湾等地多有分布。

【采收加工】10月中下旬，果皮变为红黄色时采收，除去果柄杂物，直接将其晒干或者烘干。

【药理作用】抗肝损伤，促进胆汁分泌，促进胰液分泌；泻下；抗菌；抗炎；镇静；降血压等。

【性味归经】苦，寒。归心、肺、三焦经。

【功能主治】清热利尿，泻火除烦，凉血解毒。对于热病心烦，血淋涩痛，黄疸尿赤，目赤肿痛，血热鼻衄，火毒疮疡有疗效；外治扭挫伤痛均有疗效。

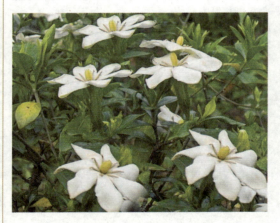

本草药方

◉ **1. 主治：风热型麦粒肿。**

　　栀子、木通、白芷、黄芩、桑白皮、当归、赤芍、桔梗、连翘各12g。加水煎沸15分钟，滤出药液，再加水煎20分钟，去渣。两煎药液兑匀，分服，每天1剂。

◉ **2. 主治：泪囊闭塞，流泪不止，目赤涩痛，侧头痛，心烦易怒，失眠，口苦咽干，便秘尿赤。**

　　生栀子、黄芩、木通、龙胆草、泽泻、柴胡、车前子、生大黄（后下）各10g，甘草5g，生地黄30g。煎服法同1。分早晚2次服，每天1剂。服药后流泪大减者生大黄改熟大黄；流泪消失者停药，改服杞菊地黄丸善后巩固。

◉ **3. 主治：风热性结膜炎。**

　　栀子、龙胆草各9g，金银花、黄柏、菊花各15g，黄芩10g，甘草5g。煎服法同1，每天1剂。

◉ **4. 主治：湿热黄疸。**

　　茵陈18g，栀子9g，大黄6g。上3味，以水12升，先煮茵陈，减6升，内2味，煮取3升，去滓，分3服。

◉ **5. 主治：伤寒下后，心烦腹满，卧起不安者。**

　　栀子（劈）14个，厚朴（炙，去皮）12g，枳实（水浸，炙令黄）4枚。上3味，以水3.5升，煮取1.5升，去滓。分2服，温进1服（得吐者，止后服）。

◉ **6. 主治：感冒高热。**

　　山栀子根100g，山麻根50g，鸭脚树二层皮100g，红花痞头婆根50g。煎服，或加酒少许服。

药膳养生

◉ **栀子粳米粥**

　　栀子仁10g，粳米80g，共煮成粥。▶有镇静、利胆、降压、抗真菌的作用。对于目赤肿痛、蚕豆病、乳腺炎、黄疸型肝炎、肾炎性水肿、腮腺炎等有疗效。

夏枯草

SPICA PRUNELLAE

《夏枯草》

别名: 夕句, 乃东, 铁色草, 棒槌草, 类笼草, 牛低头, 六月干等。

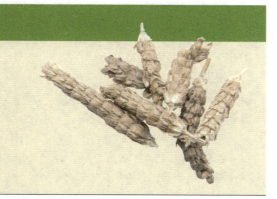

◎《本草纲目》记载夏枯草:
"能解内热, 缓肝火。"

【科 属】为唇形科植物夏枯草的干燥果穗。

【地理分布】路旁、荒地及山坡草丛中多有生长。全国大部分地区均有分布。

【采收加工】夏季果穗呈棕红色时采收,除去杂质后,晒干。

【药理作用】调节免疫功能;降血糖;降压;抗炎;抗菌,抗病毒等。

【性味归经】辛, 苦, 寒。归肝、胆经。

【功能主治】明目、清肝火、消肿、散结。对于目赤肿痛, 目珠夜痛, 瘰疬, 瘿瘤, 头痛眩晕, 乳痈肿痛;乳腺增生, 高血压有疗效。

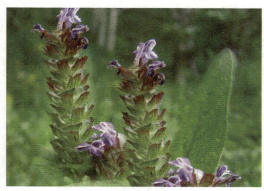

本草药方

◎ 1. 主治: 结膜炎, 目赤肿痛。

夏枯草、蔓荆子、牡丹皮、黄芩、连翘、桑白皮各10g, 菊花、金银花、蒲公英各15g, 荆芥、薄荷(后下)、甘草各5g。加水煎沸15分钟, 滤出药液, 再加水煎20分钟, 去渣。两煎药液兑匀, 分服, 每天1剂。小儿用量酌减。

◎ 2. 主治: 结膜炎。

夏枯草15g, 赤芍、菊花各8g, 川黄连4g。煎服法同1, 每天1剂。

◎ 3. 主治: 单纯疱疹病毒性角膜炎。

夏枯草、黄芩、大青叶、蒲公英、赤芍、菊花各15g, 板蓝根、钩藤(后下)各30g, 薄荷(后下)、柴胡、蝉蜕各10g, 甘草5g。煎服法同1, 每天1剂。

◎ 4. 主治: 角膜溃疡, 目赤肿痛。

夏枯草、大黄、生地黄各15g, 蒲公英、金银花、板蓝根、生石膏各30g, 龙胆草、知母、天花粉、赤芍、玄明粉各10g, 甘草5g。煎服法同1, 每天1剂。

药膳养生

◎ 夏枯草露

夏枯草500g。夏枯草浸2小时, 洗净, 放入蒸馏器中, 蒸馏得芳香蒸馏液。每服30ml, 每天3次。▶化痰散结, 清肝明目。对于肝阳上亢导致的头目眩晕、早期高血压、目赤肿痛, 黄疸型肝炎, 细菌性痢疾等有疗效。

◎ 夏枯草荷叶茶

夏枯草10g, 荷叶12g(新鲜荷叶半张)。一起煎汤, 取汁。代茶饮。▶对于肝肾阴虚、风火上亢, 或头晕耳鸣, 平素常头痛目眩, 突然发生口眼㖞斜, 舌强言謇, 半身不遂, 手足重滞, 舌质红, 苔黄, 脉弦滑数等有疗效。

◎ 夏枯草煲猪肉

夏枯草25g, 猪瘦肉60g。猪瘦肉切成薄片;夏枯草装纱布袋中、扎口, 一起放入锅内, 加水, 小火炖至肉熟烂, 弃药袋, 调味。食肉饮汤。每天1剂, 分2次。▶清肝热, 散郁结。对于肝经有热或肝阳上亢型头痛眩晕、结核、瘰疬等有疗效。

芦苇

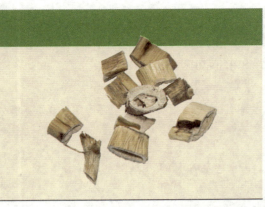

RHIZOMA PHRAGMITIS

〖芦根〗

别名: 芦苇根, 苇根, 芦茹根, 芦柴根, 芦通, 苇子根, 芦芽根, 甜梗子, 芦头等。

◎《本草纲目》记载芦根:
"膈间客热, 止渴, 利小便。"

【科属】 为禾本科植物芦苇的新鲜或者干燥根茎。
【地理分布】 河流、池沼岸边浅水中多有生长。全国大部分省区都有分布。
【采收加工】 一年均可采挖, 除去芽、须根及膜状叶, 鲜用或者晒干。
【药理作用】 增强免疫功能等。
【性味归经】 甘, 寒。归肺、胃经。
【功能主治】 除烦, 止呕, 清热生津, 利尿。对于热病烦渴, 肺热咳嗽, 胃热呕哕, 热淋涩痛, 肺痈吐脓有疗效。

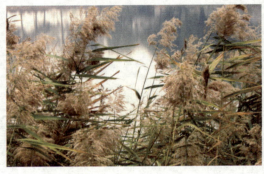

本草药方

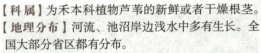

● 1. 主治: 慢性肺炎。
　　芦根60g, 冬瓜仁、薏苡仁各30g, 瓜蒌皮、黄精各15g, 杏仁、桑白皮、川贝母、前胡、地龙、车前子各10g, 甘草5g。加水煎沸15分钟, 滤出药液, 再加水煎20分钟, 去渣。两煎药液兑匀, 分服, 每天1~2剂。

● 2. 主治: 传染性肺炎, 肺热咳嗽, 少痰, 气短胸痛等。
　　芦根、沙参、金银花、薏苡仁、枇杷叶各30g, 百合、陈皮、神曲、连翘、天门冬、山楂、麦芽各10g, 黄连、甘草各5g, 三七粉(另包, 冲服)3g。煎服法同1, 每天1剂。

● 3. 主治: 支气管炎, 气急咳嗽, 无汗, 张口抬肩, 体温发热升高。
　　芦根、蒲公英、生石膏各30g, 杏仁、麻黄、桑叶、甘草、菊花各5g。煎服法同1, 每天2剂。

● 4. 主治: 肺脓疡, 发热, 恶寒, 咳唾黄痰, 头身痛, 胸痛, 便干溺短。
　　芦根、金银花各15g, 僵蚕、桔梗、黄芩各10g, 蝉蜕、薄荷各5g。煎服法同1, 分服, 每天2剂。

药膳养生

◎ 芦根茶
　　1. 芦根50g, 鲜萝卜200g, 青橄榄8个, 葱白7段。▶对于防治流感有效。
　　2. 芦根。水煎, 代茶饮。▶对于牙龈出血有疗效。

◎ 芦根北粳米粥
　　新鲜芦根120g, 北粳米50g。新鲜芦根洗净, 切段, 去节, 入砂锅水煎, 去渣后入北粳米煮稀粥。每天3次, 稍温服食。▶对于舌燥少津, 烦热口渴, 热病津伤, 胃热呕逆, 肺热咳嗽和肺痈肺痿等有效。凡胃寒呕吐, 咳嗽者不宜服食。

◎ 芦根竹茹汤
　　鲜芦根100g, 竹茹30g, 蜜糖适量。前2味药水煎取汁, 去渣, 加蜜糖调匀服。▶和胃止呕。对于呃逆, 胃热呕吐等有疗效。

◎ 芦根绿豆粥
　　芦根100g, 绿豆100g, 苏叶10g, 生姜10g。先煎生姜、芦根、紫苏叶, 去渣取汁, 入绿豆, 煮粥, 随意食用。▶和胃止呕, 利尿解毒。对于小便赤涩, 湿热呕吐及热病烦渴等有效, 解河豚中毒或其他鱼、蟹中毒等。

淡竹叶

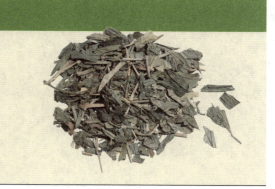

HERBA LOPHATHERI
〖淡竹叶〗

别名： 竹叶门冬青，迷身草，三鸡米，长竹叶，山冬，地竹，林下竹等。

◎《本草纲目》记载淡竹叶：
"去烦热，利小便，清心。"

【科 属】为禾本科草本植物淡竹叶的干燥茎叶。
【地理分布】山坡林下或者沟边阴湿处多有野生。分布于长江流域以南和西南地区。
【采收加工】夏季未抽花穗前采割，晒干。
【药理作用】解热，利尿，升高血糖，抑菌等。
【性味归经】甘、淡，寒。归心、胃、小肠经。
【功能主治】清热，除烦，利尿。对于热病烦渴，小便赤涩淋痛，口舌生疮有效。

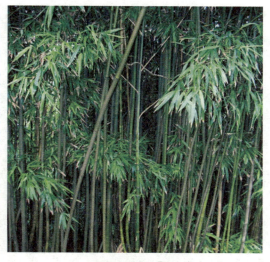

本草药方

◎ **1. 主治：口舌生疮，舌下囊肿。**
淡竹叶、槟榔各5g，连翘、党参、甘草各8g，大黄5~6g，黄连、牵牛子各5g。加水煎沸15分钟，滤出药液，再加水煎20分钟，去渣。两煎药液兑匀，分服，每天1剂。小便赤热加木通；口渴加生地黄、莲子心；发热加栀子，去党参；痛甚加牡丹皮、丹参。

◎ **2. 主治：慢性肾盂肾炎。**
淡竹叶、熟地黄、石斛、山药、生地黄、茯苓、泽泻各10g，金银花、连翘各15g，车前子、土茯苓各30g。煎服法同1，每天1剂。

◎ **3. 主治：小便赤涩淋痛，尿频尿急。**
淡竹叶、木通各10g，土茯苓、生地黄、金银花各15g，甘草、栀子各5g。煎服法同1，每天2剂。

◎ **4. 主治：尿血。**
淡竹叶、白茅根各15g。水煎服，每天1剂。

◎ **5. 主治：热淋。**
淡竹叶20g，灯心草15g，海金沙10g。水煎服，每天1剂。

药膳养生

◎ **淡竹叶饮**
淡竹叶20g，切碎，加水400ml，煎半小时，去渣，取汁，加白糖适量。代茶饮。▶清心除烦，利尿通淋。对于口舌生疮，心烦，小便涩痛，尿赤等有效。

◎ **淡竹叶北粳米粥**
淡竹叶30g，北粳米60g，冰糖适量。淡竹叶加水煎汤，去渣后入粳米、冰糖，煮粥。早晚各1次，稍温顿服。▶对于温热病见心火炽盛，口渴多饮，心烦目赤，牙龈肿痛，口舌生疮，小便短赤或淋痛等有疗效。此粥宜稀薄，以利小便；胃寒及无热证者忌食。

◎ **淡竹叶粟米粥**
淡竹叶30g，黄芩10g，蜜15g，生石膏20g，粟米100g。先煎黄芩、石膏，去渣取汁，下米煮粥，欲熟时，入淡竹叶及蜜，搅匀候熟，随意食用。▶清热除烦。对于壮热烦渴，外感热病，小便赤涩，心胸烦闷，大便干燥等有效。

小决明

SEMEN CASSIAE

【决明子】

别名： 草决明，羊明，羊角，还瞳子，假绿豆，马蹄子，羊角豆，野青豆，蓝豆，羊尾豆。

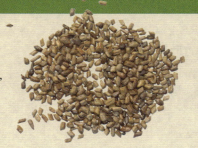

◎《本草纲目》记载决明子：

"主治青盲，目淫肤，赤白膜，眼赤痛，泪出。"

【科　属】为豆科植物决明或者小决明的干燥成熟种子。

【地理分布】1. **决明** 路边、丘陵、山坡疏林下、荒山多有生长。我国南部各省均有分布。2. **小决明** 生于山坡、河边。中南、西南、华东，以及辽宁、河北、山西、吉林等地多有分布。

【采收加工】秋季采收成熟果实，打下种子，晒干，除去杂质。

【药理作用】抗菌；泻下；降血脂；降血压；抗肝损伤；抗血小板凝集；促进胃液分泌等。

【性味归经】甘、苦、咸，微寒。归肝、大肠经。

【功能主治】润肠通便，清热明目。对于羞明多泪，目赤涩痛，目暗不明，头痛眩晕，大便秘结有疗效。

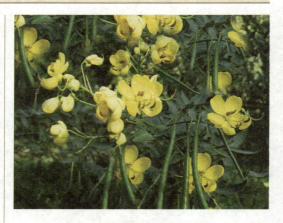

本草药方

● 1. 主治：流行性传染性出血性结膜炎。

决明子、当归、生地黄、菊花、桑叶、荆芥、薄荷、大青叶、川芎各10g，桃仁、红花各6g，甘草3g。加水煎沸15分钟，滤出药液，再加水煎20分钟，去渣。两煎药液兑匀，分早晚2次服，每天1剂。

眼睑发痒加地肤子、蝉蜕各10g；发热甚加金银花、连翘各10g；大便秘结不通加大黄、芒硝各9g；白睛充血显著加牡丹皮10g；恶风寒加防风10g；前额痛加白芷10g；羞明眼痛加夏枯草10g。

● 2. 主治：视网膜炎，中心视网膜静脉阻塞，见视力骤减，甚至仅辨明暗，耳鸣耳聋，头痛眩晕，心烦易怒，面部烘热，失眠多梦，口燥咽干，舌红绛，脉弦细或细数。

决明子、茯苓、生地黄、生石决明各20g，丹参、茺蔚子各15g，牛膝、钩藤、地龙、黄柏、知母、夏枯草各10g，木贼6g。煎服法同1，每天1剂。

药膳养生

◎ 决明子茶

决明子15g，夏枯草8g。决明子炒至稍鼓起，有香味，待凉，碾碎；夏枯草切碎，开水冲泡。代茶饮，每天1剂。▶对于高血压，头痛，青光眼，角膜溃疡，眼结膜炎，大便秘结等有疗效。

◎ 决明子粥

炒决明子16g，白菊花10g，粳米150g，冰糖少许。先煎炒决明子和白菊花，去渣取汁，再入粳米煮粥，加冰糖少许。▶清肝降火，平肝潜阳。适用于肝火上炎之目赤肿痛、肝阳上扰之头晕，高血压病，头痛，高脂血症及便秘等。

◎ 决明子烧茄子

决明子30g，豆油250ml，茄子500g。决明子捣碎，加水适量，煎30分钟，去渣，缩浓至2汤匙待用。茄子洗净切斜片，放热油中炸至两面焦黄，捞出控油。锅内余油留下，用蒜片炝锅后把炸好的茄片入锅，把姜、葱等用决明子汁调匀的淀粉倒入锅内翻炒，滴几滴豆油颠翻。每天2次，佐餐食。▶清肝降逆，润肠通便。对于高脂血症、高血压病、冠心病有效。

鸭跖草

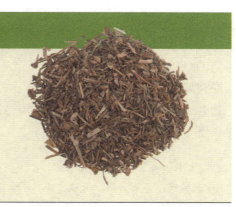

HERBA COMMELINAE

【鸭跖草】

别名: 翠蝴蝶,竹节菜,竹鸡草,竹叶菜,碧蝉花,竹节草,水竹子,露草,帽子花,竹叶兰。

◎《本草纲目》记载鸭跖草:
"消喉痹。"

【科 属】为鸭跖草科植物鸭跖草的干燥地上部分。
【地理分布】野生于山坡丛林下。现多栽培于海拔800~1000米的土丘缓坡上或者山脚斜坡。广西、云南、贵州、四川、湖北、江西等地为其主产地。
【采收加工】夏、秋季采收,鲜用或者晒干。
【药理作用】抗菌。
【性味归经】甘、微苦,凉。归肝、胃经。
【功能主治】消肿定痛,散瘀止血。对于吐血,咯血,衄血,便血,外伤出血,崩漏,跌打损伤,胸腹刺痛,瘀血肿痛均有疗效。

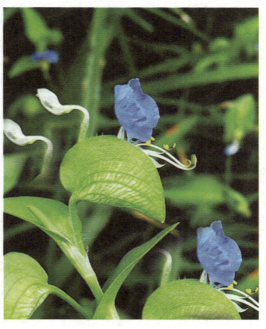

本草药方

◎ **1. 主治: 感冒,头痛,发热,咽喉肿痛。**
鸭跖草30g,连翘15g,桔梗、板蓝根、金银花、甘草各10g。加水煎沸15分钟,滤出药液,再加水煎20分钟,去渣。两煎药液兑匀,分服,每天2剂。

◎ **2. 主治: 大叶性肺炎,反复咳嗽,发热。**
鸭跖草60g,虎杖、鱼腥草、小蓟、平地木、蒲公英、黄芩、败酱草各30g。煎服法同1,每天1剂。

◎ **3. 主治: 黄疸性肝炎。**
鸭跖草120g,猪瘦肉60g。水炖,服汤食肉,每天1剂。

◎ **4. 主治: 手指蛇头疔。**
鲜鸭跖草适量,合雄黄捣烂,敷患处,一日一换。初起能消,已化脓者能化脓止痛。

◎ **5. 主治: 高血压病。**
鸭跖草50g,蚕豆花15g。水煎,当茶饮。

◎ **6. 主治: 水肿、腹水。**
鲜鸭跖草100~150g。水煎服,连服数天。

◎ **7. 主治: 五淋,小便涩痛。**
鲜鸭跖草枝端嫩叶200g。捣烂,加开水1杯,绞汁调蜜内服,每天3次。体质虚弱者,药量酌减。

药膳养生

◎ **鸭跖薄荷汁**
鸭跖草120g,鲜薄荷60g。二者洗净、捣烂、绞汁。每服1酒杯,用适量凉开水兑匀,频频含咽。▶清热解毒,清利咽喉。对于咽喉肿痛,梗塞不利属热证者有效。

◎ **鸭跖车前蜜汁**
鸭跖草50g,车前草60g,蜂蜜适量。前两者洗净、捣烂、绞取汁液,加蜂蜜调服。▶清热、利尿、通淋。对于热淋小便短赤或湿热小便不利等有效。

◎ **鸭跖草炖肉**
鸭跖草16g,炖肉食。▶能兴奋子宫、收缩血管,并能缩短凝血时间。

29

谷精草

FLOS ERIOCAULI

【谷精草】

别名: 戴星草,文星草,流星草,移星草,珍珠草。

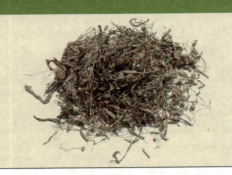

◎《本草纲目》记载谷精草:
"治头风痛,目盲翳膜,痘后生翳,止血。"

【科 属】为谷精草科植物谷精草的干燥带花茎的头状花序。

【地理分布】溪畔、沼泽和田边阴湿处多有生长。西南、华东,以及湖南、台湾等地多有分布。

【采收加工】秋季采收,将花序连同花茎一齐拔出,晒干后可使用。

【药理作用】抗菌。

【性味归经】辛、甘,平。归肝、肺经。

【功能主治】明目退翳,疏散风热。对于风热目赤,肿痛羞明,风热头痛,眼生翳膜有疗效。

本草药方

◉ **1. 主治:眼生翳膜,单纯疱疹病毒性角膜炎。**
　　谷精草8g,急性子、炙甘草各5g,密蒙花6g,菟丝子9g,金果榄10g,枸杞子13g,黄精18g。加水煎沸15分钟,滤出药液,再加水煎20分钟,去渣。两煎药液兑匀,分服,每天1剂。剩渣加菊花9g,刺蒺藜12g,煎汤熏洗患眼,每晚1次。

◉ **2. 主治:老年性白内障,玻璃体混浊。**
　　谷精草、沙苑子、刺蒺藜、赤芍、生地黄、女贞子、白芍、菊花、密蒙花、党参、黄芪各12g,决明子15g,炙甘草6g,生石决明30g。煎服法同1。分早晚2次服,每天1剂。中气不足加山药、茯苓、白术各10g;合并糖尿病者加麦门冬、熟地黄、天花粉各12g;合并高血压和动脉硬化者加牡蛎、钩藤各15g。

◉ **3. 主治:白内障,玻璃体混浊。**
　　谷精草、杜仲、食盐、菟丝子、川芎、羌活、木贼、密蒙花、决明子各30g,人参12g。用黑羊肝胆1具和药共入砂锅内,加好酒3壶煮干,再加3壶,煮3炷香,去药不用,只留黑羊肝胆,铜刀切片,新瓦焙干,研细末,炼蜜为丸,如梧子大。每服9g,空腹白开水下。

◉ **4. 主治:牙齿风疳,齿龂宣露。**
　　谷精草0.3g(烧炭),白矾灰0.3g,蟾酥1片(炙),麝香少许上药,同研为散,每取少许,敷于患处。

◉ **5. 主治:小儿雀盲至晚忽不见物。**
　　羊肝1具,不用水洗,竹刀切开,入谷精草1把,瓦罐煮熟,日食之。忌铁器。如不肯食,炙熟捣为丸,如绿豆大,每服30丸。

◉ **6. 主治:小儿肝热,手足心热。**
　　谷精草全草100~150g,猪肝100g。加开水炖1小时服,每天食1~2次。

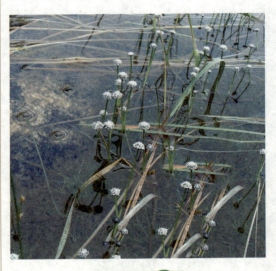

药膳养生

◉ **谷精草煲羊肝**
　　谷精草30g,羊肝200g。羊肝洗净切片,加谷精草、水煲汤,调味服。▶祛风散热,益血补肝,明目退翳。对于视力减退、夜盲症、小儿角膜软化症、风热赤眼等有效。

◉ **谷精草茶**
　　谷精草6g,沸水浸泡或水煎,代茶饮。▶对风热目赤多有效。

密蒙花

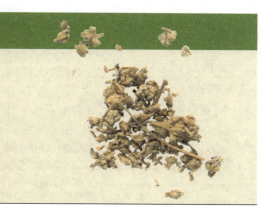

FLOS BUDDLEJAE

《密蒙花》

别名：小锦花，蒙花，黄饭花，蒙花珠，老蒙花，羊耳朵朵尖，水锦花。

◎《本草纲目》记载密蒙花主治："青盲肤翳，赤涩多眵泪，消目中赤脉，小儿麸豆及疳气攻眼。"

【科属】为马钱科植物密蒙花的干燥花蕾及花序。

【地理分布】海拔200～2800米的丘陵、山坡，村边的灌木丛、河边和林缘多有生长。分布于灌木丛和林缘。中南、西南及陕西、安徽、甘肃、西藏、福建等地有分布。

【采收加工】春季花未开放时采收，除去杂质，干燥。

【药理作用】抗炎；抗肝损伤；解毒；利尿；促进胆汁分泌等。

【性味归经】甘，微寒。归肝经。

【功能主治】明目退翳，清热养肝。对于多泪羞明，目赤肿痛，肝虚目暗，眼生翳膜，视物昏花等有效。

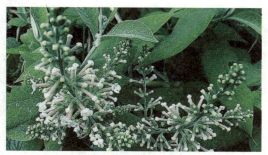

本草药方

⊙ **1.主治：慢性视神经炎。**

密蒙花、决明子、党参、牡丹皮各12g，丹参15g，茯苓、赤芍、当归、黄芪各9g，柴胡、川芎各6g，升麻3g。加水煎沸15分钟，滤出药液，再加水煎20分钟，去渣。两煎药液兑匀，分服，每天1剂。

⊙ **2.主治：口干咽燥，五心烦热，耳鸣，舌红、少苔，脉细数，角膜炎，角膜溃疡，眼涩畏光，黑睛混浊无光泽。**

密蒙花、蝉蜕、黄柏、知母、菊、白芍各10g，生地黄、金银花、麦门冬、玄参各12g，当归6g。煎服法同1，每天1剂。

⊙ **3.主治：羞明，眼涩，畏光，黑睛混浊无光泽。**

密蒙花、木贼各60g，菊花5g，决明子100g，生甘草30g。水煎服，并熏洗眼部每天3次。

⊙ **4.主治：夜盲症。**

密蒙花、夜明砂、谷精草、木贼草各9g，千里光15g。小儿炖鸡肝，成人炖猪肝或羊肝，每天服1次，连服数次，饭后服为佳。

药膳养生

⊙ **密蒙花明目丸**

密蒙花5g，桑叶、甘菊、生地黄、女贞子、生牡蛎各6g，生杭芍、炒枳壳、羚羊角尖（锉细为末）各4g，泽泻3克。共为细末，炼蜜为丸，如绿豆大。每次服6克，白开水送下。▶平肝明目，可作为眼睛的日常保健方。

⊙ **泻脾胃火汤**

密蒙花、木贼、天花粉、七里香、防风各4.5g，桑白、柴胡、荆芥、甘菊各3g，赤茯苓9克，玄参、青葙子、蝉蜕各6g。洗净，水煎服3～4剂。▶清肝明目，治双目白上红下。

⊙ **密蒙绿茶**

密蒙花8g，绿茶2g，蜂蜜30g。前2味煮沸，取汁，加蜂蜜调服。▶清肝泻热，明目退翳。对视力减退有疗效。

⊙ **清肝明目丸**

密蒙花、泽泻、苦参各60g，龙胆草、黄连、桑叶、菊花、荆芥各30g。上药精选地道药材，共研为细末，千里光煮水熬膏为丸。每丸重10g，每次服1丸，每天3次。▶清肝明目，治肝火过旺致暴发火眼，红肿热痛，见光痛甚，可防止相互传染。

青葙

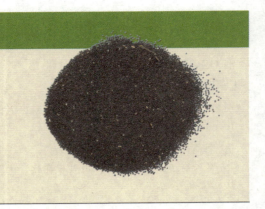

SEMEN CELOSIAE
〖青葙子〗

别名: 野鸡冠花,狗尾巴,牛尾巴花子。

◎《**本草纲目**》记载青葙子:

"治肝脏热毒冲眼,赤障青盲翳肿,恶疮疥痔。"

【**科 属**】为苋科植物青葙的干燥成熟种子。
【**地理分布**】坡地、平原、路边较干燥的向阳处多有生长。全国大部分地区均有分布。
【**采收加工**】7~9月种子成熟时,割取地上部分或者摘取果穗晒干,收集种子,除去杂质。

【**药理作用**】扩瞳;降眼压;抑菌;降血压等。
【**性味归经**】苦,微寒。归肝经。
【**功能主治**】明目退翳,清热泻火。对于多泪羞明,目赤肿痛,视物昏花,眼生翳膜,肝火旺盛致头痛眩晕均有疗效。

本草药方

1. 主治:视神经萎缩。

青葙子、地肤子(去壳)、建泽泻、车前子、菟丝子、白茯苓、辽细辛、麦门冬(去心)、茺蔚子、五味子、枸杞子、薏仁(去壳)、葶苈子、北防风、枯黄芩、杏仁(去皮尖炒)、肉桂心各58g,白羖羊肝1具(竹刀切薄片,新瓦焙干),熟地黄88g。共研细面,炼蜜为丸。每丸重8g,每服1丸,早晚各服1次,温开水送下。

2. 主治:青光眼。

青葙子、夜明砂、石决明、新砂仁各8g,蝉蜕5g。加水煎沸15分钟,滤出药液,再加水煎20分钟,去渣。两煎药液兑匀,分早晚2次服,每天1剂。

3. 主治:白内障。

青葙子、山栀子、赤芍、木贼各15g,石决明、决明子各30g,大黄、荆芥各5g,羌活3g。研为细末,每服10g,麦门冬15g煎汤,送下药末。

4. 主治:中心性视网膜炎。

青葙子、麦门冬、枸杞子、当归、桑葚各10g,沙参、生地黄、丹参各15g,川楝子5g。煎服法同2,每天1剂。

5. 主治:风毒气眼,翳膜遮睛,不计久新,及内外障眼。

青葙子、车前子、五味子、枸杞子、地肤子、茺蔚子、决明子、葶苈子(炒)、麦门冬(去心)、细辛(去苗)、官桂(去粗皮)、生地黄、赤茯苓、泽泻(去土)、防风(去叉)、黄芩(去黑心)各30g,上为细末,炼蜜为丸,如梧桐子大,每服20丸,加至30丸,每天3次。

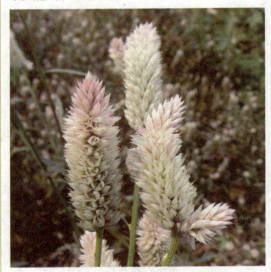

药膳养生

青葙子速溶饮

青葙子300g,白糖400g。青葙子以冷水浸透,加水适量,煎煮20分钟取药液,再加水煎,一起煎3次,合并药液。小火浓缩药液到稍黏稠且将要干锅时,停火,待冷后,拌入白糖,把药液吸净,混匀,晒干,压碎,装瓶。每次10g,沸水冲化,饮用,每天3次。▶清肝明目。对于高血压病,偏头痛,目赤肿痛等有效。

青葙子炖鸡肝

青葙子16g,鸡肝600g,加少许调味料,炖至熟烂。▶具有养肝明目的功效。

东方蝙蝠

EXCREMENTUM VESPERTILII

《夜明砂》

别名： 天鼠屎，鼠法，石肝，黑砂星，檐老鼠屎。

◎《本草纲目》记载夜明砂：
"治目盲障翳，明目除疟。"

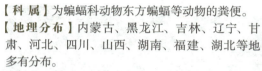

【科属】为蝙蝠科动物东方蝙蝠等动物的粪便。

【地理分布】内蒙古、黑龙江、吉林、辽宁、甘肃、河北、四川、山西、湖南、福建、湖北等地多有分布。

【采收加工】全年都可采集。除去泥土，去除杂质，晒干。

【药理作用】提高视力。

【性味归经】辛、微苦，寒。归心、肝、脾经。

【功能主治】散血消积，清肝明目，软坚散结，安神止惊，截疟。对于小儿青盲，雀目，目赤红肿，火盛内障，外障，心悸，小儿疳积，瘰疬，失眠，疟疾等均有疗效。

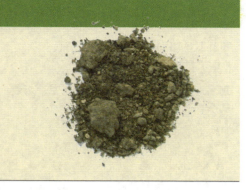

本草药方

⊙ **1. 主治：** 小儿疳积，眼生翳膜，小儿青盲，雀目等。

夜明砂、青蛤粉、谷精草各等份。上药研为细末。每次15~21g，入猪肝内煮熟，细嚼，用茶清送下。

⊙ **2. 主治：** 高度近视引发的玻璃体混浊，伴有头昏目眩、头痛腰痛等。

夜明砂、山茱萸、牡丹皮、桑叶、黑芝麻、菟丝子、当归身、茺蔚子各10g，山药12g，制首乌、枸杞子、茯苓各15g，熟地黄20g。水煎服，每天1剂，30剂为1个疗程。2个疗程后，转入预防用药。每周2剂，持续服用。

⊙ **3. 主治：** 健肝，舒气。

夜明砂、石决明（炒）各15g，熟石膏、黄丹、白蒺藜各12g，炸羊肝6g。共为细末，米糊为丸。每次服12g，白开水送服，每天服1次。

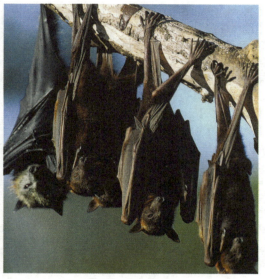

药膳养生

⊙ **夜明砂粳米粥**

夜明砂、菟丝子各8g，淮山药30g，粳米60g，红糖适量。将淮山药、夜明砂、菟丝子用布包好，加水煎汤，去渣后入粳米、红糖，共煮成粥。每天1剂，连服18剂。
▶对于肝脾两虚所致的老年性白内障等有效。

⊙ **夜明砂蒸猪肝**

夜明砂6g，猪肝150g。猪肝洗净切片，与夜明砂拌匀，蒸熟趁热服。每天或隔天1次。▶养血，清肝明目，消疳积。对于视物模糊，夜盲症，小儿麻疹后角膜软化症，内外障翳等有效。

⊙ **夜明砂煎猪肝**

夜明砂15g，猪肝60g。将猪肝切片，起油锅，把猪肝和夜明砂炒熟，入盐等调料，分数次吃完。
▶对于目珠红赤，迎风流泪，痛涩难睁，白膜遮睛甚或夜盲等有效。

大叶冬青

FOLIUM ILICIS CORNUTAE

〖苦丁茶〗

别名：毛叶黄牛木，黄浆果，土茶，茶盖，角刺茶。

◎《本草纲目拾遗》记载苦丁茶：
"逐风、活血、绝孕。"

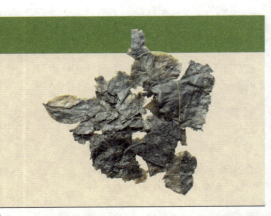

【**科 属**】为冬青科植物枸骨和大叶冬青的叶。
【**地理分布**】1.**枸骨** 分布于江苏、浙江等地。2.**大叶冬青** 浙江、广西、福建等地广为分布。
【**采收加工**】春季采收。去除杂质，阴干。
【**药理作用**】降血压；提高机体耐缺氧能力；增加冠脉流量；降血脂；兴奋子宫平滑肌等。
【**性味归经**】苦、甘，大寒。归肝、肺、胃经。
【**功能主治**】清热生津，散风，消积，止痢。对于齿痛，头痛，聤耳，目赤，烦渴引饮，壮热面赤，痢疾，食积有疗效。

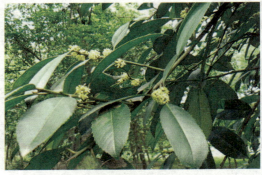

本草药方

● **1. 主治：偏头痛，血管神经性头痛。**
苦丁茶、荷叶、黄芩、桑叶各6g，菊花、连翘、白茅根、夏枯草各12g，藁本、薄荷、白芷各3g。加水煎沸15分钟，滤出药液，再加水煎20分钟，去渣。两煎药液兑匀，分服，每天1剂。

● **2. 主治：三叉神经痛，血管神经性头痛，偏头痛。**
苦丁茶、赤芍、黄芩、菊花、夏枯草、半夏、白蒺藜、陈皮各10g，薏苡仁、茯苓各15g。煎服法同1，每天1剂。

● **3. 主治：回乳方。**
苦丁茶20g，炒麦芽100g，神曲、淡豆豉各15g，蝉蜕10g。煎服法同1，每天1剂。

● **4. 主治：肥胖症、高血压病；沐浴可抗菌、洁肤。**
苦丁茶20g。将苦丁茶放入温泉蒸发器内，每天熏蒸1次，每次30分钟。

药膳养生

● **苦丁泡茶**
苦丁茶、枸骨叶各500g。晒干，研为粗末，混匀，加适量面粉调糊做黏合剂，用模型压成方块或饼状，烘干，每块重约4g。开水冲泡。代茶饮，每次用1块，成人每天3次。▶适用于肺痨咳嗽，腰膝痿弱，风湿痹痛，劳伤失血，跌打损伤等。

● **淡竹叶苦丁茶**
苦丁茶8g，淡竹叶15g，甘草4g。水煎，加适量冰糖令溶。代茶饮。▶清热解毒。对于牙龈破溃流脓，口舌溃疡，口中热臭，五心烦热，烦躁不安，小便短赤等有疗效。

● **便秘偏方**
苦丁茶、炮川乌、白芷各9g，生附子15g，胡椒3g，大蒜10g。共捣碎炒烫，装入布袋，置神阙穴（肚脐），上加热水袋保持温度，每天2次。▶对于老年习惯性便秘有效。

● **热解酒茶**
苦丁茶6g，枳椇子30g，绿豆60g，陈皮10g，救必应12g，茅根25g，白蔻仁（后下）5g，佩兰（后下）、甘草各8g。加水煎成300ml，每天分2次服。可连服5剂。▶对于酒醉，嗜睡，或疲倦乏力，舌质红，舌苔黄厚，尿黄等情况有效。

▌清热燥湿▐

黄连

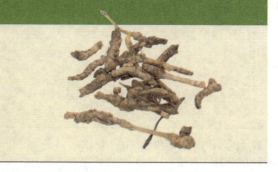

RHIZOMA COPTIDIS

〖黄连〗

别名：味连，雅连，云连，川连。

◎《本草纲目》记载黄连：
"去心窍恶血，解服药过剂，烦闷及巴豆、轻粉毒。"

【科属】为毛茛科植物三角叶黄连、黄连或者云连的干燥根茎。

【地理分布】1.**黄连** 海拔1000～2000米山地密林中或者山谷阴凉处多有生长。野生或栽培。湖北、陕西、湖南、四川、贵州等地多有分布。在湖北西部、四川东部有较大量栽培。2.**三角叶黄连** 栽培于四川地区海拔1600～2200米的山地林下。3.**云连** 海拔1500～2300米的高山寒湿的林荫下野生或栽培。云南西北部及西藏东南部等地多有分布。

【采收加工】秋季采挖，除去须根以及泥沙，干燥，摘去残留须根后可使用。

【药理作用】解热；抗炎；抗原虫；抗病原微生物；抗心肌缺血；抗心律失常；抗溃疡；抑制血小板凝集；抑制中枢神经；促进胆汁分泌；正性肌力作用；降血压；降血糖；兴奋胃肠平滑肌；抗肿瘤；抗辐射等。

【性味归经】苦，寒。归心、脾、胃、肝、胆、大肠经。

【功能主治】清热燥湿，泻火解毒。用于湿热痞满，呕吐吞酸，泻痢，黄疸，高热神昏，心火亢盛，心烦不寐，血热鼻衄，目赤，牙痛，消渴，痈肿疔疮；外治湿疹，湿疮，耳道流脓。

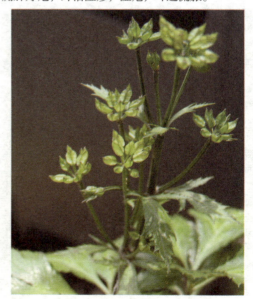

本草药方

➋ 1.**主治：**败血症，见高热神昏，烦躁，口渴欲饮，面红目赤，大便胶滞不爽，小便短赤，湿热痞满不畅。

黄连、甘草各6g，玄参30g，连翘、生地黄、金银花、麦门冬、牡丹皮各10g，水牛角3g（研磨，冲服）。加水煎沸15分钟，滤出药液，再加水煎20分钟，去渣。两煎药液兑匀，分服，每天1剂。

➋ 2.**主治：**败血症，见高热，头痛，口渴，湿热痞满不畅。

黄连、连翘、蒲公英、知母、半枝莲、金银花、黄芩、紫花地丁各20g，党参、桂枝、玄参、生地黄、生姜各10g。煎服法同1，每天1剂。

药膳养生

➋ **黄连莲子汤**

黄连10g，党参15g，莲子肉30g。水煎温服。
▶清热，燥湿，止痢。适用于肠热下痢或湿热下痢，便下稀水，恶臭异常，肛门灼热，或下痢脓血，里急后重等。

黄芩

RADIX SCUTELLARIAE

【黄芩】

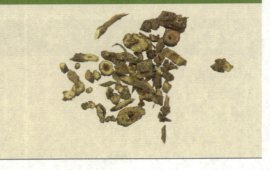

别名: 腐肠, 黄文, 印头, 内虚, 黄金条根, 元芩。

◎《本草纲目》记载黄芩:
"治风热湿热头疼, 奔豚热痛, 火咳, 肺痿喉腥, 诸失血。"

【**科 属**】为唇形科植物黄芩的干燥根。

【**地理分布**】海拔 60～2000 米的向阳干燥山坡、荒地上均有生长, 常见于路边。内蒙古、吉林、河南、河北、陕西、山西、山东、甘肃等地广为分布。

【**采收加工**】春、秋两季采挖, 除去须根及泥沙, 晒后撞去粗皮即可。

【**药理作用**】抗病原微生物; 解热; 抗炎; 抗变态反应; 降血压; 利尿; 降血脂; 镇静; 抗氧化; 抗肝损伤等。

【**性味归经**】苦, 寒。归肺、胆、脾、大肠、小肠经。

【**功能主治**】泻火解毒, 清热燥湿, 安胎, 止血。对于湿温、暑湿胸闷呕恶, 泻痢, 湿热痞满, 肺热咳嗽, 黄疸, 血热吐衄, 高热烦渴, 胎动不安, 痈肿疮毒有疗效。

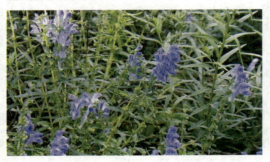

本草药方

◉ **1. 主治: 肠炎, 腹痛, 腹泻。**
黄芩、车前子、藿香、山楂各 15g, 地锦草 28g, 木香 10g, 炙甘草 3g。加水煎沸 15 分钟, 滤出药液, 再加水煎 20 分钟, 去渣。两煎药液兑匀, 分服, 每天 1 剂。

◉ **2. 主治: 肠炎, 腹泻。**
黄芩、地榆、黄连各 30g。研为细末。每次冲服 10g, 每天 3 次。

◉ **3. 主治: 外阴瘙痒疼痛, 白带多而色黄, 溲赤便艰, 心情暴躁易怒, 苔薄黄或黄糙, 口舌热疹, 脉弦。**
黄芩、柴胡、栀子、泽泻、龙胆草、当归、生地黄、车前子 (包煎)、木通各 8g, 生甘草 4g。煎服法同 1, 每天 1 剂。
便秘加生大黄 9g (后下); 心烦失眠加夜交藤、合欢皮各 15g, 赤茯苓 9g。

◉ **4. 主治: 经后感冒。**
黄芩、桔梗、淡豆豉、法半夏、白薇、党参各 9g, 柴胡、苏叶各 12g, 玉竹 10g, 薄荷 (后下)、炙甘草各 6g, 生姜 3 片, 生葱白 3 根, 红枣 2 个。水煎服。可复煎, 每天 3 次。

药膳养生

◎ **黄芩茶**
黄芩 16g。研磨粗末, 沸水冲泡。代茶饮。
▶清热泻火。对于上焦肺火盛或郁热导致的结膜炎有效。

◎ **生地黄芩竹叶汤**
黄芩、生地黄 15g, 淡竹叶 25g, 白糖适量。以上 3 味药分别洗净, 置瓦煲内, 加水 4 碗, 煲出味, 去渣, 加白糖调味搅匀。▶适用于口腔溃疡, 饮用几次即可治愈。

◎ **黄芩汤**
黄芩 12g。研磨成细末, 用水 600ml, 煮取 300ml, 每次温饮 150ml。▶清热止血。对于鼻衄, 吐血, 下血, 妇人漏下不止等有效。

◎ **车前黄芩茶**
黄芩 10g, 车前子 20g, 白糖 25g。将车前子、黄芩洗净后放入砂锅内, 加入清水适量, 先用大火烧沸, 再用小火煎煮 30 分钟, 滤去渣, 放入白糖即可。每天 2 次, 适量饮用。▶止疼痛, 止泄泻。适用于慢性肠炎。肾虚精滑、无内湿热者慎饮。

龙胆或条叶龙胆

RADIX GENTIANAE

〖龙胆〗

别名：陵游，草龙胆，龙胆草，苦龙胆草，地胆草，胆草，山龙胆，四叶胆。

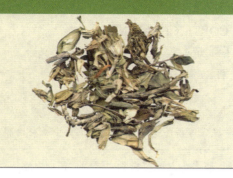

◎《本草纲目》记载龙胆：
"疗咽喉痛，风热盗汗。"

【**科　属**】为龙胆科植物龙胆、条叶龙胆、三花龙胆或者坚龙胆的干燥根及根茎。

【**地理分布**】**1. 龙胆** 海拔 400 ~ 1700 米的路边、山坡草地、河滩灌丛中及林下草甸多有生长。东北，以及内蒙古、陕西、河北、江苏、新疆、安徽、江西、浙江、福建、湖南、湖北、广西、广东等地多有分布。**2. 条叶龙胆** 海拔 110 ~ 1100 米的山坡草地或者潮湿地区。分布于东北，以及山西、河北、山东、陕西、安徽、江苏、浙江、广东、广西、湖北、湖南等地。**3. 三花龙胆** 生于海拔 440 ~ 950 米的林间空地、草地、灌丛中。分布于东北，以及河北、内蒙古。**4. 坚龙胆** 海拔 1100 ~ 3000 米的山坡草地、灌丛、林下及山谷多有生长。分布于广西、湖南、贵州、四川、云南等地。

【**采收加工**】春、秋两季采挖，洗净，干燥。

【**药理作用**】抗肝损伤；抗炎；抗过敏；促进胆汁分泌；抗病原体；降温；增强消化功能；抗惊厥；镇静，降血压等。

【**性味归经**】苦，寒。归肝、胆经。

【**功能主治**】泻肝胆火，清热燥湿。对于阴肿阴痒，湿热黄疸，强中，带下异常，胁痛，目赤，耳聋，湿疹瘙痒，口苦，惊风抽搐有效。

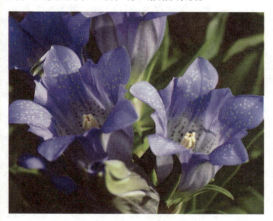

本草药方

◎ **1. 主治：湿热型带下症。**

龙胆草、山栀子、泽泻、酒黄芩、柴胡、木通、车前子各10g，白花蛇舌草、生地黄、败酱草、当归各15g，甘草5g。加水煎沸15分钟，滤出药液，再加水煎20分钟，去渣。两煎药液兑匀，分早晚2次服，每天1剂。兼见脾虚者加山药、薏苡仁各15g；腹痛甚者加香附、延胡索各10g。

◎ **2. 主治：视物模糊，瞳神紧小。**

龙胆草、桑白皮、茺蔚子、牡丹皮、白芍药、黄芩、栀子、蔓荆子各10g，金银花20g，生地黄15g，甘草5g，羚羊角（锉末，先煎30分钟）3~5g，蒲公英30g。煎服法同1，每天1剂。

药膳养生

◎ **龙胆草粳米粥**

龙胆草、泽泻、柴胡、车前子、栀子、木通、黄芩各6g，甘草2g，粳米150g。前9味分别洗净，装入纱布袋中，水煎20分钟，捞出药包；将洗净的粳米放入药汁，再加适量水，煮稀粥。趁热食，每天2次，3 ~ 5天为1个疗程。▶适用于副性腺感染。

◎ **龙胆草清饮**

龙胆草6g，野菊花、苍耳子、白芷各10g，蜂蜜30g。前4味分别洗净，晾干，切碎，同放入砂锅，加水浸泡片刻，煎煮30分钟，用洁净纱布过滤，去渣，取滤汁放入容器，待其温热时，兑入蜂蜜，拌和均匀即可。每天早晚2次分服。▶清热解毒，通窍止痛。对于鼻咽癌疼痛、肝郁火旺者尤为适宜。

白蜡树

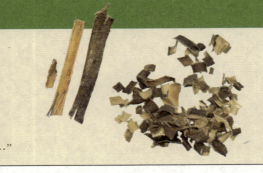

CORTEX FRAXINI

〖秦 皮〗

别名: 秦白皮,蜡树皮。

◎《**本草纲目**》记载秦皮主治:
"风寒湿痹洗洗寒气,除热,目中青翳白膜……"

【**科 属**】为木犀科植物白蜡树、苦枥白蜡树、尖叶白蜡树的干燥枝皮。

【**地理分布**】**1. 白蜡树** 产于我国南北各地。多为栽培,也常见于海拔 800 ~ 1600 米的山地杂木林中。**2. 苦枥白蜡树** 山坡、路旁、河岸多有生长。分布于东北、华北以及长江流域、黄河流域,福建、浙江、广东、贵州、广西、云南等地。**3. 尖叶白蜡树** 山地杂木林中多有生长。分布于我国南方各地区。**4. 宿柱白蜡树** 海拔 1300 ~ 3200 米的山坡杂木林中多有生长。分布于陕西、河南、四川、甘肃。

【**采收加工**】春、秋两季剥取,晒干。

【**药理作用**】抗炎;抗菌;利尿;镇痛等。

【**性味归经**】苦、涩、寒。归肝、胆、大肠经。

【**功能主治**】收涩明目,清热燥湿。对于泄泻,热痢,目赤肿痛,赤白带下,目生翳膜均有效。

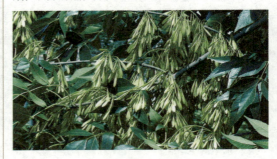

本草药方

◎ **1. 主治:疗疮。**

白蜡 50g,制乳香 120g,制没药、百草霜、铜绿各 125g,麻油 200ml,黄蜡 250g,制松香 500g。将麻油入锅中煎沸至 155℃,入制松香,融化后,下白蜡、黄蜡,融后过滤去渣。再倒入锅内,下制乳香 120g,候涨潮,落潮后再倒入制没药,又经涨潮、落潮后,下铜绿;最后放入百草霜,再经涨潮、落潮后,倒入盛器冷却即可。每次用 3g,视疗疮大小加减用量。将药膏揉捏成圆形薄饼,中厚边薄,贴敷患处,以纱布覆裹,胶布固定。

◎ **2. 主治:痉挛性结肠炎,黏液便性结肠炎,结肠过敏,腹痛腹泻,黏液大便。**

秦皮、木香各 10g,炮姜 5g,白术、党参、茯苓各 15g。加水煎 15 分钟,滤出药液,再加水煎,2 次药液兑后,分服,每天 1 剂。

◎ **3. 主治:巩膜炎病变。**

秦皮、防风、细辛、甘草、川黄连各 45g,龙脑 0.5g。捣成细末,以水一大碗,浸药末三天三夜,煎滤去渣。再放入蜜 120g,煎 6 沸。密封瓷瓶内,每次用吸头吸取 2~3 点滴眼,每天 3 次。

药膳养生

◎ **秦皮乌梅汤**

秦皮 12g,乌梅 30g。将上药加适量水煎煮,去渣取汁,临服用时加白糖适量。每天 2 次,早晚空腹服,每天 1 剂,连服 5 天。▶清热,利湿,杀虫,适用于滴虫性阴道炎,症见带下黄臭、阴痒等。

◎ **还睛神明酒**

秦皮 15g,石决明、决明子、生姜、石膏、白芍、泽泻、肉桂、白芥子、薏苡仁、山茱萸、当归、黄芩、沙参、淡竹叶、柏子仁、防风、制乌头、辛夷、人参、川芎、白芷、瞿麦穗、桃仁、细辛、朴硝、炙甘草、车前子、地肤子各 10g,黄连 18g,龙脑 1.5g,丁香 6g,珍珠 3 颗,醇酒 2.5L。将 33 味捣碎,用纱布包贮,以酒浸于净器中,封口,春夏 7 日后开取,秋冬 14 日后开取,去渣备用。每天饭后温饮 1 ~ 2 小酒杯。▶对于眼睛视物昏暗不愈,内外障失明等。

◎ **温中汤**

秦皮 15g,白芍 12g,党参、白术、茯苓、防风、焦神曲、焦山楂各 9g,炙甘草、陈皮各 6g,炮姜 3g。水煎服,每天 1 剂,每天服 2 次。▶脾失健运、湿热蕴于肠中、肝脾气滞者服之有效。健脾温中,清肠化湿。

白鲜

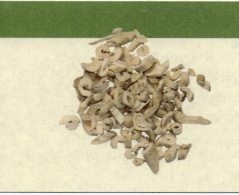

CORTEX DICTAMNI

【白鲜皮】

别名：藓皮，北鲜皮，野花椒根皮，臭根皮。

◎《本草纲目》记载白鲜皮主治：
"头风，黄疸，咳逆，淋沥，女子阴中肿痛，湿痹死肌，不可屈伸起止行步。"

【科 属】为芸香科植物白鲜的干燥根皮。
【地理分布】土坡及灌木丛中多有生长。分布于东北、华东、华北，以及河南、甘肃、陕西、贵州、四川等地。
【采收加工】春、秋两季剥取，晒干。
【药理作用】抗菌；调节机体免疫力；兴奋子宫平滑肌；正性肌力作用；抗肿瘤等。
【性味归经】苦，寒。脾、胃、膀胱经。
【功能主治】祛风解毒，清热燥湿。对于湿疹、湿热疮毒、疥癣、风湿热痹，湿热黄疸有疗效。

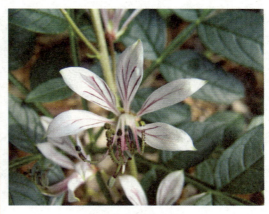

本草药方

◎ **1. 主治：肛门湿疹。**
　　白鲜皮、紫草、石榴皮、土槿皮各15g，黄柏、赤石脂各10g，蛇床子、五倍子各30g，生甘草5g。加水煎，趁热熏洗，每天早晚各1次。

◎ **2. 主治：黄带质浓黏稠、有腥臭味，阴部瘙痒，溲赤，口干，便结，脉滑数，舌红苔黄腻或弦细。**
　　白鲜皮、银花、蛇床子各9g，白果10g，芡实、怀山药、车前子（包煎）、黄柏、椿根皮、薏苡仁、茯苓各8g。加水煎沸15分钟，滤出药液，再加水煎20分钟，去渣。两煎药液兑匀，分早晚2次服，每天1剂。

◎ **3. 主治：婴儿湿疹。**
　　白鲜皮、蛇床子、苍术、苦参、生大黄、黄柏、地肤子各15g，苍耳棵30g（可用苍耳子15g代替）。水煎取滤液，待温凉后洗患处，每天1剂，早、中、晚各洗1次。

药膳养生

◎ **清痘解毒汤**
　　白鲜皮、连翘各15g，金银花、赤芍、牡丹皮各12g，薄荷、蝉衣各6g，生薏苡仁、大青叶各30g。水煎服。每天1剂，分4次服完。▶主治风热夹湿、热郁血滞型水痘。适用于水痘一般症状外，根脚红晕，痘疱灌浆清稀、黄稠同见，患处皮肤瘙痒较甚者。

◎ **苦参疥疮酒**
　　苦参20g，白鲜皮25g，川楝子、蛇床子、石榴皮、藜芦各10g，皂角刺、硫黄各20g，百部、羊蹄根各30g，白酒1500ml。将上述各药研磨成粗末，浸于酒中，加盖密封1周，即可。外用，每晚睡前用纱布蘸药酒擦全身，连用10天。▶祛湿，杀虫。对于疥疮有效。

◎ **地榆祛脂汤**
　　白鲜皮25g，苦参20g，地榆、黄柏、野菊花、百部、蛇床子、地肤子各18g。加水2000ml煎至1250ml左右。置盆内熏洗患处；每天洗4次，每次洗15分钟。▶祛脂，燥湿，止痒。对于脂溢性婴儿湿疹有疗效。

忍冬 清热解毒

FLOS LONICERAEa

【金银花】

别名: 忍冬花,银花,鹭鸶花,双花,二花,金藤花,双苞花,金花,二宝花。

◎《滇南本草》记载金银花:
"清热,解诸疮,痈疽发背,无名肿毒,丹瘤,瘰疬。"

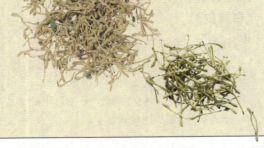

【科 属】为忍冬科植物红腺忍冬、忍冬、山银花或者毛花柱忍冬的干燥花蕾或者带初开的花。

【地理分布】1. **红腺忍冬** 山坡疏林中、村寨旁、灌木丛中、路边等处多有生长,也有栽培,华东、西南、中南,以及辽宁、河北、山西、甘肃、陕西等地多有分布。2. **忍冬** 生于海拔200~1500米的灌木丛或者疏林中。安徽、江西、浙江、台湾、福建、广东、广西、湖北、湖南、贵州、四川、广西广为分布。3. **山银花** 丘陵、杂木灌丛、山坡以及平原旷野,路旁或河岸边多有生长。分布于海南、广东、广西。4. **毛花柱忍冬** 生于水边灌丛,海拔300米以下。广东和广西也有生长。

【采收加工】夏初当花含苞未放时采摘,阴干。

【药理作用】抗病原微生物;解热;抗炎;降血脂;兴奋中枢神经;抗生育等。

【性味归经】甘,寒。归肺、心、胃经。

【功能主治】疏散风热,清热解毒。对于痈肿疔疮,丹毒,喉痹,风热感冒,热毒血痢,温病发热均有效。

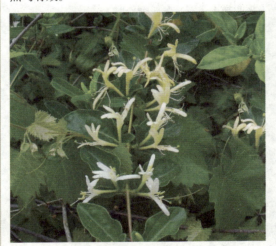

本草药方

⊛ 1. **主治:** 慢性喉炎,喉蛾,喉痈。

金银花18g,生地黄、玄参、连翘、生白芍各10g,大黄、麦门冬、灯笼草、粉葛根各8g,竹叶、桑叶、甘草各6g,胖大海5枚。加水煎沸15分钟,滤出药液,再加水煎20分钟,去渣。两煎药液兑匀,分服,每天1剂。

感冒时,加荆芥穗5g,菊花8g,服后取微汗。

⊛ 2. **主治:** 慢性喉炎,咽喉肿痛。

金银花、杭菊花各30g,胖大海1枚,生甘草2g。煎服法同1,每天1剂。

⊛ 3. **主治:** 慢性咽炎。

金银花、麦门冬、玉竹、射干、知母各250g,红糖400g。加水7500ml,浓煎成2500ml,装瓶备用。每次服10ml,每天3次。10天为1个疗程。休息4天,再服1个疗程。

药膳养生

⊛ **金银花汤**

金银花、白糖各18g。白糖、金银花开水浸泡,凉后当茶饮。为清凉防暑饮料。▶对于咽痛有效。

⊛ **银花清热解毒酒**

金银花50g,甘草10g。用水2碗,煎取半碗,再入酒半碗,略煎,分3份。早、中、晚各服1份,重者每天2剂。▶清热解毒。对于疮肿,肺痈,肠痈均有疗效。

⊛ **金银花薏苡仁粥**

金银花12g,鳖甲15g,柴胡9g,薏苡仁18g,红糖适量。前3味煎汤,去渣后入薏苡仁、红糖煮粥。每天1剂,连服5剂。▶适用于肝胆郁热所致的中耳炎。

连 翘

FRUCTUS FORSYTHIAE

【连 翘】

别名: 旱莲子, 空翘, 空壳, 落翘。

◎《本草纲目》记载连翘:
"茎叶主心肺积热。"

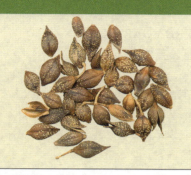

【科 属】为木犀科植物连翘的干燥果实。

【地理分布】山坡灌丛、疏林及草丛中多有生长。河北、河南、陕西、山东、甘肃、安徽、江苏、四川、湖北等地广为分布。

【采收加工】秋季果实初熟还带有绿色时采收,除去杂质, 蒸熟, 晒干, 习称为"青翘"; 果实熟透时采收, 晒干, 除去杂质, 习称"老翘"或者"黄翘"。

【药理作用】抗炎; 解热; 抗病原微生物; 抗肝损伤; 镇吐; 降血压等。

【性味归经】苦, 微寒。归肺、心、小肠经。

【功能主治】消肿散结, 清热解毒。对于瘰疬, 痈疽, 乳痈, 丹毒, 温病初起, 风热感冒, 高热烦渴, 热入营血, 热淋尿闭, 神昏发斑等均有疗效。

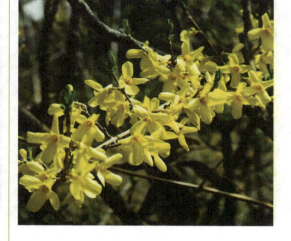

本草药方

● **1. 主治:** 咽喉炎, 有开口下咽困难、疼痛等。

生地黄30g, 玄参24g, 麦门冬18g, 白芍(炒)、牡丹皮、川贝母各12g, 薄荷叶7g, 甘草6g。加水煎沸15分钟, 滤出药液, 再加水煎20分钟, 去渣。两煎药液兑匀, 分服, 每天2剂。重者3剂。

大便燥结数日不通, 加清宁丸、玄明粉各6g; 咽喉肿痛, 加生石膏12g; 面赤身热或舌苔黄色, 加金银花12g、连翘6g。

● **2. 主治:** 牙周炎。

连翘、生地黄各12g, 生石膏(先煎)20g, 天花粉15g, 当归、牡丹皮、升麻、大黄各10g, 竹叶、黄连各6g。煎服法同1, 每天1剂。

● **3. 主治:** 高热, 因于外感。

连翘、金银花各20g, 生石膏、板蓝根各28g, 柴胡15g, 黄芩、半夏各10g, 薄荷、蝉蜕、甘草各6g。煎服法同1, 每天1剂。

药膳养生

● **牛蒡连翘饮**

连翘6g, 牛蒡子6g, 黄芩、荆芥各6g, 甘草4g, 芦根15g, 白糖30g。将以上药物放入锅内, 加水600ml, 煎煮2次, 每次20分钟, 滤去药渣, 合并煎液。在药液内加入白糖, 拌匀即成。▶补脾胃, 益气阴。对于小儿夏季发热、热邪稽留而不解等均有疗效。虚寒者忌食。

● **荆芥连翘汤**

连翘、荆芥、防风、当归、川芎、白芍、柴胡、枳壳、黄芩、山栀、白芷、桔梗各等份, 甘草减半。水煎, 饭后服。▶对于肾经风热, 两耳肿痛, 胆热移脑之鼻渊有效。

● **薄荷连翘汤**

连翘、生地黄各15g, 金银花30g, 牛蒡子、知母各9g, 鲜竹叶6g, 薄荷、绿豆衣各3g。水煎服。▶疏风祛邪, 清热解毒。对于牙龈肿痛, 腮肿而热, 口渴舌红, 脉浮数有疗效。

蒲公英

HERBA GARAXACI

〖蒲公英〗

别名： 蒲公草，仆公英，蒲公罂，婆婆丁，黄花
地丁，蒲公丁，黄花草。

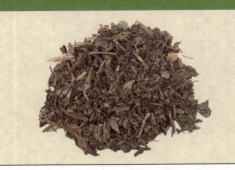

◎《本草纲目》记载蒲公英：
"掺牙，乌须发，壮筋骨。"

【科　属】为菊科植物蒲公英、碱地蒲公英或者同
属数种植物的干燥全草。
【地理分布】**1. 蒲公英** 路旁、山坡草地、河岸沙
地及田间多有生长。华北、东北、华中、华东、
西南，以及陕西、甘肃、青海等地多有分布。**2. 碱
地蒲公英** 生于稍潮湿的盐碱地或原野上。东北、
华北，以及河南、甘肃、陕西、新疆、青海等地
多有分布。
【采收加工】春季至秋季花初开时采挖，除去杂
质，洗净，晒干。
【药理作用】抗胃溃疡；抗病原微生物；抗肝损
伤；抗肿瘤等。
【性味归经】苦、甘，寒。归肝、胃经。
【功能主治】消肿散结，清热解毒，利尿通淋。
对于疔疮肿毒，目赤，咽痛，乳痈，瘰疬，肠痈，
湿热黄疸，肺痈，热淋涩痛有疗效。

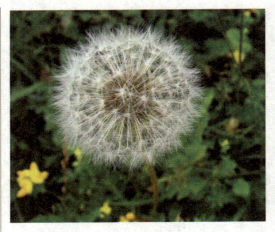

本草药方

◉ **1. 主治：湿热，高热。**
　　蒲公英、板蓝根各60g，黄芩、柴胡、羌活各
15g，荆芥、当归各10g，甘草5g。加水煎沸15分钟，
滤出药液，再加水煎20分钟，去渣。两煎药液兑匀，
分服，每天1剂。

◉ **2. 主治：肾盂肾炎，见尿急尿频。**
　　蒲公英、紫花地丁、土茯苓、车前子各30g，茯苓、
黄芪、太子参、白术、山药、泽泻各10g，鸡内金
5g。煎服法同1，每天1剂。

◉ **3. 主治：泌尿系感染，见尿频、尿急、尿痛。**
　　蒲公英、金银草、金银花、白茅根、大青叶、
紫花地丁各20g，旱莲草、知母、连翘、生地黄、黄柏、
牛膝、栀子、海金沙各10g，玄参、玉竹、丹参、甘草、
木通各5g。煎服法同1，每天1剂。

药膳养生

◉ **蒲公英清热汤**
　　鲜蒲公英100g。蒲公英洗净，水煎取汁。▶清
肝明目，解毒消痈。适用于目赤肿痛，或胬肉遮眼，
或赤脉络目；胆囊炎见胁肋痛；呕吐，或有恶寒发
热等。除内服外，用药汁少许洗眼或点眼。

◉ **蒲公英清热解毒茶**
　　1. 蒲公英60g。上药制为粗末，水煎，取汁。
代茶饮。▶清热解毒。对于湿热蕴结所致的膀胱炎、
泌尿系感染等有效。
　　2. 蒲公英20g。上药洗净，晒干，切碎，水煎。
代茶饮，每天1剂，连服3～5天。▶适用于流感、
扁桃体炎，咽炎，支气管炎等。

◉ **清热绿豆粥**
　　蒲公英10g，绿豆30g，冰糖适量。蒲公英水
煎取汁。绿豆煮糜粥，调入药汁、冰糖。每天1剂，
分3次服。▶清热解毒。对于小儿鹅口疮有效。

紫花地丁

HERBA VIOLAE

〖紫花地丁〗

别名：堇堇菜，箭头草，地丁，羊角子，地丁草，宝剑草，紫地丁，小角子花。

◎《本草纲目》记载紫花地丁：
"主治一切痈疽发背，疔肿瘰疬，无名肿毒恶疮。"

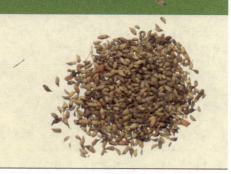

【科　属】为堇菜科植物紫花地丁的干燥全草。
【地理分布】生于荒地、田间、林缘、山坡草丛或者灌木丛中。全国大部分地区多有分布。
【采收加工】春、秋两季采收，除去杂质，晒干。
【药理作用】抗病原微生物等。
【性味归经】苦、辛，寒。归心、肝经。
【功能主治】凉血消肿，清热解毒。对于痈疽发背，疔疮肿毒，毒蛇咬伤，丹毒有效。

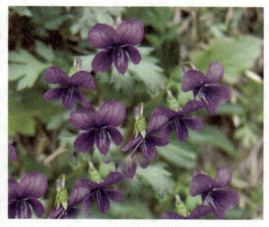

本草药方

◎ **1. 主治：蛇头疔。**

紫花地丁、蒲公英、七叶一枝花各30g，连翘、菊花、金银花、赤芍各20g。加水煎沸15分钟，滤出药液，再加水煎20分钟，去渣。两煎药液兑匀，分服，每天1剂。

◎ **2. 主治：痈症初起，红肿热痛，发热恶寒。**

荆芥穗、蒲公英、金银花、白芷、防风、紫花地丁、柴胡、连翘、浙贝母、当归、玄参、天花粉、瓜蒌、桔梗、黄芩各10g，甘草、黄连、红花各5g。煎服法同1，每天1剂。

◎ **3. 主治：疽，根深蒂固，附筋着骨。**

紫花地丁、当归、银花、蒲公英、菊花各15g，黄芪40g，苍术、白芷、薏苡仁、黄柏各10g，草果、白矾各5g。煎服法同1，每天1剂。

◎ **4. 主治：有头疽初起，心烦恶心，恶寒发热。**

紫花地丁、桔梗、黄芩、天花粉、赤芍、薄荷、蒲公英、栀子各8g，金银花24g，生姜、甘草各5g。煎服法同1，每天1剂。

◎ **5. 主治：各种疔毒，痈疮疔肿，局部红肿热痛，或发热，舌红脉数。**

金银花9g，野菊花、蒲公英、紫花地丁、紫背天葵子各3.6g。先水煎，后加五灰酒半盏；药渣再如法煎服，盖被取汗。

药膳养生

◎ **清解除湿汤**

紫花地丁、生石膏（先煎）各15g，板蓝根、生薏苡仁、车前子（布包）各12g，金银花、连翘、知母、生地黄、赤芍、牡丹皮、土茯苓、生甘草各10g。水煎服，每天1剂，分早、中、晚3次服完。
▶治疗水痘重证，证属邪毒内陷、热燔气营型。对于痘疹过大过密，遍及全身，疹色或红或紫相夹杂，壮热不退，烦躁不安、口渴，伴见口糜咽痛、咳嗽、大便秘结、溲黄赤短少，舌红少苔，或无苔，或苔黄燥，脉弦数或脉洪数等有疗效。

◎ **猪蹄解毒汤**

紫花地丁、野菊花、蒲公英、连翘、赤芍、牛膝各10g，猪蹄1只，金银花、生地黄、天花粉各30g。将猪蹄去毛、洗净，劈为两块。将诸药装入纱布中，扎紧袋口，与猪蹄共放入锅中，加清水适量，先用大火烧沸，后小火炖1小时，至猪蹄烂熟即可。吃猪蹄喝汤，分2次服用，常服有效。▶对于糖尿病并发湿性坏疽，有局部脓水臭秽有疗效。

紫堇

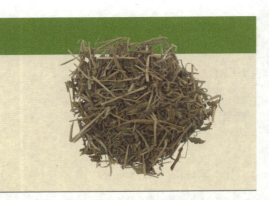

HERBA CORYDALIS BUNGEANAE

【苦地丁】

别名：地丁，地丁草，扁豆秧。

◎《本草纲目》记载苦地丁：
"大人、小儿脱肛。"

【科 属】为罂粟科植物紫堇的干燥全草。
【地理分布】宅旁草丛中、旷野或者山坡疏林下、丘陵多有生长。分布于辽宁、河北、内蒙古、陕西、山西、甘肃、宁夏、河南、山东等地。
【采收加工】夏季采集全草，洗净、晒干后切段。
【药理作用】抗病毒；抗菌等。
【性味归经】苦，寒。归心、肝经。
【功能主治】消散痈肿，清热解毒。对于乳痈肠痈，疔疮肿毒，毒蛇咬伤均有疗效。

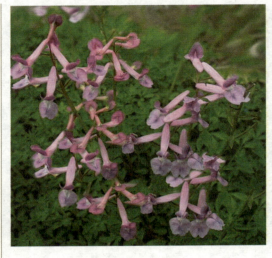

本草药方

⊙ **1. 主治：慢性粒细胞型白血病。**
　　苦地丁、熟地黄、当归、茯苓、蒲公英、生地黄、山药、枸杞子、红枣、党参、菟丝子、女贞子各18g，青黛、五味子、甘草各5g，雄黄2g。加水煎沸15分钟，滤出药液，再加水煎20分钟，去渣。两煎药液兑匀，分服，每天1剂。

⊙ **2. 主治：腮腺肿胀微痛，伴发热。**
　　苦地丁、蒲公英各10g，金银花、浙贝母、板蓝根、玄参、僵蚕、连翘、黄芩、牛蒡子、桔梗各8g，甘草5g。煎服法同1，每天2剂。

⊙ **3. 主治：腮腺肿胀，疼痛，并发睾丸红肿疼痛。**
　　苦地丁、金银花、玄参、僵蚕、蒲公英、板蓝根、连翘、黄芩、龙胆草、荔枝核、橘核、柴胡各10g，甘草5g。煎服法同1，每天2剂。

⊙ **4. 主治：湿热疮疡。**
　　苦地丁50g，金银花50g，蒲公英50g，大青叶15g。水煎服。

⊙ **5. 主治：指头感染初起，淋巴管炎（红丝疗）红肿热痛。**
　　苦地丁、野菊花各50g。水煎服。

药膳养生

⊙ **地丁野菊饮**
　　苦地丁、野菊花15g，金银花、连翘、黑山栀、半枝莲、草河车各8g，蒲公英15g，生甘草6g。水煎服。▶清热解毒，消肿止痛。对于疔疮初起，经络阻滞，热毒渐炽，红肿灼热，疼痛逐渐加剧等有疗效。

⊙ **地丁薏苡仁粥**
　　苦地丁末20g，薏苡仁60g，粳米40g，白糖适量。取薏苡仁、粳米、苦地丁末共煮成粥，加入白糖。温服，每天分2次服食。▶清热解毒。对于重症水痘有疗效。

⊙ **清热解毒茶**
　　苦地丁、紫花地丁、蒲公英、败酱草各30g，红糖适量。4味药加水700ml，煎取400ml，去渣，加适量红糖，温服。每次200ml，每天2次。▶清热解毒，凉血化瘀。对产后感染发热有疗效。

野 菊

FLOS CHRYSANTHEMI INDICI

《野菊花》

别名： 山菊花、千层菊、黄菊花。

◎《本草纲目》记载野菊花：
"治痈肿疔毒，瘰疬眼瘜。"

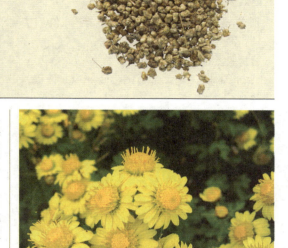

【科 属】为菊科植物野菊的干燥头状花序。

【地理分布】山坡草地，河边水湿地，灌丛，海滨盐渍地以及田边、路旁多有分布。广布于华北、东北、华中及西南各地。

【采收加工】秋、冬两季花初开放时采摘，晒干，或者蒸后晒干。

【药理作用】解热；增强吞噬细胞的吞噬功能；抗病原微生物；抗心肌缺血；降血压；抑制血小板凝集等。

【性味归经】苦、辛，微寒。归肝、心经。

【功能主治】清热解毒。对于目赤肿痛，疔疮肿毒，头痛眩晕均有疗效。

本草药方

◉ **1. 主治：感冒，发热，舌红，咽痛。**
野菊花、薄荷、霜桑叶、淡豆豉各15g，甘草8g。加水煎10分钟，去渣。顿服，每天2剂。

◉ **2. 主治：化脓性骨髓炎。**
野菊花20g，蒲公英、半边莲、金银花、七叶一枝花、紫花地丁、生地黄各30g，当归13g，赤芍12g，黄连、栀子各10g。加水煎沸15分钟，滤出药液，再加水煎20分钟，去渣。两煎药液兑匀，分服，每天1剂。

热甚加生石膏、大青叶、白花蛇舌草各30g，知母10g；口渴加天花粉30g；便秘加生大黄10g（后下）；痛甚加乳香、没药各10g；化脓时加皂角刺10g，黄芪30g。

◉ **3. 主治：慢性前列腺炎。**
野菊花、马齿苋、苦参、败酱草各30g，延胡索15g，当归、槟榔各10g。加水煎成1.5~2升。坐浴半小时，每晚1次。

药膳养生

◉ **野菊败酱草粳米粥**
野菊花10g，败酱草15g，粳米适量。一起煮粥，粥熟放适量白糖。每天食2次，7天为1个疗程。
▶清热，解毒，消炎。对于盆腔炎，症见带下黄多，发热，下腹疼痛等有疗效。

◉ **野菊花叶酒**
野菊花叶1kg，果酒适量。将上药洗净，捣烂绞汁，备用。口服，每次取药汁30ml，兑入果酒30ml中，搅匀服之。每天服2次，药渣外敷患处。▶清火解毒、通经活络。对于疮疖、肿毒有疗效。忌吃葱、蒜等辛热发物。

◉ **苦参野菊酊**
野菊花、百部、凤眼草各90g，苦参310g，樟脑50g，白酒5升。将前4味捣碎，置于容器中，加入白酒，密封浸泡6天后，过滤去渣，留液，再加入樟脑（研粉），待溶化后，即可取用。外用，取药酊涂擦皮损区，每天涂擦1~2次，以愈为度。
▶灭菌止痒。对于脂溢性皮炎、皮肤瘙痒、单纯糠疹、玫瑰糠疹等有效。

拳参

RHIZOMA BISTORTAE

【拳参】

别名：紫参，牡蒙，山虾子，刀剪药，红重楼，回头虾，破伤药。

◎《本草纲目》记载拳参：

"治诸血病，及寒热疟痢，痈肿积块之属厥阴者。"

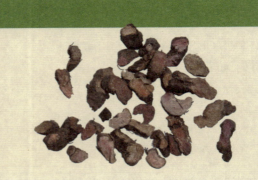

【科　属】为蓼科植物拳参的干燥根茎。

【地理分布】生于山野草丛中或者林下阴湿处。辽宁、内蒙古、山西、陕西、河北、河南、甘肃、宁夏、新疆、山东、浙江、湖北、湖南、江苏、安徽等地多有分布。

【采收加工】春初发芽时或者秋季茎叶将枯萎时采挖，除去泥沙，晒干，去须根。

【药理作用】止血；抗菌；降低胆固醇；降低胆碱酯酶活性等。

【性味归经】甘、涩，微寒。归肺、肝、大肠经。

【功能主治】消肿止血，清热解毒。对于赤痢、热泻、肺热咳嗽、瘰疬、痈肿、吐血、衄血、口舌生疮、痔疮出血、毒蛇咬伤有效。

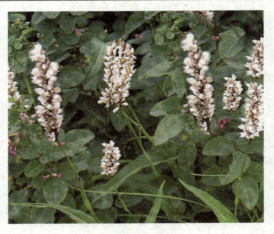

本草药方

◉ **1. 主治：肠炎、赤白痢疾。**

拳参30g。水煎服。方中拳参可清热解毒，收敛渗湿，消肿止血。

◉ **2. 主治：发热，微恶风寒，出虚汗，头痛，鼻塞、稠涕，咽喉红肿疼痛，咳嗽痰稠，苔薄黄，脉浮数。**

大青叶、板蓝根、连翘、拳参各等份，制成冲剂，每袋20克，每盒10袋。每次2袋，每天3次，开水冲服。儿童用量酌情减少。风寒感冒，恶寒重，无汗者忌服。服药期间，忌吃生冷及油腻之物。

◉ **3. 主治：呼吸道感染，扁桃体炎，咽喉炎。**

拳参、连翘各100g，大青叶、板蓝根各200g。共研为细末，开水冲服，1次10g，每天3次。

药膳养生

◉ **拳参清热解毒汤**

拳参8g，诃子、甘草各2g，土茯苓6g，俄罗斯土茯苓、文冠木、冬青叶、绿豆各5g，黑云香、北沙参、红花、金莲花各3g，胡黄连1g。以上13味，分别挑选，粉碎成粗粉，过筛，混匀。成人每次5g，每天2次，水煎服。▶解毒，清热。用于药物中毒，毒热，伤热。

◉ **拳参清热解毒茶**

拳参10g，加水煎汁，即可。用药汁洗患处，渣可敷于患处。▶清热，解毒，消肿。对于蛇虫咬伤有效。

◉ **益肺清热颗粒**

拳参、黄芪、党参、北沙参、麦门冬、仙鹤草、败酱草等13味药。本品为棕黄色的颗粒，味苦微甜。口服，1次2袋，每天3次。2个月为1个疗程，或遵医嘱。▶益气养阴、清热解毒、化痰止咳。对于气阴两虚，阴虚内热型的中、晚期肺癌，症见气短乏力、咳嗽、咯血、胸痛等有效。不良反应偶见恶心、腹泻，一般不影响，可继续治疗。

菘 蓝

FOLIUM ISATIDIS

〖大青叶〗

别名: 蓝叶,蓝菜。

◎《本草纲目》记载大青叶:
"主热毒痢,黄疸、喉痹、丹毒。"

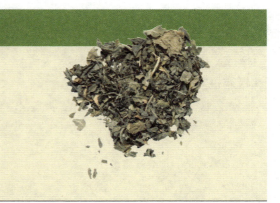

【科 属】为十字花科植物菘蓝的干燥叶子。
【地理分布】原产于我国,现在各地均有栽培。
【采收加工】夏、秋两季分2~3次采收,除去杂质,晒干。
【药理作用】抗内毒素;抗病原微生物。
【性味归经】苦,寒。归心、胃经。
【功能主治】凉血消斑,清热解毒。对于温邪入营,高热神昏,黄疸,发斑发疹,痄腮,热痢,丹毒,喉痹,痈肿均有疗效。

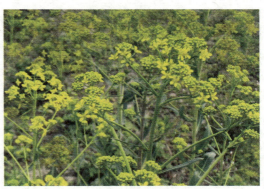

本草药方

◎ **1. 主治:慢性支气管炎合并感染,肺炎引发高热神昏。**

大青叶、鱼腥草、败酱草、七叶一枝花、小蓟各28g,黄芩18g。加水煎沸15分钟,滤出药液,再加水煎20分钟,去渣。两煎药液兑匀,分服,每天1剂。

◎ **2. 主治:高热,汗不出。**

大青叶、贯众、板蓝根各80g,麻黄、连翘、防风、荆芥各15g。煎服法同1,每天1剂。

◎ **3. 主治:高热,外感风寒。**

大青叶、板蓝根、七叶一枝花、射干各30g,连翘20g,黄芩10g。煎服法同1,每天1剂。恶寒加荆芥、防风各10g;头身困重,呕吐恶心加薏苡仁20g,厚朴、半夏各10g;热势不退加生石膏30g,栀子、知母各10g;咳甚加杏仁、浙贝母、桑白皮各10g。

◎ **4. 主治:肺炎,呼吸困难。**

大青叶、半枝莲、金银花各30g,连翘、黄芩、杏仁、瓜蒌仁各15g,桔梗10g。煎服法同1,每天1剂。

药膳养生

◎ **大青叶柴胡粳米粥**

大青叶、柴胡各15g,粳米30g,白糖适量。大青叶、柴胡加水3碗煎至2碗,再把粳米、白糖加入煮成稀粥。每天1剂,连续服食7剂。▶对于心肝风火所致的带状疱疹有效。

◎ **大青叶牛角饼**

大青叶、牡丹皮各15g,石膏、水牛角粉各60g,知母10g,面粉200g,冰糖适量。将石膏、水牛角粉、知母、牡丹皮、大青叶水煎30分钟,去渣留汁,加冰糖适量,稍煎待溶即可。凉后以汁和面,常法烙饼,分3次服。▶清热解毒,凉血化斑。

◎ **青叶生地粳米粥**

大青叶、生地黄各8g,生石膏、天花粉各9g,粳米30g,白糖适量。前4味煎汤,去渣后入粳米、白糖煮粥,每天1剂,连续服食4剂。▶本药膳滋阴降火,对于虚火上炎所致的小儿疱疹性口腔炎有效。

◎ **板蓝根青叶粥**

大青叶、板蓝根各50g。一起放入水中煎30分钟,去渣取汁,再入粳米50克熬粥,加冰糖调匀。随意食用。▶清热解毒。对流行性腮腺炎初起有效。

板蓝根

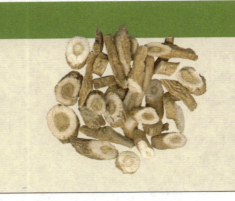

RADIX ISATIDIS

【板蓝根】

别名： 靛青根，蓝靛根，靛根，大青，大蓝根，菘蓝根，北板蓝根。

◎《本草便读》记载板蓝根：
"凉血，清热，解毒，辟疫，杀虫。"

【科 属】为十字花科植物菘蓝的干燥根。
【地理分布】原产于我国，现在各地均有栽培。
【采收加工】秋季采挖，除去泥沙，晒干后可用。
【药理作用】抗内毒素；抗菌，抗病毒；提高机体免疫力等。

【性味归经】苦，寒。归心、胃经。
【功能主治】凉血利咽，清热解毒。用于温毒发斑，舌绛紫暗，喉痹，痄腮，大头瘟疫，烂喉丹痧，痈肿，丹毒。

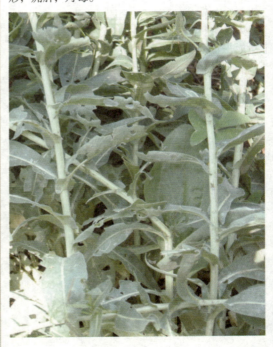

本草药方

◎ **1. 主治：高热。**

板蓝根、金银花各30g，生石膏88g，生地黄、芦根各20g，连翘、牛蒡子、荆芥穗、杏仁、丹参各15g。加水煎沸15分钟，滤出药液，再加水煎20分钟，去渣。两煎药液兑匀，分服，每天1剂。口干不欲饮，皮肤发斑，舌质红绛加赤芍、牡丹皮各15g；身热不扬，汗出不解，舌苔白腻加黄芩、薏苡仁、六一散各15g；便秘或便溏腹胀，舌苔厚腻加芒硝、大黄、玄参各10g。

◎ **2. 主治：咽喉炎，咽喉肿痛，舌燥、口渴，初起多恶寒壮热，咽部爆热，颌下耳前后腮部赤肿，继即发生肿痛，饮水不下等。**

板蓝根、粉甘草各15g，金银花、连翘各30g，玄参、桔梗各22g，牛蒡子18g，马勃12g，射干、薄荷叶各8g。共研粗末，鲜芦根汤轻煎3沸，去渣温服或凉服。12岁以内每服10g，13岁以上每服25g。轻者4小时1服，重者2小时1服，或频频含咽。亦可研极细末，炼蜜为丸，如扁豆大，时时含化。或原方加减煎服。

◎ **3. 主治：流行性感冒。**

板蓝根50g，羌活25g。煎汤，一天2次分服，连服2~3天。

◎ **4. 主治：预防流行性腮腺炎。**

板蓝根、山慈菇各50g，连翘40g，甘草30g，青黛5g（冲服）。上药用水浸泡半小时，放入大砂锅内，放清水800~1000ml，煎成500ml，分为10份，装入小瓶。4岁以上儿童每天服1次，每次15ml；1~3岁儿童每天1次，每次服10ml，温服。

药膳养生

◎ **板蓝根茶**

板蓝根18g。研粗末，水煎。代茶饮。▶对于乙型脑炎、流脑、流感、猩红热等疾病之防治有效。

◎ **板蓝银花茶**

板蓝根30g，金银花10g，薄荷5g。共为粗末，煎水，取汁。代茶饮。▶对于腮腺炎发热，疼痛者有疗效。

蕺菜

HERBA HOUTTUYNIAE

【鱼腥草】

别名：岑菜，蕺，蕺菜，紫蕺，九节莲，肺形草，紫背鱼腥草，臭腥草。

◎《本草纲目》记载鱼腥草：
"散热毒痛肿，疮痔脱肛，断痁疾，解硇毒。"

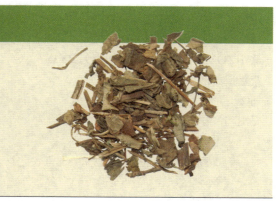

【科 属】为三白草科植物蕺菜的干燥地上部分。

【地理分布】沟边、溪边以及潮湿的疏林下多有生长。分布于我国中部、东南到西南部各省区。

【采收加工】夏季茎叶茂盛、花穗多时收割，除去杂质，晒干。

【药理作用】抗病毒，抗菌；利尿；提高机体免疫力等。

【性味归经】辛，微寒。归肺经。

【功能主治】消痈排脓，清热解毒，利尿通淋。对于肺痈吐脓，热痢，痰热咳喘，痈肿疮毒，热淋均有效。

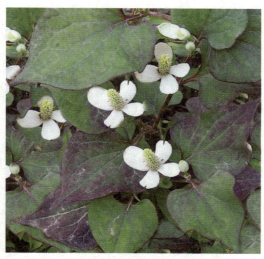

本草药方

◎ **1.主治：口腔扁平苔藓，胃胀，体沉身倦，恶心，渴不欲饮，大便不畅。**

鱼腥草、焦神曲、土茯苓、连翘各15g，半夏、泽泻、焦白术、陈皮、升麻各10g。加水煎沸15分钟，滤出药液，再加水煎20分钟。去渣。两煎药液兑匀，分服，每天1剂。

若糜烂较大，分泌物增多加七叶一枝花、炒薏苡仁、生石膏各30g，杏仁、紫花地丁草各10g，砂仁2g。

◎ **2.主治：小儿急惊风。**

鱼腥草、黄荆条各28g，钩藤10g。加水煎，去渣。分数次服，每天1剂。

◎ **3.主治：鼻窦炎。**

鱼腥草200g，黄芩、葛根、浙贝母、天花粉、苍耳子各150g，薄荷70g，龙胆草10g。共为细末，炼蜜为丸，每丸重10g。每次1丸，每天服3次，小儿酌减。

药膳养生

◎ **鱼腥草煲猪肺**

鲜鱼腥草60g，猪肺200g。猪肺洗净切块，除泡沫，与鱼腥草同煮汤，加盐少许调味，饮汤食猪肺。▶止咳，清热，解毒。对于肺热咳嗽，痰血脓臭，痔疮疼痛等有效。

◎ **鱼腥草拌莴笋**

鲜鱼腥草100g，鲜莴笋500g，调料适量。鲜鱼腥草择洗干净，沸水略焯后捞出，加盐少许拌匀，腌渍待用。鲜莴笋摘去叶子，剥去皮，洗净，切成4厘米长的小段，纵切成粗丝，加盐少许腌渍，沥水待用。将鱼腥草、莴笋丝放盘内，加入酱油、味精、香油、醋、姜、葱、蒜和匀食。▶清热解毒，利湿排脓。可治疗脓痰腥臭，肺痈胸痛；痰黄黏稠，肺热咳嗽；带下量多，质黏味臭；膀胱湿热，小便短赤、热痛等。

金荞麦

RHIZOMA FAGOPYRI DIBOTRYIS

〖金荞麦〗

别名： 天荞麦根，金锁银开，苦荞头，野荞子，铁石子，透骨消，野荞麦。

◎《本草纲目》记载金荞麦：

"主痈疽恶疮毒肿，赤白游疹，虫蚕蛇犬咬，并醋摩傅之，亦捣茎叶傅之。恐毒入腹，煮汁饮。"

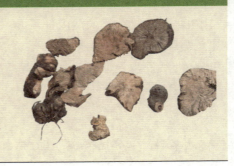

【科 属】为蓼科植物金荞麦的干燥根茎。

【地理分布】路边、沟旁较阴湿地多有生长。中南、西南、华东和甘肃、陕西等地多有分布。

【采收加工】秋季采挖，洗净，晒干。

【药理作用】抗炎；抗菌；抗肿瘤；解热；祛斑。

【性味归经】微辛、涩，凉。归肺经。

【功能主治】排脓祛瘀，清热解毒。用于肺脓疡，麻疹合并肺炎，扁桃体周围脓肿。

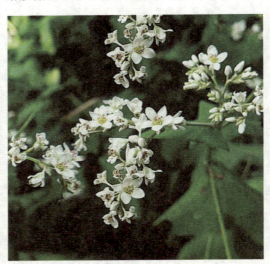

本草药方

◎ **1. 主治：疮毒，疖肿，丹毒，乳痈及无名肿毒症。**

鲜荞麦叶60g。水煎服，每天1剂；或荞麦面炒黄，用米醋调成糊状，涂于患处，早晚更换。

◎ **2. 主治：痔疮。**

取3个公鸡胆汁和荞麦面适量，做成绿豆大的丸药，每天服2次，每次6克。

◎ **3. 主治：活血化瘀，消痞散结，行气止痛，止血祛瘀。**

金荞麦、金花果、化血丹、鸡血藤各20g，紫珠叶50g。以上5味药，研为细末，每天服4次，每次10g。鸡蛋清兑温开水调服。服药期间，忌辛辣香燥及酸冷饮食。

◎ **4. 主治：原发性痛经。**

金荞麦根50g（鲜品则用70g）。上为1剂量，水煎服。每剂煎服2次，每次服约200ml。正常月经来潮前4天用药，连服2剂。服用2个月经周期为1疗程。一般连续3个疗程。

◎ **5. 主治：鼻咽癌。**

鲜野荞麦、鲜汉防己、鲜土牛膝各30g。水煎服。另取灯心草捣碎口含，用垂盆草捣烂外敷。

◎ **6. 主治：脱肛。**

鲜天荞麦、苦参各300g。水煎，趁热熏患处。

◎ **7. 主治：闭经。**

野荞麦鲜叶90g（干叶30g），捣烂，调鸡蛋4个，用茶油煎熟，加米酒共煮，内服。

药膳养生

◎ **荞麦甘草汤**

荞麦叶16g，甘草3g。水煎服，每天2次。▶对风疹有效。

◎ **荞面丸**

炒荞麦研末。水泛为丸，每服6克，每天2次，开水送服。▶对慢性泻痢、妇女白带异常有效。

◎ **荞面糊**

荞麦面炒香，用适量开水搅成糊状服用。▶可治夏季痧症。

◎ **荞面饼**

荞麦子，磨粉后筛去壳，加红糖烙饼或煮熟食用。▶对黄汗，发热，泻痢有效。

黄花败酱

HERBA PATRINIA

〖败酱草〗

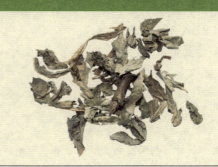

别名： 鹿肠，鹿首，马草，泽败，败酱，苦菜。

◎《本草纲目》记载败酱草：
"善排脓破血。"

【科 属】为败酱科植物黄花败酱或者白花败酱的干燥全草。

【地理分布】**1. 黄花败酱** 山坡沟谷灌丛边、林缘草地或者半湿草地多有生长。分布于华北、东北、华南、华中、四川和贵州。**2. 白花败酱** 海拔500～800米的荒山草地、林缘灌丛中多有生长。分布于华北、东北、华南和西南地区。

【采收加工】夏、秋季采收，连根拔起，洗净，阴干或者晒干。

【药理作用】抗病毒，抗菌，镇静等。

【性味归经】辛、苦，微寒。归胃、大肠、肝经。

【功能主治】消痈排脓，祛瘀止痛，清热解毒。对于肠痈肺痈，痈肿疮毒，产后瘀阻腹痛等均有效。

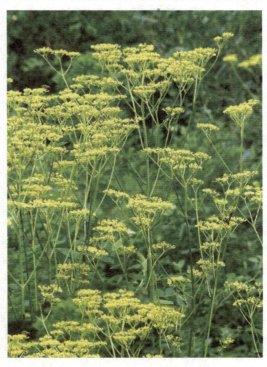

本草药方

⊙ **1. 主治：中耳炎，耳内流脓。**

　　败酱草、薏苡仁各30g，白术、黄芪、茯苓、猪苓、贯众各15g，知母、附子、半夏、川芎、石菖蒲各10g，甘草5g。加水煎沸15分钟，滤出药液，再加水煎20分钟，去渣。两煎药液兑匀，分早晚2次服，每天1剂。

⊙ **2. 主治：慢性咽炎。**

　　败酱草30g，全瓜蒌25g，海浮石15g，麦门冬12g，桔梗、蝉蜕、苏子、桃仁各10g，甘草、大黄各2g。煎服法同1，每天1剂。伴胸胁胀满，气结郁滞加服逍遥丸；咽痛发热加金银花30g，板蓝根15g，薄荷6g；虚火旺盛，口咽干燥，夜间尤甚，手足心热，加服知柏地黄丸。

⊙ **3. 主治：鼻渊。**

　　败酱草、藁本、鱼腥草、板蓝根、蔓荆子、桔梗各10g，蒲公英30g，苍耳子8g，川芎5g。煎服法同1，每天1剂。大便不通加酒大黄3g（后下）；病程持续2周或以上加赤芍10g。

药膳养生

⊙ **败酱卤鸡蛋**

　　将败酱草煎汤浓缩后兑入卤汁中，再将煮熟的鸡蛋去壳浸渍在汁液中，浸一昼夜后食用。

▶对于流行性腮腺炎、淋巴管炎等的治疗均有效。

马齿苋

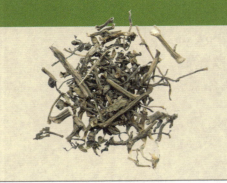

HERBA PORTULACAE
《马齿苋》

别名： 马齿草，马苋，马齿菜，五行草，长命菜，九头狮子草，长寿菜。

◎《本草纲目》记载马齿苋：
"散血消肿，利肠滑胎，解毒通淋。治产后虚汗。"

【科 属】为马齿苋科植物马齿苋的干燥地上部分。
【地理分布】田野路边及庭院废墟等向阳处多有生长。分布于全国各地。
【采收加工】夏、秋两季采收，除去残根及杂质，洗净，略蒸或者烫后晒干。
【药理作用】兴奋子宫平滑肌；抗菌；降血压；松弛骨骼肌；降低胆固醇；利尿等。
【性味归经】酸，寒。归肝、大肠经。
【功能主治】凉血止血，清热解毒。对于热毒血痢，痈肿疔疮，湿疹，丹毒，蛇虫咬伤，便血，痔血，崩漏下血等均有效。

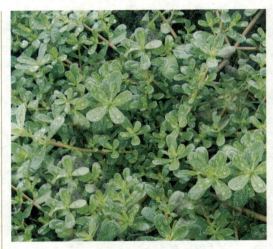

本草药方

◎ 1. 主治：**百日咳**。
马齿苋28g。加水煎，去渣。加白糖适量，分服，每天2剂。

◎ 2. 主治：**疟疾**。
未开花含苞的马齿苋枝头7个，红糖25g。共捣如泥。分别敷于双侧内关穴上，24小时更换1次。

◎ 3. 主治：**肾盂肾炎，小便热而赤，短而涩**。
马齿苋100g。加水煎沸15分钟，滤出药液，再加水煎20分钟，去渣。两煎药液兑匀，分服，每天2剂。

◎ 4. 主治：**慢性肾盂肾炎**。
马齿苋、萹蓄、赤小豆、野菊花、车前草各15g。加水煎沸15分钟，滤出药液，再加水煎20分钟，去渣。两煎药液兑匀，分服，每天1剂。

药膳养生

◎ **马齿蒸鸡蛋**
鲜马齿苋适量，鸡蛋1个。马齿苋捣绞汁200ml。鸡蛋取蛋清，加少量水搅匀，蒸熟，入马齿苋汁，搅匀。微温顿饮，每天2次。▶清热，解毒，止带。对于赤白带下有效。脾胃虚寒致肠滑作泻及脾虚带下者不宜用。

◎ **马齿苋红米粥**
鲜马齿菜150g，红米100g，调料适量。马齿菜洗净，切碎，水煎取汁，与红米同煮粥，调入适量盐、酱油等。早晚餐温热服食。▶清热，解毒，止痢，调气行血散结。对于产后气血不调及赤白痢疾等均有效。

◎ **马齿苋绿豆汤**
鲜马齿菜150g（或干品40g），绿豆80g。马齿苋洗净、切碎，与绿豆加水煎至豆熟，取汁500ml，分2次温服，每天1剂。▶清热，解毒，止痢。对于痢疾，痈肿疮疡，肠炎等有疗效。虚寒痢及脾虚泄泻者不宜用。

委陵菜

HERBA POTENTILLAE CHINENSIS

【委陵菜】

别名： 翻白菜，根头菜，黄州白头翁，龙牙草，蛤蟆草，地区草。

◎《湖南药物志》记载委陵菜：
"（治）便血，休息痢，小儿抽筋，蜈蚣咬。"

【科属】为蔷薇科植物委陵菜的干燥全草。

【地理分布】海拔400～3200米的草地、山坡、林缘、沟谷、灌丛及疏林下多有生长。分布于华北、东北、中南、西南，以及陕西、山东、甘肃、江苏、浙江、安徽、台湾、江西、西藏等地。

【采收加工】兴奋子宫平滑肌；抗病原体；扩张支气管平滑肌。

【药理作用】抗病毒；抗菌等。

【性味归经】苦，寒。归肝、大肠经。

【功能主治】凉血止痢，清热解毒。对于赤痢腹痛，久痢不止，痔疮出血，痈肿疮毒有疗效。

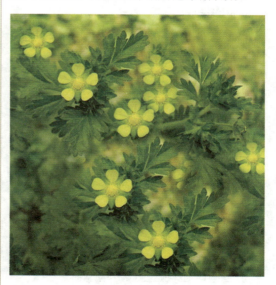

本草药方

◎ **1. 主治：痢疾。**
委陵菜30g，黄连3g，乌梅9g。水煎服。

◎ **2. 主治：急慢性肠炎。**
委陵菜、铁苋菜30g。水煎，加红糖服用。

◎ **3. 主治：胃及十二指肠溃疡出血。**
委陵菜15g，白茅根9g，大枣5个。水煎服。

◎ **4. 主治：阿米巴痢疾。**
委陵菜、马齿苋15g。水煎服。

◎ **5. 主治：久痢不止。**
委陵菜、白木槿花各25g。煎水服。

◎ **6. 主治：赤痢腹痛。**
委陵菜细末2.5g。开水吞服，饭前服用。

◎ **7. 主治：风湿麻木，瘫痪，筋骨久痛。**
委陵菜、大风藤、五香血藤、兔耳风各250g，泡酒后连续服用，每天早晚各服50g。

◎ **8. 主治：风瘫。**
委陵菜（鲜）500g。泡酒1000ml，每次服50~100g。第二次用量同样。另加何首乌50g（如果痛加指甲花根100g）。

◎ **9. 主治：疔疮初起。**
委陵菜根50g。煎水服。

◎ **10. 主治：刀伤。**
委陵菜叶（干）研末外撒；或鲜根捣烂外敷。

◎ **11. 主治：癫痫。**
委陵菜根（去心）50g，白矾粉15g。加酒浸泡，温热内服，连发连服，服后再服白矾粉5g。

药膳养生

◎ **鲜根头菜汤**
鲜委陵菜根80g。洗净，水煎服。▶清热，解毒，疗疮。适用于疔疮痈肿初起，疼痛灼热者。

◎ **止痢散**
鲜委陵菜80g，朱砂莲、地榆各45g，仙鹤草、苦参各30g。共研为粉末，开水冲调，然后温服，每天服1/4剂，连服4天。▶主治痢疾。

酸 浆

CALYX SEU FRUCTUS PHYSALIS

〖锦灯笼〗

别名： 酸浆实，挂金灯，金灯笼，灯笼果，灯笼儿，红灯笼。

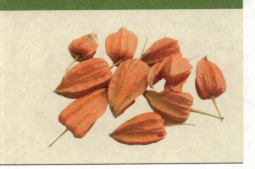

◎《本草纲目》记载锦灯笼：

"治热烦满，定志益气，利水道。"

【科　属】为茄科植物酸浆的干燥宿萼或者带果实的宿萼。

【地理分布】路边、村旁、旷野、山坡及林缘等地多有生长。我国除西藏外，各地都有分布。

【采收加工】秋季果实成熟、宿萼呈红色或者橙红色的时候采收，晒干。

【药理作用】抗乙肝病毒。

【性味归经】苦，寒。归肺经。

【功能主治】利咽，化痰，清热，解毒，利尿。对于咽痛音哑，痰热咳嗽，小便不利，湿疹有效；外治天疱疮有效。

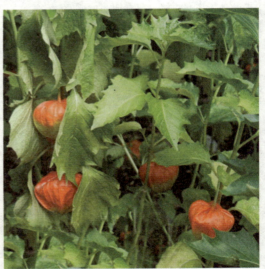

本草药方

⊙ **1. 主治：细菌传染性肺炎。**

锦灯笼、马勃、黄芩、百部、天浆壳、南天竹子、旋覆花各8g，开金锁、鸭跖草、鱼腥草、全瓜蒌各15g，甘草5g。加水煎沸15分钟，滤出药液，再加水煎20分钟，去渣。两煎药液兑匀，分服，每天2剂。

⊙ **2. 主治：细菌传染性单核细胞增多症，见高热，伴有寒战、头痛、头昏。**

板蓝根、蒲公英、地骨皮、紫花地丁各20~30g，白薇、知母、荆芥各20g，玄参、生地黄、沙参各15g，甘草10g。煎服法同1。每天2剂。脾肿大加鳖甲、郁金、竹茹、厚朴、代赭石、石斛各10g；淋巴结肿大加夏枯草、瓦楞子、生牡蛎各20g；咽峡炎加牛蒡子、锦灯笼、山豆根、百合各15g。

⊙ **3. 主治：上呼吸道感染，见高热，咳嗽，咽痛。**

锦灯笼、甘草、薄荷各10g，生石膏、金银花、板蓝根各30g，知母、连翘各15g。煎服法同1，每天2剂。

⊙ **4. 主治：疟疾。**

锦灯笼草根7株。去梗叶，洗净，连须切碎，酒2碗，煮鸭蛋2个，同酒吃。

⊙ **5. 主治：疝气。**

锦灯笼草根50g（洗净），青壳鸭蛋1个。水、酒各半炖服，每天服1次。

⊙ **6. 主治：热咳咽痛。**

锦灯笼草10g，为末，白汤服，仍以醋调敷喉外。

药膳养生

⊙ **酸浆清热解毒茶**

酸浆草5g。煎汤，代茶饮。▶清热解毒。对于咽部红肿生疮有效。

⊙ **酸浆草清毒茶**

酸浆草5g，冰糖适量。上药研粗末，沸水冲泡，入糖令溶。代茶频饮。▶对于咽喉炎、扁桃体炎均有疗效。

⊙ **酸浆酒**

酸浆草1握。研取汁液，与醇酒相拌饮服。▶适用于小便不通，气满闷。

青牛胆

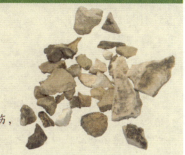

RADIX TINOSPORAE

【金果榄】

别名：金苦榄，九牛胆，地苦胆，金牛胆，雪里开，青牛胆。

◎《药性考》记载金果榄：

"解毒。咽喉痹急，口烂宜服。痈疽发背，糇赤疔疾，蛇蝎虫伤，磨涂痛状。治目痛耳胀，热嗽，岚瘴，吐衄，一切外症效。"

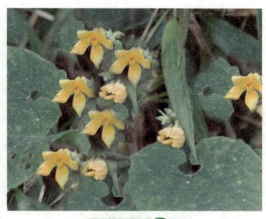

【科 属】为防己科植物青牛胆或者金果榄的干燥块根。

【地理分布】生于山谷溪边疏林下或者石缝间。湖北、湖南、陕西、四川、广西、广东、贵州等地广为分布。

【采收加工】秋、冬两季采挖，除去须根，洗净，晒干。

【药理作用】抗肿瘤。

【性味归经】苦，寒。归肺、大肠经。

【功能主治】利咽，清热，解毒，止痛。对于咽喉肿痛，痈疽疔毒，泄泻，脘腹热痛，痢疾均有疗效。

本草药方

◉ **1. 主治：**鼻咽癌伴肺转移。

金果榄9~12g，白花蛇舌草60g，半枝莲30g。水煎服，每天1剂。

◉ **2. 主治：**咽喉炎。

金果榄10g。水煎服，每天1剂。

◉ **3. 主治：**咽部异物感，痒而干咳，声音嘶哑。

金果榄、石斛、牡丹皮、山豆根各6g，麦门冬、生地黄各10g，桔梗、炒栀子、生甘草各3g，射干5g。水煎留液150~200ml，分2~3次温服。

◉ **4. 主治：**食管癌，经常呕吐。

金果榄20g，干臭壳虫10g，干壁虎10只。以上3味药，研为细末，每天服3次，每次5g。服用时取白鹅1只，杀死取血，然后取适量，兑温开水送服。剩余鹅血可放入冰箱中低温保存备用。一般服用10天即可见效，吞咽随即顺利，症状也随之减轻。服药期间忌辛辣酸冷饮食。

药膳养生

◉ **金果榄蚝豉汤**

金果榄30g，重楼20g，蚝豉160g。重楼、金果榄分别用清水洗干净，金果榄切成片状，备用。蚝豉用温水浸软，洗干净，备用。瓦煲内加入适量清水，先用大火煲至水滚，然后放入以上全部材料，水再滚起，改用中火继续煲2小时左右，以少许细盐调味，即可以饮用。▶清热解毒、滋阴降火、消肿止痛。对于口腔癌溃疡、红肿疼痛、咳吐黄痰、痰中带血，甚则咽喉出血、吞咽不利、大便秘结等病症有效。身体虚弱、脾胃虚寒者不宜多饮。

◉ **果榄银麦咽炎药茶**

金果榄20g，金银花50g，连翘、薄荷各24g，玄参、麦门冬各40g。上药研末均匀混合后，每天取5g放入茶杯中，沸水冲泡，代茶饮。

◉ **长卿果榄黄酒**

金果榄、徐长卿各30g，杜仲15g，黄酒500ml。将前3味切碎，置容器中，加入黄酒，密封，浸泡15天后，过滤去渣，即成。每次服40ml，每天服3次。▶祛风湿、止痹痛。对于风湿腰痛、关节痛有效。

木蝴蝶

SEMEN OROXYLI

【木蝴蝶】

别名: 千张纸, 云故纸, 玉蝴蝶, 白玉纸, 千纸肉, 满天飞。

◎《本草纲目拾遗》记载木蝴蝶:

"治心气痛, 肝气痛, 下部湿热。又项秋予云: 凡痛毒不收口, 以此贴之, 即敛。"

【科 属】为紫葳科植物木蝴蝶的干燥成熟种子。

【地理分布】海拔 1000 米以下的山坡、山谷、溪边或者灌木丛中多有生长。分布于台湾、福建、海南、广东、广西、贵州、四川、云南等地。

【采收加工】秋、冬两季采收成熟果实, 曝晒到果实开裂, 取出种子, 晒干。

【药理作用】抗变态反应; 抗炎; 降低胆固醇; 促进胆汁分泌; 利尿等。

【性味归经】苦、甘, 凉。归肺、肝、胃经。

【功能主治】疏肝和胃, 清肺利咽。对于喉痹, 肺热咳嗽, 音哑, 肝胃气痛均有效。

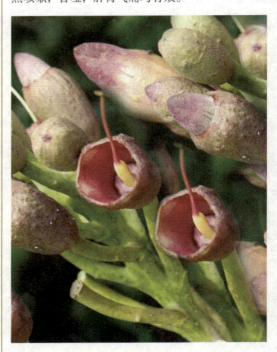

本草药方

◉ 1. 主治: 急慢性哮喘。

木蝴蝶、没药各 8g, 冰片 0.5g。共研细末。每次冲服 0.5g, 每天 3 次。

◉ 2. 主治: 胃阴不足型胃脘痛。

香附、苏梗、佛手、枳壳、白芍各 10g, 鸡内金、陈皮各 5g, 甘草 3g, 沙参 15g, 白芍、麦门冬、当归、白及各 12g, 木蝴蝶、绿萼梅、甘草各 5g。加水煎沸 15 分钟, 滤出药液, 再加水煎 20 分钟, 去渣。两煎药液兑匀, 分服, 每天 1 剂。

◉ 3. 主治: 声带小结。

木蝴蝶、桔梗各 6g, 北沙参 30g, 玄参 15g, 土贝母、莪术、麦门冬、白僵蚕、郁金各 10g, 知母 8g, 甘草 4g, 薄荷 3g。煎服法同 1, 每天 1 剂。

◉ 4. 主治: 咽炎。

麦门冬、玄参、菊花、金银花、木蝴蝶、甘草适量, 加胖大海 2 枚, 冰糖 2 块。用开水冲泡, 代茶饮。

◉ 5. 主治: 慢性咽炎。

金银花、麦门冬、木蝴蝶、胖大海、生甘草各 3~5 克。开水冲泡频服。

◉ 6. 主治: 气管炎、百日咳等。

木蝴蝶 5g, 胖大海 15g, 桔梗 7.5g, 甘草 5g, 桑白皮 15g, 款冬花 15g。水煎, 加冰糖 150g, 溶化于药液, 制成糖浆, 一天数回, 频频服之。

◉ 7. 主治: 肝胃气痛。

木蝴蝶 20~30 张。焙燥研细, 好酒调服。

药膳养生

◉ 木蝴蝶茶

木蝴蝶 8g, 剪碎, 加冰糖适量, 同放入杯中, 沸水冲泡。代茶饮。▶对于急、慢性咽炎, 音哑均有效。

大血藤

CAULIS SARGENTODOXAE

【大血藤】

别名： 血藤，红藤，血通，大活血，红血藤，血木通。

◎《简易草药》记载大血藤：
"治筋骨疼痛，追风，健腰膝，壮阳事。"

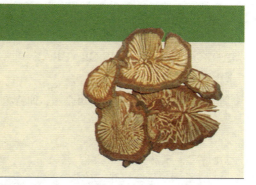

【科属】为木通科植物大血藤的干燥藤茎。

【地理分布】深山疏林、大山沟畔肥沃土壤的灌木丛中多有生长。分布于西南、中南，以及陕西、安徽、江苏、江西、浙江、福建等地。

【采收加工】秋、冬两季采收藤茎，除去嫩枝叶片，砍成短节，或者趁鲜切片，晒干。

【药理作用】抑菌。

【性味归经】苦，平。归大肠、肝经。

【功能主治】活血，祛风，清热，解毒。对于肠痈腹痛，闭经痛经，跌扑肿痛，风湿痹痛等均有效。

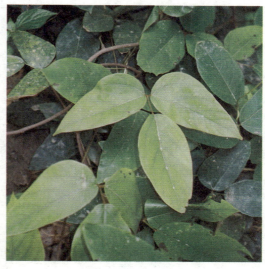

本草药方

◉ **1. 主治：风湿性关节炎、腰痛、腿痛。**

大血藤、七叶莲藤、大罗伞、黑老虎、钩藤、山雪丹、铜罗伞各90g，细辛30g。以茶油600g，将上药炸枯，去渣。加入乳香末、没药末、铅丹粉各150g，搅成膏，摊布上，敷患处。1周换1次。

◉ **2. 主治：风湿性关节炎、腰痛、腿痛。**

大血藤、骨碎补、狗脊各30g，地苦胆、八角莲各15g。共为粗末，白酒500ml，浸泡3天，去渣。每次服15ml，每天3次。

◉ **3. 主治：遗精，多梦。**

大血藤、牡蛎各8g，东方狗脊、肉苁蓉、巴戟天、猪屎草、益智仁、金樱子各5g。加水煎沸15分钟，滤出药液，再加水煎20分钟，去渣。两煎药液兑匀，分服，每天1剂。

药膳养生

◉ **大血藤炖河蟹**

大血藤30g，米酒50g，河蟹2只。大血藤、河蟹洗净，放入陶瓷罐中，加水1碗半，用小火炖熟后，加米酒再炖片刻。每天1剂，趁热吃河蟹饮汤。▶行气开郁。对于情志不舒，肝气郁结，经色正常而量少，精神郁闷，小腹胀痛，胸痞不舒等均有疗效。忌与柿同服。

◉ **风湿骨痛酒**

大血藤、飞龙掌血、狗脊、虎杖、七叶莲、芦巴子、八角枫各100g。将上药切碎，加酒2000ml，浸泡1个月，过滤加酒，制成2000ml，置避光容器内，密封。每次饮10ml，每天3次。▶祛风除湿，活血通络。对于跌打损伤，风湿性关节炎有效。孕妇忌服。

◉ **大血藤汤**

大血藤、仙鹤草、白茅根各15g。将上药水煎服。▶通经补血，理气活血。对血崩有疗效。

光叶菝葜

RHZOMA SMILACIS GLABRAE

【土茯苓】

别名: 禹余粮, 白余粮, 草禹余粮, 仙遗粮, 土苓, 土太片。

◎《本草纲目》记载土茯苓:

"健脾胃, 强筋骨, 去风湿, 利关节, 止泄泻, 治拘挛骨痛, 恶疮痈肿。解汞粉、银朱毒。"

【科 属】为百合科植物光叶菝葜的干燥根茎。

【地理分布】海拔 1800 米以下的林下、灌木丛中、河岸或山谷中多有生长, 也见于林缘与疏林中。分布于长江流域以南、甘肃及台湾、云南、海南等地。

【采收加工】夏、秋两季采挖, 除去须根, 洗净后, 晒干, 或者趁鲜切成薄片, 晒干。

【药理作用】受体阻滞样作用; 抗肿瘤; 解毒等。

【性味归经】甘、淡, 平。归肝、胃经。

【功能主治】解毒, 除湿, 通利关节。对于湿热淋浊, 带下, 痈肿, 疥癣, 瘰疬, 梅毒, 以及汞中毒所导致的肢体拘挛、筋骨疼痛均有效。

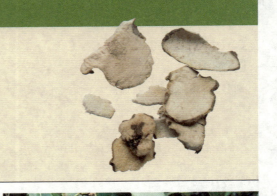

本草药方

◉ **1. 主治: 疖。**

土茯苓、甘草、紫花地丁、连翘、三春柳、透骨草、花椒各 8g, 朴硝 30g, 荆芥 18g, 艾叶 15g。加水煎, 熏洗患处, 每天 3 次。

◉ **2. 主治: 白塞氏病, 复发性口疮症, 继而发生外生殖器溃疡, 眼结膜、虹膜炎症。**

土茯苓、赤小豆各 25g, 白花蛇舌草 20g, 苦参、露蜂房、板蓝根、鹿角、薏苡仁各 15g, 滑石、当归、黄柏各 10g, 壁虎 4 条。加水煎沸 15 分钟, 滤出药液, 再加水煎 20 分钟, 去渣。两煎药液兑匀, 分服, 每天 1 剂。

◉ **3. 主治: 化脓性中耳炎。**

土茯苓、车前草、薏苡仁、紫花地丁各 15g, 龙胆草、生地黄各 30g, 蒲公英 20g, 泽泻、柴胡、栀子、木通各 12g, 当归 10g。煎服法同 2, 每天 1 剂。

◉ **4. 主治: 慢性肾炎, 湿热壅盛, 水肿。**

土茯苓、防己、猪苓、金银花、泽泻各 30g, 白茅根 100g, 黄柏、木通各 15g, 栀子、赤芍各 10g。煎服法同 2, 每天 1 剂。

药膳养生

◉ **土茯苓猪骨补阴汤**

猪脊骨 500g, 土茯苓 80g。猪骨打碎, 加水熬汤约 2 小时, 去骨及浮油, 剩下 3 大碗, 入土茯苓, 再煎至剩下 2 碗, 去渣。每天 1 剂, 分 2 次服。▶健脾利湿, 补阴益髓。

◉ **土茯苓糖水**

土茯苓 45g, 白糖 (或红糖) 适量。土茯苓与糖加水 2 碗半, 煎剩 1 碗。每天 1 剂, 饮服。▶清热除湿。对于妇女湿热内蕴, 白带过多症有效。

◉ **土茯苓龟肉汤**

土茯苓 400g, 乌龟 2 只, 调料适量。把乌龟放入盆中, 加热水, 使其排尽尿水, 开水烫死, 去头、爪、内脏, 洗净。土茯苓洗净, 水煎 1 小时, 再将龟加甲一并放入, 加适量盐、葱、姜、黄酒, 煎 3 小时, 调入味精, 早晚餐食肉饮汤。▶养血补血, 祛风湿, 强筋骨。对于筋骨挛痛, 恶疮痈肿, 慢性湿疹, 银屑病等均有疗效。

祁州漏芦

RADIX RHAPONTICI

〖漏芦〗

别名: 野兰, 鬼油麻, 如尚头, 龙葱根, 毛头。

◎《本草纲目》记载漏芦:
"下乳汁, 消热毒, 排脓止血, 生肌杀虫。"

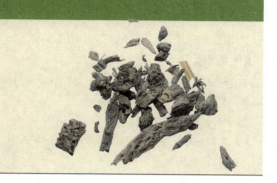

【科属】为菊科植物祁州漏芦的干燥根。
【地理分布】海拔 390 ~ 2700 米的松林下、山坡丘陵地或者桦木林下多有生长。东北, 以及河北、内蒙古、山东、河南、山西、甘肃、青海、陕西、四川等地广为分布。
【采收加工】春、秋两季采挖, 除去须根及泥沙, 晒干。
【药理作用】抗动脉粥样硬化; 抗真菌; 兴奋中枢神经; 延缓衰老; 增强细胞免疫功能等。
【性味归经】苦, 寒。归胃经。
【功能主治】消痈下乳, 清热解毒, 舒筋通脉。对于乳痈肿痛、瘰疬疮毒、痈疽发背、湿痹拘挛、乳汁不通均有效。

本草药方

◉ **1. 主治:** 乳腺增生。
漏芦、地龙、青皮各 10g, 海藻、天花粉、瓜蒌皮、昆布各 20g, 王不留行、陈皮、玄参各 15g。加水煎沸 15 分钟, 滤出药液, 再加水煎 20 分钟, 去渣。两煎药液兑匀, 分服, 每天 1 剂。

◉ **2. 主治:** 慢性乳腺增生, 属冲任不调型。
漏芦、菟丝子、枸杞子各 12g, 蒲公英 30g, 当归、怀山药、熟地黄、山萸肉各 20g, 夏枯草 15g, 延胡索 10g。煎服法同 1, 每天 1 剂。

◉ **3. 主治:** 乳汁不足。
漏芦、路路通各 5g, 黄芪、熟地黄各 15g, 当归、王不留行各 8g, 通草、地龙各 4g。煎服法同 1, 每天 1 剂。

◉ **4. 主治:** 缺乳, 属气血亏虚型。
漏芦、王不留行各 9g, 党参、当归、黄芪各 30g, 麦门冬 18g, 甘草 5g, 桔梗 2g, 木通 1g。煎服法同 1, 每天 1 剂。

◉ **5. 主治:** 疽作二日后, 用于退毒下脓。
黄芪 (生用)、连翘各 30g, 大黄 0.3g (微炒), 漏芦 30g (有白茸者), 甘草 15g (生用), 沉香 30g。上为末, 姜枣汤调下。

◉ **6. 主治:** 小儿无辜疳痢, 羸弱, 不欲饮食, 及腹内虫动作, 多吐清水。
漏芦 60g, 猪肝 30g (煨干)。上药, 捣罗为末, 炼蜜和捣一二百杵, 丸如弹子大。每服以温水研 1 丸, 不计时候, 量儿大小, 分减服之。

◉ **7. 主治:** 皮肤瘙痒, 阴疹, 风毒, 疮疥。
漏芦、荆芥、白鲜皮、浮萍、牛膝、当归、蕲蛇、枸杞子各 50g, 甘草 30g, 苦参 100g。浸酒蒸饮。

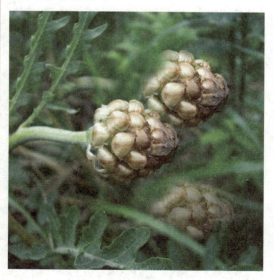

药膳养生

◉ **漏芦增乳汤**
漏芦 5g, 地龙、王不留行各 8g。煎汤代茶饮, 嚼王不留行咽下。▶可治乳汁缺少。

◉ **漏芦茶**
漏芦 30g。加水煎, 代茶饮。▶主治风湿性关节炎。

地锦

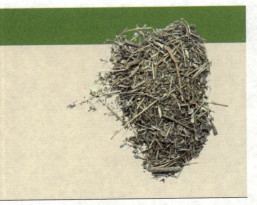

HERBA EUPHORBIAE HUMIFUSAE

【地锦草】

别名：地锦，草血竭，血见愁，奶花草，铺地锦，红莲草，铁马齿苋，地蓬草。

◎《本草纲目》记载地锦草：

"主痈肿恶疮，金刃扑损出血，血痢，下血崩中。能散血止血，利小便。"

【科 属】为大戟科植物地锦或者斑地锦的干燥全草。

【地理分布】**1. 地锦** 荒地、平原、路旁以及田间多有生长。除广东、广西外，遍布全国各地。**2. 斑地锦** 原野荒地、田间、路旁多有生长。分布于山东、浙江、江西、江苏、安徽、福建、广东、广西等省区。

【采收加工】夏、秋两季采收，除去杂质后晒干。

【药理作用】抗寄生虫；抗菌；止血；解毒等。

【性味归经】辛，平。归肝、大肠经。

【功能主治】凉血止血，清热解毒。对于疮疖痈肿，热毒泻痢、咳血尿血、崩漏下血，毒蛇咬伤，湿热黄疸，外伤出血，小便不利等均有疗效。

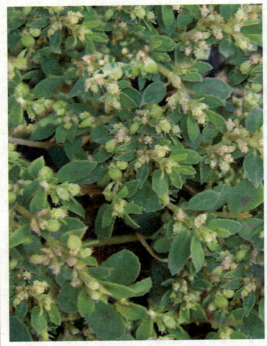

本草药方

◉ **1. 主治：细菌性痢疾。**

　　地锦草100g。加水煎，去渣。加白糖适量服，每天1剂。

◉ **2. 主治：崩漏。**

　　地锦草、地耳草各25g（鲜者加倍）。加水煎沸15分钟，滤出药液，再加水煎20分钟，去渣。两煎药液兑匀，分服，每天1剂。如流血量多，可将药潮湿后以小火微炒焦；流血量少，可酒水各半煎服。

◉ **3. 主治：月经过多，属肾虚型。**

　　地锦草、熟地黄、生地黄各30g，龙骨、小蓟、大蓟、牡蛎各15g，川续断10g，炒槐花、旱莲草、女贞子、红茜草各8g。煎服法同2，每天1剂。

◉ **4. 主治：肠炎、痔疮。**

　　地锦草、石花菜各30g，黄芩9g，地榆15g。水煎服，每天2次。

药膳养生

◉ **地锦鲫鱼汤**

　　地锦草15g，五味子10g，鲫鱼1条，收拾干净，共煮汤，喝汤吃鱼，可加调味料，连服6天。▶益气健脾。对于病后虚弱，纳食不佳，消瘦乏力者有效。

◉ **地锦草茶**

　　地锦草75g，白糖20g。将地锦草洗净，晒干备用。每天60g，煎取汁水，加糖适量，装入保温瓶。代茶饮。▶健脾开胃。功能清热凉血、化湿止痢。

翻白草

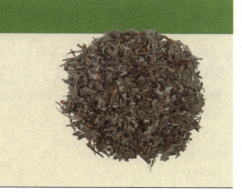

HERBA POTENTILLAE DISCOLORIS

〖翻白草〗

别名：鸡腿儿，天藕儿，湖鸡腿，鸡脚爪，鸡脚草，鸡距草。

◎《本草纲目》记载翻白草：
"主治吐血，下血，崩中，疟疾，痈疮。"

【科 属】为蔷薇科植物翻白草的干燥带根全草。

【地理分布】生于海拔100～1850米的山谷、荒地、山坡草地，沟边、草甸及疏林下多有生长。分布于华北、东北、华东、中南，以及四川、陕西等地。

【采收加工】夏、秋两季将全草连块根挖出，抖去泥土后，洗净，晒干即可使用。

【药理作用】抗菌等。

【性味归经】苦，寒。归胃、大肠经。

【功能主治】止血，止痢，清热，解毒。对于痈肿疮毒，血热出血，肺热咳喘均有效。

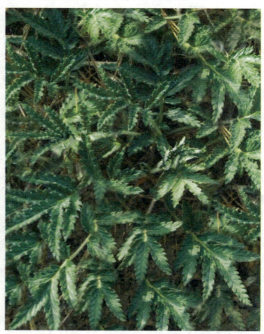

本草药方

◎ **1. 主治：痢疾。**
翻白草450g，黄柏、秦皮各300g。将全部翻白草、秦皮及200g黄柏，共水煎两次，合并煎液，用小火浓缩成膏状，将剩余100克黄柏研细粉加入膏中，搅匀，低温烘干，研为细粉。每服2g，每天3次。

◎ **2. 主治：细菌性痢疾。**
翻白草（干品）150g，白屈菜（干品）25g。水煎2次，滤液浓缩成150ml，每天服3次，每次服50ml。

◎ **3. 主治：肺脓肿。**
鲜翻白草根30g，伏牛花根、芽瓜各15g。水煎服。

◎ **4. 主治：血友病。**
鲜翻白草80g。煎汤服，每天1剂，同时将鲜草捣烂，外敷出血处。

◎ **5. 主治：崩中下血。**
翻白草50g，捣碎，酒2盏，煎1盏服。

◎ **6. 主治：大便下血。**
翻白草根75g，猪大肠不拘量。加水同炖，去渣。取汤及肠同服。

◎ **7. 主治：颈淋巴结结核。**
取翻白草全草75~100g，用黄酒750g（不善饮者可减量）浸泡1昼夜，隔汤炖1小时许，以无酒味为度，加红糖，15剂为1个疗程，必要时停药5天后继续服第2个疗程适量，1次或分数次1天服完，每天或隔天1剂。

药膳养生

◎ **翻白草疗疮黄酒汁**
翻白草根（或全草）30g，黄酒适量。煎汁服。
▶清热，解毒，疗疮。适用于痈肿疗毒未成脓者。

◎ **翻白草车前草热毒汤**
翻白草（根或全草）、车前草各60g。洗净，水煎服。▶清热，解毒，利湿。对于湿热腹泻和痢疾等有效。

马 勃

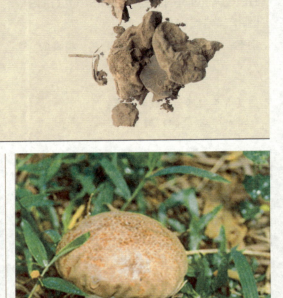

LASIOSPHAERA SEU CALVATIA

【马 勃】

别名：马庀，马兹勃，马庀菌，灰菇，马屁包，乌龙菌。

◎《本草纲目》记载马勃：
"清肺散血，解热毒。"

【科 属】为灰包科真菌脱皮马勃、大马勃或者紫色马勃的干燥子实体。

【地理分布】**1. 脱皮马勃** 开阔的草地上多有生长。分布于黑龙江、河北、内蒙古、新疆、甘肃、安徽、江苏、湖北、湖南、江西、贵州等地。**2. 大马勃** 旷野草地或者山坡沙质土坡草丛中多有生长。内蒙古、辽宁、宁夏、山西、青海、甘肃、新疆、云南、四川、西藏多有分布。**3. 紫色马勃** 生于草地开阔处，分布于辽宁、吉林、河南、河北、青海、山西、山东、新疆、江苏、安徽、广东、广西、福建、湖北、四川等地。

【采收加工】夏、秋两季子实体成熟时及时采收，除去泥沙，干燥；除去外层硬皮，切成方块，或者研磨粉用。

【药理作用】抗菌；止血等。

【性味归经】辛，平。归肺经。

【功能主治】利咽，清肺，止血。用于风热郁肺所致咽痛，咳嗽，音哑；创伤出血，外治鼻衄。

本草药方

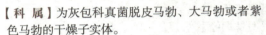

◎ **1. 主治：痔疮术后出血。**

马勃、五倍子各50g，生大黄40g，没药、乳香、生半夏、枯矾、川乌头各30g。共研极细末备用。术后肛肠常规消毒，外敷药粉在凡士林油条上，填入肛门内，压迫伤口；或者直接撒于创面，敷料固定。

◎ **2. 主治：慢性咽炎。**

马勃、山豆根、枸杞各8g，生地黄15g，玉竹12g，麦门冬、丹参各5g，薄荷、甘草各3g，桔梗2g。加水煎沸15分钟，滤出药液，再加水煎20分钟，去渣。两煎药液兑匀，分服，每天1剂。

若咽痛口干减轻，手足心烦热减轻，原方减去薄荷、山豆根，加牛蒡子、沙参各8g。善后服用知柏地黄丸。

药膳养生

◎ **马勃糖**

马勃粉200g，白糖500g。白糖放锅内，加少许水，小火煎熬至稠，倒入马勃粉，拌匀停火。倒入涂有植物油的搪瓷盘内，待稍凉，刀切成小块。每次1小块，含服，每天3次。▶清肺平喘。适用于咽喉肿痛，肺热咳嗽，咯血，鼻齿出血等。

◎ **银翘马勃散**

马勃、桔梗、生甘草各10g，金银花、连翘各15g，射干、牛蒡子各12g，山豆根6g，板蓝根30g，大青叶20g。水煎服，每天1剂，每天服3次。▶清热解毒，凉血利咽。对于热毒蕴结于咽喉有疗效。

‖ 清热凉血 ‖

地黄

RADIX REHMANNIAE

《地黄》

别名: 干地黄,生地,生地黄。

◎《本草纲目》记载地黄:
"解诸热,通月水,利水道。捣贴心腹,能消瘀血。"

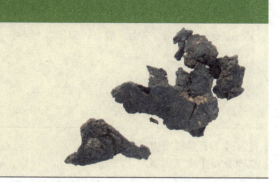

【科属】为玄参科植物地黄的新鲜或者干燥块根。
【地理分布】海拔50～1100米的山坡及路旁荒地等处多有野生。内蒙古、辽宁、河南、河北、陕西、山西、山东、浙江、湖北、湖南、江苏、安徽、四川等地广为分布。
【采收加工】秋季采挖后,除去芦头、须根及泥沙,鲜用或晾干即可。
【药理作用】抗肿瘤;降血糖;抗炎;抗真菌;促进骨髓造血干细胞增殖等。
【性味归经】甘,寒。归心、肝、肾经。
【功能主治】养阴,清热,凉血,生津。对于热病舌绛烦渴,阴虚内热,内热消渴,骨蒸劳热,衄血,吐血,发斑发疹有效。

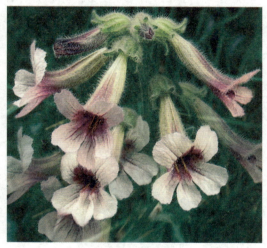

本草药方

● 1. 主治:脱发,慢性进行性脱发。
　　生地黄、鹿角胶、山萸肉、肉苁蓉、白芍、山药、桑葚子各15g,何首乌、柴胡、熟地黄各25g,牡丹皮、菟丝子各12g。加水煎沸15分钟,滤出药液,再加水煎20分钟,去渣。两煎药液兑匀,分服,每天1剂。
　　或以蜜为丸,每次10g,每天3次。
● 2. 主治:脱发。
　　生地黄15g,熟地黄10g,赤芍、川芎各5g。煎服法同1,每天1剂。
● 3. 主治:脂溢性脱发。
　　生地黄、黑芝麻梗、何首乌、柳树枝各30g。加水煎,熏洗热敷头部,每天3次。

药膳养生

● **地黄豆瓣酱**
　　干地黄100g,豆瓣酱300g。干地黄洗净,干燥,粉碎为细粉,加入豆瓣酱中调匀,放置6天(继续发酵),蒸熟。随意食用。▶滋阴清热。对于小便赤热或尿血症的妊娠妇女有疗效。

● **地黄汁酒**
　　地黄汁100升,酒20升。上药与酒相搅,重煎。温服,每天3次,每次10ml。▶对于骨髓冷痛有效。

● **地黄蒲黄酒**
　　生地黄(切、炒)20g,蒲黄(炒)、生姜(切炒)各6g。以无灰酒3盏,同煎至2盏,去滓。分温3服,未下更服。▶对于妊娠堕胎,胞衣不出有效。

玄参

RADIX SCROPHULARIAE

〖玄参〗

别名：重台，正马，玄台，鹿肠，鬼藏，黑参，元参，山当归。

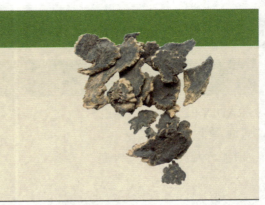

◎《本草纲目》记载玄参：
"滋阴降火，解斑毒，利咽喉，通小便血滞。"

【科　属】为玄参科植物玄参的干燥根。
【地理分布】生于山坡林下。山西、河北、河南、陕西、浙江、江西、江苏、安徽、湖北、湖南、福建、四川、广东、贵州广为分布。
【采收加工】冬季茎叶枯萎时采挖，除去幼芽、根茎、须根及泥沙，烘干后可使用。
【药理作用】解热；抗菌；提高耐缺氧能力；增加心肌营养性血流量等。
【性味归经】甘、苦、咸，微寒。归肺、胃、肾经。
【功能主治】泻火解毒，凉血滋阴。对于热病伤阴，舌绛烦渴，津伤便秘，温毒发斑，目赤，咽痛，骨蒸劳嗽，瘰疬，痈肿疮毒，白喉有效。

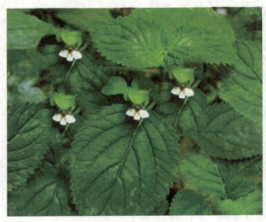

本草药方

● **1.主治：感冒，头痛，目赤，口干渴。**
玄参50g。加水煎30分钟，去渣，顿服，每天1剂。

● **2.主治：夏季发热，倦怠乏力。**
玄参、熟地黄、赤芍、生地黄、麦门冬、天门冬、党参、沙参、茯苓、黄芪、牡丹皮、泽泻、黄芩各10g，甘草5g。加水煎沸15分钟，滤出药液，再加水煎20分钟，去渣。两煎药液兑匀，分服，每天1剂。

● **3.主治：早期骨髓炎合并骨质增生。**
玄参、茯苓各15g，干木瓜、牡丹皮、生地黄、羌活各15g，山萸肉、苍术各10g，桑寄生、续断、连翘、秦艽、丹参、牛膝、杜仲各20g，薏苡仁30g，细辛5g，浙贝母8g。煎服法同2，每天1剂。

● **4.主治：大叶性肺炎，咳嗽，发热。**
玄参、麦门冬、生地黄、天门冬各30g，金银花、连翘各60g。煎服法同2，每天1剂。

药膳养生

● **玄参麦门冬甘桔茶**
1.玄参、麦门冬15g，生甘草6g，苦丁茶、桔梗、桑白皮各10g。将上药水煎，或置温水瓶内以开水泡25分钟，入冰糖少许调味，代茶饮。▶对于麻疹后期声嘶，唇红舌燥，伴有咳嗽，舌苔白滑，或扁桃体炎有疗效。

2.玄参、桔梗、麦门冬、甘草各6g。水煎、滤汁，去渣，代茶慢饮。▶养阴清热。对于肺阴不足所致之喉痒、咳嗽、无痰，口渴咽干等有疗效。

● **玄参麦门冬银花茶**
玄参、山豆根、麦门冬、茅根各5g，黄芩、金银花、生地黄、沙参各8g，毛藤藕片、白花蛇舌草各30g。共研细末，加水煎，取汁，去渣。代茶温饮。▶作为鼻、咽、喉部癌放疗后出现热性反应之辅助治疗。

● **玄参青果清热茶**
玄参10g，青果4枚。玄参切片，青果捣碎，煎水，代茶频饮。▶对于急、慢性喉炎，扁桃体炎，咽炎有疗效。

牡 丹

CORTEX MOUTAN

【牡丹皮】

别名：牡丹根皮，丹皮，丹根。

◎《本草纲目》记载牡丹皮：
"和血、生血、凉血，治血中伏火，除烦热。"

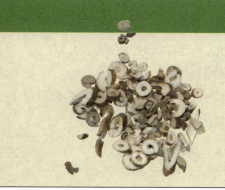

【科 属】为毛莨科植物牡丹的干燥根皮。

【地理分布】全国各地均有分布。

【采收加工】秋季采挖根部，除去细根，剥取根皮后，晒干即可使用。

【药理作用】镇痛；镇静；解热；降温；抗炎；催眠；抗菌；降低心肌耗氧量；增加冠脉流量；抗凝血；抗动脉粥样硬化；降血压；增强免疫功能；抗变态反应等。

【性味归经】苦、辛，微寒。归心、肝、肾经。

【功能主治】活血化瘀，清热凉血。对于温毒发斑，吐血衄血，无汗骨蒸，夜热早凉，痈肿疮毒，跌打伤痛，经闭痛经有疗效。

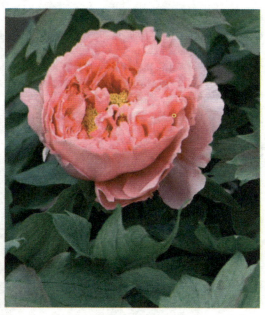

本草药方

⊛ 1. 主治：长期低热。

牡丹皮、生姜、薄荷各10g，丹参30g，茯苓、当归、柴胡、白术、白芍、栀子各15g，甘草5g。加水煎沸15分钟，滤出药液，再加水煎20分钟，去渣。两煎药液兑匀，分服，每天1剂。

⊛ 2. 主治：过敏性紫癜。

牡丹皮、浙贝母、菊花、桑叶、苍耳子各12g，地榆30g，辛夷8g，甘草、薄荷各2g。煎服法同1，每天1剂。

⊛ 3. 主治：过敏性紫癜，属外感风邪型。

牡丹皮5g，连翘15g，生地黄、金银花、山楂各10g，紫草2g。煎服法同1，每天1剂。

⊛ 4. 主治：血小板减少性紫癜，见舌苔黄腻，有紫斑紫点，舌红，鼻齿衄血，月经过多，大便下血、色紫晦暗，尿血。

牡丹皮、茜草、地榆各30g，生地黄100g，赤芍15g。煎服法同1，每天1剂。

药膳养生

⊛ 牡丹叶粳米粥

牡丹叶、决明子、漏芦（去芦头）各10g，雄猪肝100g，粳米50～100g。猪肝洗净切块，先煎前3味药，去渣取汁，入入猪肝、粳米，煮粥。空腹食用。▶活血消积。对于小儿癖瘕，症见两胁下出现结块，时痛时止，痛时才能触及等有效。

⊛ 牡丹皮乌龟汤

牡丹花30g，乌龟2只，精盐、黄酒各适量。牡丹皮冷水冲洗；乌龟宰杀后从侧面剖开，去内脏，洗净，用烫水除去薄膜，与牡丹皮同入砂锅内，冷水浸，中火烧开，加黄酒2匙、精盐半匙，小火慢煨2小时，至龟肉酥烂。吃龟肉喝汤，每次1小碗，每天2次。▶滋阴补肾，清热降火，补心凉血。对于肾阴亏损所致血尿反复发作、久治不愈者有效。

芍药或川赤芍

RADIX PAEONIAE RUBRA

《赤芍》

别名：木赤芍，赤芍药，红赤芍，草赤芍。

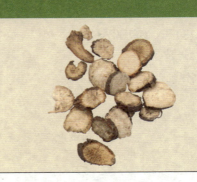

◎《本草纲目》记载芍药：
"止下痢腹痛后重。"

【科 属】为毛茛科植物芍药或者川赤芍的干燥根。

【地理分布】1. 芍药 山坡草地和林下多有生长。华北、东北、陕西及甘肃等地广为分布。各城市和村镇多有栽培。2. 川赤芍 生于海拔 1800 ～ 3700 米山坡疏林或林边路旁。甘肃、陕西、四川、青海和西藏广为分布。

【采收加工】春、秋两季采挖，除去须根、根茎及泥沙，晒干。

【药理作用】抗血小板凝集，抗血栓形成；抗动脉粥样硬化；降血脂；抗肿瘤；抗肝损伤；清除氧自由基等。

【性味归经】苦，微寒。归肝经。

【功能主治】散瘀止痛，清热凉血。对于吐血衄血，温毒发斑，肝郁胁痛，目赤肿痛，症瘕腹痛，经闭痛经，痈肿疮疡，跌打损伤均有疗效。

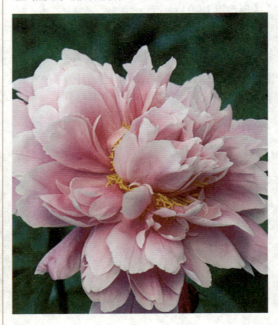

本草药方

◈ **1. 主治：乙型病毒性肝炎。**

赤芍、地骨皮、丹参、菊花、熟地黄、白芍、五加皮、沙参、大腹皮各 5g。加水煎沸 15 分钟，滤出药液，再加水煎 20 分钟，去渣。两煎药液兑匀，分服，每天 1 剂。

◈ **2. 主治：小儿病毒性肺炎，见喘促。**

赤芍、川芎、当归、牡丹皮各 9g，黄芪 15g，鸡血藤 12g，水蛭 2g。煎服法同 1，每天 1 剂。

◈ **3. 主治：乳腺炎。**

赤芍、炒延胡索、地龙、制香附、炙没药、酒炒怀牛膝、桃仁泥各 5g，蒲公英 12g，当归尾、浙贝母、苦楝子各 8g，橘络、广木香、柴胡各 2g。煎服法同 1，每天 1 剂。

◈ **4. 主治：血小板减少性紫癜。**

赤芍、阿胶、连翘各 10g，黄芪、大枣各 60g，仙鹤草、白茅根、甘草各 30g，牡丹皮 20g。煎服法同 1，每天 1 剂。

气虚加人参 10g（或党参 20g）；血热加紫草 30g，黄芩 10g；阴虚加地骨皮 30g；血瘀加三七粉 5g（冲服）。

药膳养生

◈ **防治流感粉**

赤芍、苦参 60g，珍珠梅 25g，山柰 15g。研为细粉，混匀，分为 60 包，每包重 6g，每次用 1 包冲服，每天 1 ～ 2 次。

◈ **解除痛经茶**

赤芍 30g，广山楂 10g，山柰 15g。研为细粉，混匀，每次 5g 冲入沸水，代茶饮。月经前 3 天开始饮用，行经第二天停服，可保痛经减轻。

清虚热

白薇

RADIX CYNANCHI ATRATI

〖白薇〗

别名：白幕，薇草，白微，白龙须，龙胆白薇，白马薇，巴子根，金金甲根。

◎《本草纲目》记载白薇：

"主治风温灼热多眠，及热淋，遗尿，金疮出血。"

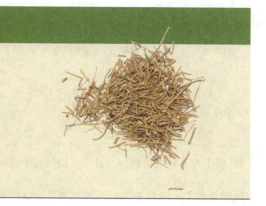

【科　属】为萝摩科植物白薇或者蔓生白薇的干燥根及根茎。

【地理分布】1.白薇 山坡或者树林边缘多有生长，分布于西南、东北，以及陕西、山西、江苏、山东、江西、安徽、福建、湖北等地。2.蔓生白薇 山地灌木丛中多有生长。分布于吉林、辽宁、山西、山东、河北、河南、浙江、江苏、安徽、四川等地。

【采收加工】春、秋两季采挖，洗净后，干燥使用。

【药理作用】抗炎；退热等。

【性味归经】苦、咸，寒。归胃、肝、肾经。

【功能主治】利尿通淋，清热凉血，解毒疗疮。对于温邪伤营发热，骨蒸劳热，阴虚发热，热淋，血淋，产后血虚发热，痈疽肿毒均有疗效。

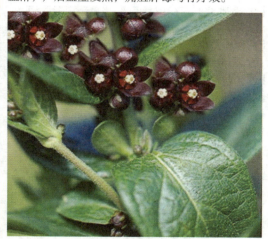

本草药方

◎ **1. 主治：肺结核，低热，盗汗。**

白薇、沙参、山茱萸、菟丝子、山药、知母、黄柏、龙眼肉、玄参、炒酸枣仁各8g，熟地黄、龟板各30g。加水煎沸15分钟，滤出药液，再加水煎20分钟，去渣。两煎药液兑匀，分服，每天1剂。

◎ **2. 主治：顽固咳嗽。**

白薇、山药、川贝母、沙参、炒牛蒡子、马兜铃、枳壳、杏仁、桔梗、橘红、甘草各10g。煎服法同1，每天1剂。

◎ **3. 主治：类风湿关节炎。**

白薇、威灵仙、鬼箭羽、白术、白芍各10g，黄芪、青风藤各15g，天南星、附子、王不留行、甘草、细辛、全蝎各5g。煎服法同1，每天1剂。

药膳养生

◎ **凉血饮料**

白薇、牡丹皮各10g，生地黄、地骨皮各30g。同入砂锅，加清水500ml，煮沸后小火再煮20分钟，倒出药液约300ml；再加清水200ml，煎煮法如前，去药渣，取滤液约200ml；合并2次药液，调入蜂蜜15g。平时当茶常饮。

▶清血热。对青年或壮年女性月经提前，经量较多，或夜间潮热者有良效。

枸杞

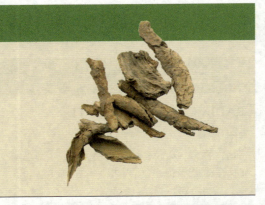

CORTEX LYCLL

【地骨皮】

别名：杞根，地骨，地辅，枸杞根。

◎《本草纲目》记载地骨皮：
"去下焦肝肾虚热。"

【科 属】为茄科植物枸杞或者宁夏枸杞的干燥根皮。

【地理分布】1. **枸杞** 田埂、山坡或者丘陵地带多有野生。全国大部分地区有分布。2. **宁夏枸杞** 地理分布同"枸杞"。

【采收加工】春初或秋后采挖根部，剥取根皮，洗净，晒干。

【药理作用】抗病原微生物；解热；降血糖；降血压；降血脂；兴奋子宫等。

【性味归经】甘，寒。归肺、肝、肾经。

【功能主治】清肺降火，凉血除蒸。对于骨蒸盗汗，阴虚潮热，咯血，衄血，肺热咳嗽，内热消渴均有疗效。

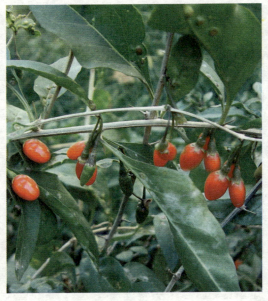

本草药方

◎ **1. 主治：嗜酸性粒细胞增多性肺浸润。**

地骨皮、白芍各12g，海蛤壳、鱼腥草各30g，桑白皮18g，黄芩8g，甘草、青黛各5g。加水煎沸15分钟，滤出药液，再加水煎20分钟，去渣。两煎药液兑匀，分服，每天1剂。

◎ **2. 主治：过敏性紫癜，阴津亏损。**

地骨皮、麦门冬、知母各10g，生石膏60g，山药20g，沙参、石斛、粳米、金银花各15g。煎服法同1，每天1剂。

◎ **3. 主治：更年期综合征，心悸。**

地骨皮、淫羊藿、茯苓、牡丹皮、柴胡、川续断、枸杞子、橘红各8g，熟地黄、生地黄各18g，桑寄生、何首乌各12g，茯苓5g。煎服法同1，每天1剂。

药膳养生

◎ **地骨皮粳米粥**

鲜地骨皮50g，北粳米50g，冰糖适量。地骨皮煎汤取浓汁，去渣后入北粳米、冰糖，加水煮至米汤稠。每天2次，温热服食。▶清肺生津，脾胃虚弱、中焦虚寒者不宜食用。

◎ **地骨皮酒**

地骨皮、甘菊花、生地黄各600g，糯米5kg，细曲适量。将生地黄、地骨皮、甘菊花一起捣碎，以水100升，煮取汁50升，以糯米、细曲拌匀，入瓮如常封酿，待熟澄清，备用。每天饮3盏。▶有补精髓，壮筋骨，延年耐老之效。

◎ **地骨皮茶**

地骨皮20g，研粗末，沸水冲泡。代茶饮。▶对于鼻衄、牙龈出血等均有效。

银柴胡

RADIX STELLARIAE

〖银柴胡〗

别名：银夏柴胡，银胡，牛肚根，沙参儿，土参。

◎《本草纲目》记载银柴胡：

"治虚劳肌热，骨蒸劳疟，热从髓出，小儿五疳羸热。"

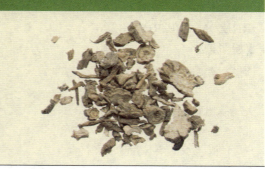

【**科 属**】为石竹科植物银柴胡的干燥根。

【**地理分布**】喜生于山坡林下的阴湿处，河岸湿地，溪边。有时候也生于杂草地。华北、西北、东北、华中、西南多有分布。

【**采收加工**】秋后茎叶枯萎时挖取根部，除去残茎、须根及泥沙，晒干即可使用。

【**药理作用**】抗动脉粥样硬化；解热；杀精子等。

【**性味归经**】甘，微寒。归肝、胃经。

【**功能主治**】除疳热，清虚热。对于骨蒸劳热，阴虚发热，小儿疳热均有疗效。

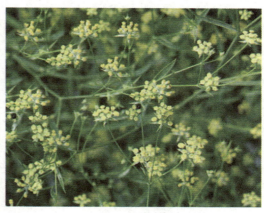

本草药方

◉ **1. 主治：起病急骤，全身酸痛，头痛发热，乏力等。**

银柴胡、金银花、桔梗、板蓝根、连翘、黄芩各15g，青蒿10g。加水煎沸10分钟，滤出药液，再加水煎10分钟，去渣。两煎药液兑匀，分服，每天2剂。

上焦热盛、咳喘有痰，加天葵10g、桑白皮15g、天竺黄12g、川贝母末（冲服）3g；恶寒重，口不渴，舌苔白腻，加草果10g；全身关节疼痛较重，加草果30g、桑枝20g、蔓荆子15g；高热持续，加紫雪丹（冲服）1g、生石膏30g；咽痛、扁桃体肿大，加马勃、山豆根各10g；食欲减退，加焦山楂、神曲、炒麦芽各10g；体质虚弱，加党参16g、桑寄生30g；伤津较著，加西洋参10g、知母、石斛各15g。

◉ **2. 主治：眼睛疲劳。**

银柴胡、荆芥、防风、香附、麦门冬、沙参、黄芩、半夏各10g，熟地黄30g，枸杞子12g，当归、白芍各5g，夏枯草15g，甘草3g。水煎服，每天或隔天1剂，早晚分服，每次服150~200ml。

药膳养生

◉ **六味红枣粥**

银柴胡、赤芍、延胡索、山楂条、白糖各10g，大枣10个，大米60g，马齿苋25g。将银柴胡、马齿苋、赤芍、延胡索加水1000ml，大火烧开，小火煮30分钟，去渣留汁，以药汁煮大米、大枣至粥熟，加山楂条、白糖调匀。顿服。▶清热除湿，化瘀止痛。对于湿热下注、阻滞气血之痛经、经前小腹疼痛、血色黯红等有效。

◉ **前胡甲鱼煲**

银柴胡、贝母、知母、前胡、杏仁各8g，甲鱼1只（约600g），姜块15g，葱结20g，白糖5g，花椒12粒，绍酒适量，精盐6g，味精少许。将甲鱼用刀宰放尽血，入开水中煮约10分钟捞起，用小刀将甲鱼周围的裙边、腹部软皮与四周粗皮刮洗净，再入开水中煮15分钟，剥去甲壳和内脏，用清水洗净，切去脚爪，横切成方块，再入开水中煮数分钟，去其腥味后捞起。将中药洗净，切成薄片，煎取浓汁。甲鱼块放入蒸碗内，加中药浓汁、姜片、葱结、花椒、绍酒、精盐、白糖，入蒸笼内蒸熟烂，取出调味即可。▶解表散热，化痰止咳。

胡黄连

RHIZOMA PICRORHIZAE

〖胡黄连〗

别名：割孤露泽，胡连，假黄连。

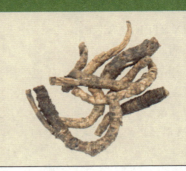

◎《**本草纲目**》记载胡黄连：

"治久痢成疳，小儿惊痫寒热不下食，霍乱下痢，伤寒咳嗽，温疟，理腰肾，去阴汗。"

【**科 属**】为玄参科植物胡黄连的干燥根茎。

【**地理分布**】高山草地多有生长。喜马拉雅山区西部广为分布。

【**采收加工**】秋季采挖，除去须根以及泥沙，晒干后使用。

【**药理作用**】抗肝损伤；促进胆汁分泌；抗真菌等。

【**性味归经**】苦，寒。归肝、胃、大肠经。

【**功能主治**】除骨蒸，清湿热，消疳热。对于黄疸，湿热泻痢，骨蒸潮热，痔疾，小儿疳热等均有效。

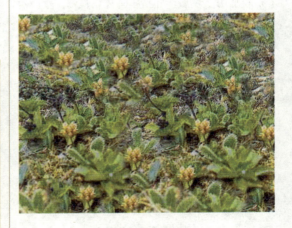

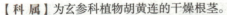
本草药方

◉ **1. 主治：肛门内外痔，焮肿便秘。**

胡黄连、川黄连、槐角、槐花、金银花、浙贝母、王不留行各8g，黑雄牛胆1个。将前7味加水煎沸15分钟，过滤取液，渣再加水煎20分钟，滤过去渣。两次滤液兑匀，分早晚2次服。每次服时以牛胆汁15g兑入药液中，为1次量。连续服用，每天1剂，以愈为度。

◉ **2. 主治：痔疮。**

胡黄连、僵蚕(炒)、地龙、熟大黄、石决明(煅)、金银花、蒲公英各30g，槐花60g。共研为细末，蜂蜜炼为丸，每丸3g重。每次服3丸，空腹温开水送下，每天分早晚2次。若求速效，可酌减量做汤剂。忌蒜、葱、鱼腥、辣椒等发物。

◉ **3. 主治：乙型病毒性肝炎。**

胡黄连、黄连各5g，小蓟60g，平地木、菟丝子、虎杖各30g，仙茅、淫羊藿、苦参各15g，党参、苍术各8g。加水煎沸15分钟，滤出药液，再加水煎25分钟，去渣。两煎药液兑匀，分服，每天1剂。

◉ **4. 主治：吐血。**

生地黄、胡黄连各等份。上为末，罗极细，炼蜜和丸，如鸡子大。每服2~3丸，银器中用酒少许化开，更入水5分，重汤煮20~30沸，放温，食后服。

◉ **5. 主治：痢血。**

胡黄连、乌梅肉、灶下各等份。为末，腊茶清调下，食前，空腹温服。

药膳养生

◉ **小儿疳积粉**

胡黄连25g，煅炉甘石60g，使君子仁、赤石脂各30g，滑石、蟑螂、鸡内金各30g，槟榔15g。各焙干，研为细末，每次服2g，每天3次。

◉ **痔疮丸**

胡黄连120g，鳖头2个，荞麦面120g。将鳖头阴干，用砂锅炒至焦黄色，与胡黄连共研为细末，再和荞麦面调匀，炼蜜为丸，如芡实般大。每天早、午、晚各服8g，温白开水送下。禁食辛辣等物。

祛风抗菌篇

驱虫消积　养肝温肾　抗毒杀菌　理气通络　利水通淋　活血强筋

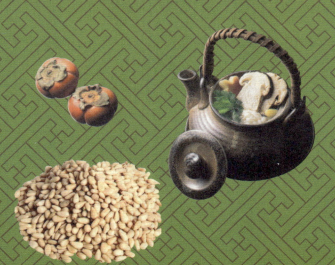

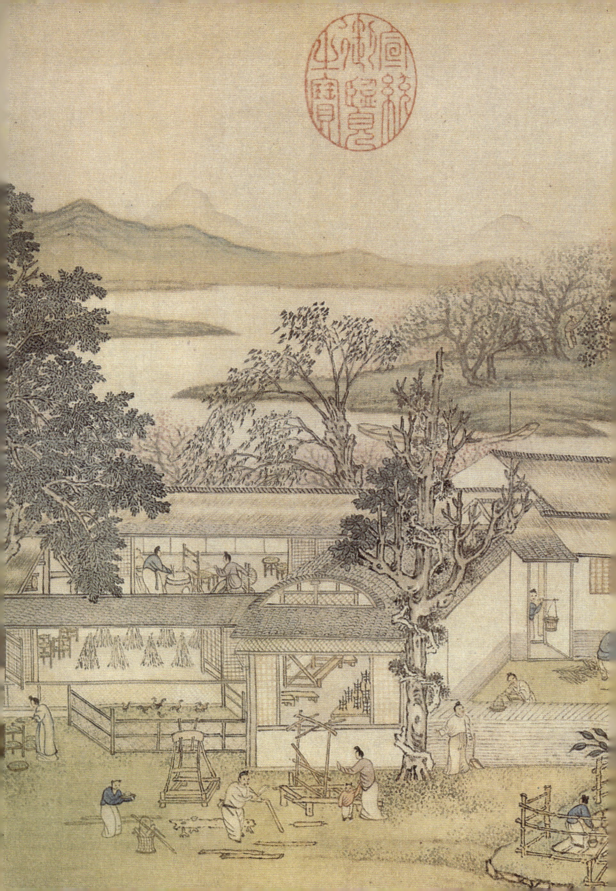

祛风湿

【概念】

在中医药理论中凡是以祛除风寒湿邪，解除风湿痹痛，以治风湿痹症为主的药物，称为祛风湿药。

【功效】

祛风湿药大多味辛、苦，性温、热，入肝、脾、肾经。肾主骨，肝主筋，脾主肌肉，因此，祛风湿药有祛除筋骨、肌肉、关节之间的风寒湿邪的作用。部分药物药味辛苦，性寒凉，苦以燥湿，辛以散风，寒可用来清热，因此有祛湿通络、清热散风的作用。有些祛风湿药，还兼有强筋骨、补肝肾的作用，对于风湿痹证且兼筋骨痿软、肝肾不足者有良好的治疗作用。

【药理作用】

中医科学研究表明，祛风湿药主要具有镇痛、镇静、抗炎、降血压、免疫调节、解痉的作用。

【适用范围】

祛风湿药主要用于治疗风湿痹症的肢体疼痛，关节肿大、不利，筋脉拘挛等病症。部分药物还适用于下肢痿弱、腰膝酸软等。对现代临床的类风湿性关节炎、风湿性关节炎、坐骨神经痛、强直性脊柱炎、腰椎间盘突出、肩周炎、骨质增生、颈椎病，以及骨折疼痛、跌打损伤、脑血管疾病后遗症、腰肌劳损、皮肤瘙痒、荨麻疹、疥癣、湿疹等有一定的治疗作用。部分药物用于治疗冠心病、高血压、哮喘、支气管炎等也有良好的治疗效果。

【药物分类】

祛风湿药根据药性不同，主要分为祛风湿热药、祛风寒湿药及祛风湿强筋骨药 3 类。

祛风寒湿药：药味辛、苦，性温，行散祛风，通里散寒，燥湿。有较好的除湿、祛风、止痛、散寒、通经络等作用，尤以止痛为其特点，主要适用于肢体关节疼痛，风寒湿痹，筋脉拘挛，遇寒加重，痛有定处等。经配伍，也可用于风湿热痹。中医药方常用的祛风寒湿药有川乌、威灵仙、海风藤、寻骨风、蚕沙、松节、路路通、伸筋草、雪上一枝蒿、枫香脂、丁公藤、蕲蛇、乌梢蛇、木瓜、徐长卿、昆明山海棠、青风藤、祖师麻。

祛风湿热药：药味辛、苦，性寒，入肝、脾、肾经。苦降泄，辛行散，寒清热。具有良好的祛风除湿、通络止痛、清热消肿的功效，主要用于关节红肿热痛、风湿热痹等。经配伍，也可用于风寒湿痹。中医药方常用的祛风湿热药有秦艽、防己、臭梧桐、桑枝、豨莶草、络石藤、海桐皮、老鹳草、雷公藤、穿山龙、丝瓜络等。

祛风湿强筋骨药主入肝、肾经，祛风除湿，兼有一定的强筋骨、补肝肾作用，主要用于风湿日久、肝肾虚损所致的脚弱无力、腰膝酸软。风湿日久，易损肝肾，风寒湿邪又易犯腰膝部位，选用本节药物有扶正祛邪、标本兼顾的意义。也可用于骨痿、肾虚腰痛、软弱无力者，中医药方常用的祛风湿强筋骨药有桑寄生、狗脊、五加皮、千年健、鹿衔草、雪莲花、石楠叶。

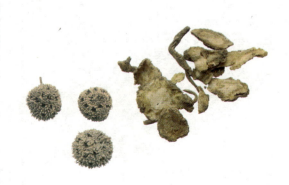

祛风寒湿

风 藤

CAULIS PIPERIS KADSURAE

【海风藤】

别名： 满坑香，大风藤，岩胡椒。

◎《本草再新》记载海风藤：

"行经络，和血脉，宽中理气，下湿除风，理腰脚气，治疝，安胎。"

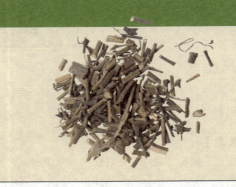

【科 属】为胡椒科植物海风藤的干燥藤茎。

【地理分布】低海拔林中有野生，常攀缘于树上或岩石上。分布于福建、浙江、台湾、广东等地。主产于福建、广东、浙江等地。

【采收加工】秋季采割藤茎，洗净，晒干。

【药理作用】减轻肺水肿；降低心肌缺血区侧支血管阻力；增加心肌血流量等。

【性味归经】辛、苦，微温。归肝经。

【功能主治】通经络，祛风湿，止痹痛。用于风寒湿痹，筋脉拘挛，肢节疼痛，屈伸不利。

本草药方

◉ **1. 主治：风湿性关节炎。**

海风藤、青风藤、络石藤、忍冬藤、鸡血藤各15g，制川乌2g。加水煎沸15分钟，滤出药液，再加水煎20分钟，去渣。两煎药液兑匀，分服，每天1剂。

◉ **2. 主治：寒湿型类风湿关节炎，见关节肿痛。**

海风藤、牛膝、桂枝、川乌头（先煎60分钟）、秦艽各5g，雷公藤25g，青风藤15g，黄芪8g，当归、防己各4g，红花3g，甘草2g。煎服法同1，每天2剂。

◉ **3. 主治：类风湿关节炎。**

海风藤、青风藤、钻地风、千年健、王不留行各10g，洋金花1g。煎服法同1，每天1剂。

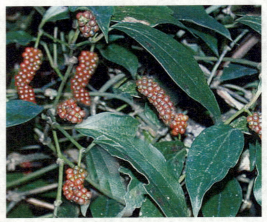

药膳养生

◉ **海风藤祛风湿药粉**

海风藤、宽筋藤、白芍各15g，两头尖、黑老虎、鸡骨香各12g，乌蛇、地龙、甘松各10g，制川乌5g。一同制成细末，每次冲服10g，每天3次，可加入适量蜂蜜。▶治类风湿关节炎。

◉ **海风师麻姜葱汤**

海风藤6g，祖师麻6g，水煎沸15分钟，加入生姜5片，再沸后停火。其汤趁热饮，饮后加盖衣被，令微汗出。▶治风寒感冒。

家蚕

EXCREMENTUM BOMBYCIS

〖蚕沙〗

别名: 原蚕沙, 晚蚕沙, 蚕屎, 原蚕屎, 晚蚕矢, 马鸣肝。

◎《本草纲目》记载蚕沙:

"治消渴, 症结, 及妇人血崩, 头风, 风赤眼, 祛风除湿。"

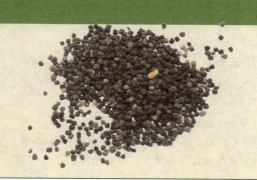

【科 属】为蚕蛾科昆虫家蚕的干燥粪便。

【地理分布】我国大部分地区均有饲养, 以江苏、浙江产量较高。

【采收加工】夏季收集二眠至三眠时蚕排出的粪便, 除去杂质, 晒干后使用。

【药理作用】有光敏作用; 抗肌瘤; 延长纤维蛋白原凝聚时间; 有抗凝血酶等。

【性味归经】甘, 辛, 温。归肝、脾、胃经。

【功能主治】和胃化湿, 祛风除湿。用于风寒湿痹, 肢体疼痛, 风疹湿疹瘙痒, 吐泻转筋。

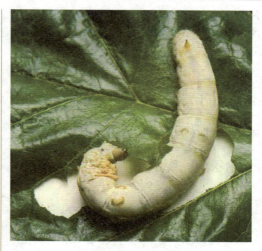

本草药方

● 1. 主治: 慢性乙型病毒性肝炎

蚕沙、茯苓、白术、菟丝子、女贞子、郁金、当归、虎杖各15g, 黄芪28g, 山楂、神曲、黄柏、黄精、桑寄生、桑枝、白花蛇舌草、麦芽各18g。加水煎沸15分钟, 滤出药液, 再加水煎20分钟, 去渣。两煎药液兑匀, 分服, 每天1剂。

● 2. 主治: 萎缩性胃炎。

蚕沙、白蔹各8g, 马齿苋、黄芪各28g, 乳香、五倍子、没药各5g。煎服法同1, 每天1剂。

● 3. 主治: 疹出, 皮肤瘙痒。

蚕沙、地肤子、花椒叶、藿香叶各50g。将上药加水煎煮, 去渣取药液, 用毛巾蘸取药液洗患处, 每天早晚各1次, 每次30分钟, 连续3日。

● 4. 主治: 风湿痹痛, 皮肤瘙痒, 瘾疹, 头风头痛, 腹痛转筋, 吐泻等。

晚蚕沙(炒黄)60g, 醇酒200ml。将晚蚕沙用酒浸于瓶中, 封口, 5天后开封去渣。每次空腹温饮1小杯, 每天3次。

药膳养生

● 蚕沙川芎枣茶

蚕沙(包)15g, 川芎9g, 薄荷叶8g, 香白芷10g, 生甘草4g。用上药10倍剂量共研细末。每用30g, 以纱布袋装封, 置保温瓶中, 用沸水500ml冲泡, 20分钟后分3次饮用。每天1剂。▶祛风燥湿, 对于风寒感冒, 头痛, 鼻塞, 肢体酸痛; 偏正头痛, 神经性头痛等有效。

● 牛膝蚕沙酒

晚蚕沙30g, 牛蒡根、大麻子各40g, 牛膝60g, 牛蒡子(微炒)30g, 防风、萆薢、枸杞子、羌活、黑豆(炒熟)、苍耳子、虎胫骨(涂酥, 炙微黄)、制附子、海桐皮各30g, 秦艽20g, 五加皮、茄子根各60g, 酒2250ml。将上药共捣为细末, 用白纱布袋盛之, 置于净坛内, 用酒浸泡之, 密封, 6天后开启。每天午、晚各服1次, 每次空腹温饮15ml, 味淡即换药。▶祛风湿, 壮筋骨, 通血脉, 益肝肾。对于半身不遂, 腰膝疼痛, 四肢麻木, 血气凝滞, 少腹冷痛有疗效。

石松

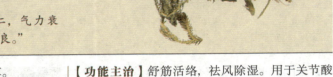

HERBA LYCOPLDII

【伸筋草】

别名: 铺筋草, 抽筋草, 分筋草, 过筋草, 地棚窝草, 金毛狮子草, 狮子草, 金腰带。

◎《本草纲目》记载伸筋草主治:
"久患风痹, 脚膝疼冷, 皮肤不仁, 气力衰弱, 久服去风血风癌……浸酒饮, 良。"

【科 属】为石松科植物石松的干燥全草。

【地理分布】灌丛、山坡草地或松林下的酸性土壤中多有野生。分布于华东、东北、西南、中南, 以及内蒙古、陕西、新疆等地。湖北、贵州、浙江、福建、四川、山东、江苏为其主产区。

【采收加工】夏季采收, 连根拔起, 去净泥土, 晒干。

【药理作用】催眠; 镇痛; 解热; 兴奋子宫; 促进小肠蠕动等。

【性味归经】辛、微苦, 温。归肝、脾、肾经。

【功能主治】舒筋活络, 祛风除湿。用于关节酸痛、屈伸不利。

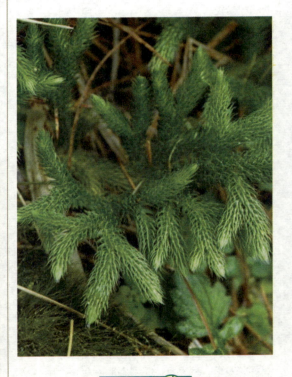

本草药方

⊛ **1. 主治: 风湿性关节炎, 见关节变形。**
　　玄参、玉竹、黄精、伸筋草各15g, 生地黄、蚕沙各30g, 威灵仙15g, 乌蛇、秦艽各8g。加水煎沸15分钟, 滤出药液, 再加水煎20分钟, 去渣。两煎药液兑匀, 分服, 每天1剂。

⊛ **2. 主治: 风湿性关节炎。**
　　伸筋草、木瓜、防风、威灵仙各15g, 牛膝、黄芪、当归、鸡血藤各30g, 白芍、老鹳草各20g, 陈皮、桂枝各10g。煎服法同1, 每天1剂。

⊛ **3. 主治: 湿热型类风湿性关节炎。**
　　伸筋草、桑枝、白术、威灵仙、秦艽、防己各15g, 生地黄、生石膏、茯苓各30g, 玄参20g, 独活、麻黄、甘草各10g。煎服法同1, 每天1剂。

⊛ **4. 主治: 关节疼痛。**
　　石松9g, 虎杖根15g, 大血藤9g。水煎服。

⊛ **5. 主治: 关节疼痛, 手足麻痹。**
　　伸筋草30g, 丝瓜络、穿山龙各15g, 大活血9g。水、酒各半煎服。

⊛ **6. 主治: 小儿麻痹后遗症。**
　　伸筋草、南蛇藤根、松节、寻骨风各15g, 威灵仙9g, 茜草6g, 杜衡1.5g。水煎服。

药膳养生

⊛ **伸筋草酒**
　　伸筋草、牛膝、制川乌各15g, 鸡屎藤8g, 制草乌6g, 白酒500ml。浸泡24小时, 每服1小杯, 每天1次。▶对于腰膝软弱, 风湿腰腿痛, 四肢麻木有效。

贴梗海棠

FRUCTUS CHAENOMELIS

【木 瓜】

别名: 木瓜实, 铁脚梨, 秋木瓜, 酸木瓜。

◎《本草纲目》记载木瓜:
"湿痹邪气, 霍乱大吐下, 转筋不止。"

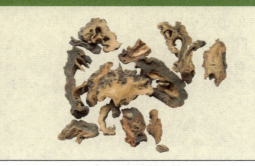

【科 属】为蔷薇科植物贴梗海棠的干燥近成熟果实。

【地理分布】华东、华中及西南各地多有分布。主产于四川、安徽、湖北、浙江、福建、湖南、陕西、云南、山东等地也有产。

【采收加工】7～8月上旬, 木瓜外皮呈青黄色时采收, 放于沸水中烫至水变灰白色, 切成两瓣, 晒干。

【药理作用】抗菌; 抗肝损伤。

【性味归经】酸, 温。归肝、脾经。

【功能主治】和胃化湿, 平肝舒筋。用于腰膝关节酸重疼痛, 湿痹拘挛, 脚气水肿, 吐泻转筋。

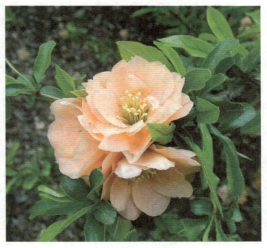

本草药方

◎ **1. 主治:** 搭手, 脊柱两侧, 以手搭可达到之处的疽。

木瓜、铅粉、牛膝、鸡内金、铜绿、露蜂房各8g, 大黄18g, 百草霜5g, 胡椒8个。各炒黄, 一起制成末, 加蜜调摊布上, 贴于患处, 每天2次。

◎ **2. 主治:** 搭手。

木瓜、血竭、象皮、龙骨、牛膝、地龙、透骨草各5g, 银朱、乳香、防风各8g, 冰片1g, 麝香0.2g, 铅粉0.1g, 蜜蜡30g, 铅丹90g。各为末, 和匀, 蜂蜜调敷, 每天2次。

◎ **3. 主治:** 大便下血。

木瓜(研粉)、蜂蜜各6g。上药为1次量。先用温白开水将蜂蜜溶解, 再加入木瓜粉, 冲服, 每天早晚各服1次, 连续服用。

◎ **4. 主治:** 高血压, 肾炎见发热恶寒, 浮肿, 尿血, 乏力, 头晕, 食少。

木瓜、桂枝、白术、大腹皮、紫苏叶、车前子各15g, 玉米须、茯苓各30g。加水煎沸15分钟, 滤出药液, 再加水煎20分钟, 去渣。两煎药液兑匀, 分服, 每天1～2剂。

药膳养生

◎ **木瓜羊肉舒筋汤**

木瓜1000g, 羊肉1000g, 豌豆300g, 草果5g, 白糖200g, 粳米500g, 调料适量。羊肉洗净, 切成约2厘米见方的块, 木瓜取汁, 二者与草果、豌豆、粳米一起放锅中, 加清水适量; 大火烧沸后, 小火炖至豌豆、肉熟烂, 放入调料。▶有补中祛湿, 舒筋活络的功效。适用于腰膝疼痛, 脚气不仁等。

◎ **木瓜汤**

木瓜1个, 生姜适量, 蜂蜜150ml。木瓜去皮切块、生姜切片, 一起放入锅内, 加水1000ml, 煎取500ml, 入蜜调匀。▶祛湿舒筋。适用于脚气病, 麻木酸痛, 脚膝肿胀。

◎ **木瓜粥**

木瓜15g, 粳米100g, 姜汁、蜂蜜各少量。木瓜研磨为碎末, 和粳米入锅内煮粥, 熟时调入姜汁、蜂蜜。任意用。▶适用于霍乱转筋, 足膝无力, 湿痹脚气等。

徐长卿

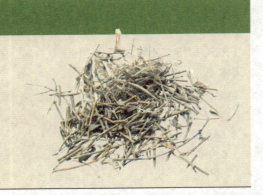

RADIX CYNANCHI PANICULATI

【徐长卿】

别名: 竹叶细辛, 线香草, 天竹, 瑶山竹, 山刁竹, 上天梯, 寮刁竹, 天竹香, 观音竹, 刁竹根。

◎《本草纲目》记载徐长卿主治:
"鬼物百精蛊毒, 疫疾邪恶气, 温疟……"

【科 属】为萝藦科植物徐长卿的干燥根及根茎。

【地理分布】阳坡草丛中多有野生。分布于华东、东北、中南、西南, 以及河北、内蒙古、甘肃、陕西。浙江、江苏、山东、安徽、湖南、湖北、河南等地也有分布。

【采收加工】夏、秋两季采收根茎及根, 洗净晒干。

【药理作用】镇静; 解热; 镇痛; 抗炎; 降血压; 增加冠脉血流量, 抗心律失常; 降血脂, 抗动脉粥样硬化; 抗血栓形成; 抑制血小板凝集; 抗菌等。

【性味归经】辛, 温。归肝、胃经。

【功能主治】止痛止痒, 祛风除湿。用于风湿痹痛, 胃痛胀满, 腰痛, 牙痛, 跌扑损伤; 外治湿疹、荨麻疹。

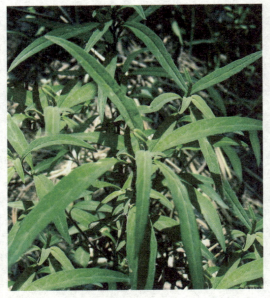

本草药方

◉ **1. 主治: 荨麻疹。**

徐长卿100g。加水煎, 一半内服, 一半外涂, 每天1剂。

◉ **2. 主治: 风湿性心脏病, 见发绀, 呼吸困难, 心慌气短。**

徐长卿、白薇、桑寄生、秦艽、麦门冬、甘草各10g, 玉竹、黄芪、生地黄各15g。加水煎沸15分钟, 滤出药液, 再加水煎20分钟, 去渣。两煎药液兑匀, 分服, 每天1剂。

◉ **3. 主治: 冠心病, 频发室性早搏, 心慌, 胸闷心悸。**

徐长卿、平地木各15g, 苦参、白术、太子参、沙参、丹参、白英、山楂、香附各8g, 苏梗、柴胡各5g。煎服法同2, 每天2剂。

◉ **4. 主治: 动脉硬化。**

徐长卿、黄精、赤芍、牛膝、川芎、虎杖、何首乌各15g, 山楂、槐花、木贼、丹参各25g。煎服法同2, 每天2剂。

药膳养生

◉ **徐长卿酒**

徐长卿、金果榄各5g, 防己、杜仲各2.5g, 黄酒500ml。浸泡15日。每次服用10ml, 每天3次。
▶适用于关节痛, 风湿腰痛。

◉ **徐长卿根**

徐长卿根30g, 猪瘦肉200g, 老酒200ml。酌加水煎成半碗, 饭前服, 每天2次。▶清热解毒, 化痰散结。

◉ **姜黄威灵酒**

徐长卿、威灵仙、炙黄芪、熟地黄各30g, 片姜黄50g, 制川草乌、三七、全虫各15g, 细辛12g, 白酒1500ml。将上列药置于白酒中, 密封浸泡2周后饮用, 每次30ml, 每天2次。▶可养肝肾、补气血, 祛风湿、止痹痛, 对肩周炎有效。

枫香树

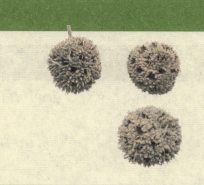

FRUCTUS LIQUIDAMBARIS

【路路通】

别名：枫香果，九空子，狼目，狼眼，枫树球，枫实，枫果。

◎《本草纲目拾遗》记载路路通："辟瘴却瘟，明目，除湿，舒筋络拘挛，周身痹痛，手脚及腰痛。"

【科 属】为金缕梅科植物枫香树的干燥成熟果序。

【地理分布】山地常绿阔叶林中有野生。分布于秦岭及淮河以南各地。主产于浙江、江苏、安徽、湖北、湖南、福建、陕西等地。

【采收加工】冬季果实成熟后采收，除去杂质，干燥。

【药理作用】抗肝损伤；抗炎。

【性味归经】苦，平。归肝、肾经。

【功能主治】利水通经，祛风活络。用于关节痹痛，麻木拘挛，乳少经闭，水肿胀满。

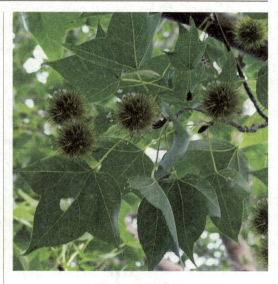

本草药方

⊙ **1. 主治：内眼出血，初期玻璃体积血。**

路路通、红花、桃仁、花蕊石、苏木、郁金、墨旱莲各8g，丹参30g，赤芍、生地黄各15g，当归、茯苓、白术各12g，生蒲黄10g。加水煎沸15分钟，滤出药液，再加水煎20分钟，去渣。两煎药液兑匀，分服，每天1剂。

⊙ **2. 主治：内眼出血，后期玻璃体积血。**

路路通、郁金、红花、桃仁、玄参各8g，丹参30g，菊花、枸杞、赤芍各15g，当归、茯苓、白术各12g，夏枯草、昆布各10g，川芎5g。煎服法同1，每天1剂。

⊙ **3. 主治：乳腺增生，见乳腺肿胀。**

路路通、薄荷、白芍、当归、白术、柴胡、生姜各15g，鹿角霜25g，丹参、茯苓各20g，甘草10g。煎服法同1，女性于月经后1周开始服药，月经期停药；男性可连续服药，每天1剂。伴有乳腺纤维瘤的患者加夏枯草20g；并发乳癌的患者加山慈菇15g、半枝莲50g；男性加补骨脂、巴戟天各15g。

药膳养生

⊙ **白芷路路通粳米粥**

路路通20g，白芷10g。水煎取汁，入粳米100g同煮为粥。每天1剂，连服2周。▶疏风通窍，利水消肿。对于痰湿阻窍型鼻窦炎有疗效。

⊙ **除痹逐瘀汤**

路路通、桑枝、葛根各30g，刘寄奴、当归各15g，川芎、白芷、威灵仙、姜黄各12g，红花、羌活、独活、胆南星、白芥子各9g。水煎服，每天1剂。服6剂停药1天，12天为1个疗程。▶祛风、散寒、除湿、化痰、通络。对于证属风寒、湿痰痹阻之颈椎病，以及由此引起的肩臂痛及手指麻木有疗效。

⊙ **温阳散寒汤**

路路通、大黄、桂枝、细辛、橘核、当归各10g，制附片、干姜各45g，白芍、甘草各30g。水煎服，每天1剂，每天服2次。▶温阳散寒，行气散结。对痰湿壅盛型睾丸炎有疗效。

▎祛风湿热▎

秦艽

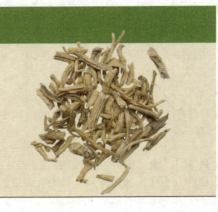

RADIX GENTIANAE MACROPHYLLAE

【秦艽】

别名:大艽, 左宁根, 左扭, 西大艽, 西秦艽, 萝卜艽, 辫子艽, 鸡腿艽, 山大艽, 曲双。

◎《本草纲目》记载秦艽:

"治胃热, 虚劳发热。手足不遂, 黄疸烦渴之病须之。"

【科 属】为龙胆科植物秦艽、麻花秦艽、粗茎秦艽或小秦艽的干燥根。

【地理分布】1. **秦艽** 海拔400～2400米的山区草地、溪旁两侧、路边坡地、灌丛中。分布于华北、东北、西北和四川。主产于甘肃、陕西、内蒙古, 东北、山西也有出产。2. **麻花秦艽** 海拔2000～5000米的高山、溪边和草地多有生长。分布于甘肃、宁夏、湖北、青海、四川、西藏。甘肃、青海、四川、湖北等地为其主产区。3. **粗茎秦艽** 分布于云南、四川、西藏等地。青海、甘肃、四川、云南等地为其主产区。4. **小秦艽** 海拔800～4500米的田埂、路旁、向阳山坡、河滩沙地及干旱草原等地多有生长。分布于华北、东北、西北、四川等地。主产于河北、内蒙古、陕西等地。

【采收加工】春、秋两季采挖, 除去泥沙; 秦艽以及麻花艽晒软, 堆置"发汗"至表面呈红黄色或灰黄色的时候, 摊开晒干, 或不经"发汗"直接晒干; 小秦艽趁鲜时搓去黑皮, 晒干。

【药理作用】镇痛; 抗炎; 抗过敏性休克; 抗组胺等。

【性味归经】辛、苦, 平。归胃、肝、胆经。

【功能主治】止痹痛, 祛风湿, 清湿热, 退虚热。用于风湿痹痛, 骨节酸痛, 筋脉拘挛, 小儿疳积发热, 骨蒸潮热。

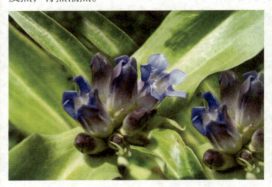

本草药方

◉ **1. 主治:慢性化脓性骨髓炎。**

秦艽、地骨皮、当归各15g, 银柴胡、青蒿各12g, 鳖甲、人参叶各30g, 红花10g, 全蝎、三七各6g, 蜈蚣2条。加水煎沸15分钟, 滤出药液, 再加水煎20分钟, 去掉药渣。两煎药液调兑均匀, 分服, 每天1剂。

◉ **2. 主治:阴虚内热型闭经。**

秦艽、银柴胡、知母、赤芍、青蒿、牡丹皮、丹参各8g, 炙甘草4g。煎服法同1, 每天1剂。

药膳养生

◉ **秦艽桂苓五加酒**

秦艽、川芎、牛膝、肉桂、防风、独活、茯苓各30g, 杜仲、丹参各60g, 石斛、制附子、炮姜、麦门冬(去心)、地骨皮各35g, 薏苡仁30g, 五加皮60g, 火麻仁(炒)15g, 酒2000ml。上药碎细, 酒浸净瓶中, 春秋7天, 夏季3天, 冬季10天, 去渣备用。每天空腹温饮2杯, 每天3次。▶适用于腰膝虚冷, 久坐湿地, 风湿痹痛等。

粉防己

RADIX STEPHANIAE TETRANDRAE

【防己】

别名: 石蟾酥,长根金不换,粉防己,汉防己。

◎《本草纲目》记载防己:

"疗水肿风肿,去膀胱热,伤寒邪气,中风手脚挛急,通腠理,利九窍,止泄,散痈肿恶结,诸疥癣虫疮。"

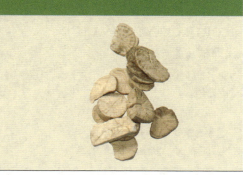

【科 属】为防己科植物粉防己(汉防己)的干燥根。

【地理分布】山坡、灌木林中和旷野草丛多有野生。分布于安徽、江西、浙江、台湾、福建、湖南、湖北、广西、广东等地。主产于浙江、安徽、湖北、湖南、江西等地。

【采收加工】秋季采挖,修去芦梢,洗净或刮去栓皮,切成长段,粗根剖为 2 ~ 4 瓣,晒干。

【药理作用】抗炎;肌肉松弛;镇痛;解热;降血压;抗心律失常;改善血液循环;抑制血小板凝集;阻断交感神经节传递;降血脂等。

【性味归经】苦,寒。归膀胱、肺经。

【功能主治】祛风止痛,利水消肿。用于水肿脚气,小便不利,风湿痹痛,湿疹疮毒,高血压病。

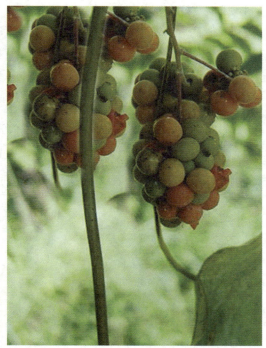

本草药方

◉ 1. 主治:带状疱疹。

防己、栀子各15g,赤小豆、白茅根、蒲公英各30g,郁金、黄芩、香附各12g,车前子10g,甘草5g。加水煎沸15分钟,滤出药液,再加水煎20分钟,去渣。两煎药液兑匀,分服,每天1剂。疱疹见于面部加马齿苋30g;见于胸胁部加柴胡10g;见于腰、腹部加黄柏10g。

◉ 2. 主治:剧烈咳嗽,吐脓痰,喘急,胸痛。

防己、金银花、甘草、蒲公英、生石膏、知母、麦门冬、浙贝母、牛蒡子、瓜蒌、枳壳、薏苡仁各12g,桔梗30g,桑白皮22g。煎服法同1,每天2剂。

◉ 3. 主治:遗尿,小便涩。

防己、葵子、防风各50g。上3味,以水5L,煮取2.5L,分3服,散服亦佳。

◉ 4. 主治:脚气肿痛。

汉防己、木瓜、牛膝各15g,桂枝2.5g,枳壳5g。水煎服。

药膳养生

◉ 肺痈煎

防己8g,桔梗、浙贝母(研磨)、知母、瓜蒌仁(炒研)、枳壳(炒)、甘草、生黄芪各9g,当归10g,薏苡仁12g。每天1剂,煎3次,代茶饮。

▶可治肺痈,见咳嗽吐脓痰、吐血、发热、脉象洪数。

◉ 血栓性静脉炎调养方

防己、桃仁、川芎、丹参、陈皮、黄芩、连翘、红花、牛膝、泽泻、乳香、没药、浙贝母各10g,桑枝、鸡血藤、忍冬藤、益母草各30g,黄芪、茯苓各20g,甘草8g。每天1剂,煎3次,代茶饮。

▶可治两下肢深部血栓性静脉炎。

刺 桐

CORTEX ERYTHRINAE

〖海桐皮〗

别名:钉桐皮,鼓桐皮,丁皮,刺桐皮,刺通,接骨药。

◎《本草纲目》记载海桐皮:
"去风杀虫。煎汤,洗赤目。"

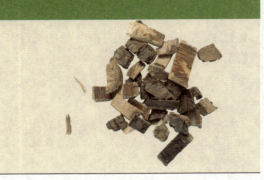

【**科 属**】为豆科植物刺桐或乔木刺桐的树皮。

【**地理分布**】**1. 刺桐** 野生或栽培为行道树。分布于浙江、福建、湖北、湖南、台湾、四川、贵州、广东、广西、云南等地。**2. 乔木刺桐** 草坡上多有野生。分布于四川、云南、贵州等地。

【**采收加工**】夏、秋两季剥取树皮,刮去灰垢,晒干。

【**药理作用**】镇静;镇痛;有箭毒样作用;抗菌等。

【**性味归经**】辛、苦、甘,凉。归肝经。

【**功能主治**】通络止痛,祛风湿,杀虫止痒。用于风湿痹痛,腰膝酸痛,四肢拘挛;外治湿疹、疥癣。

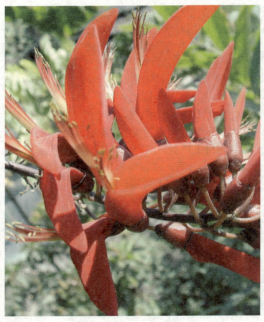

本草药方

◉ **1. 主治:风湿性关节炎。**

海桐皮、羌活、当归、连翘、忍冬藤、防己、独活、薏苡仁、黄芩、防风、栀子、知母各15g,甘草10g。加水煎沸15分钟,滤出药液,再加水煎20分钟,去渣。两煎药液兑匀,分服,每天1剂。

◉ **2. 主治:类风湿关节炎,属湿偏盛者。**

海桐皮、防风、防己、当归、连翘、甘草、秦艽各12g,薏苡仁22g,滑石、苦参、忍冬藤各15g,半夏、黄芩各8g。煎服法同1,每天1剂。

◉ **3. 主治:类风湿关节炎,属寒热夹杂者。**

海桐皮、当归、忍冬藤各15g,薏苡仁22g,防风、羌活、白术、甘草、连翘、附子、防风各12g,半夏8g。煎服法同1,每天1剂。

药膳养生

◉ **海桐通络酒**

海桐皮、五加皮、牛膝、防风、独活、杜仲、枳壳各80g,生地黄100g,白术40g,薏苡仁40g。上锉碎,用生绢袋2个,2份盛药,浸于65度白酒150L。亦分2个瓷器内浸,春夏6天,秋冬12天。每服1小杯,每天3次,夜1次。▶适用于湿痹,见筋脉挛,手足痿,肢节疼痛,行走无力。

◉ **海桐皮浸酒**

海桐皮、侧子(炮裂,去皮脐)、独活、五加皮、杜仲(炙微黄)各120g,牛膝(去苗)300g,薏苡仁240g,生地黄300g。上细锉和匀,生绢袋盛,用38度清酒30L浸,春夏7天,秋冬14天。每天1小杯,分次饮,常令有酒气。▶适用于风痰。

祛风湿强筋骨

金毛狗脊

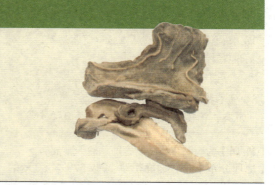

RHIZOMA CIBOTII

〖狗 脊〗

别名： 金毛狗脊，金狗脊，金丝毛，金毛狮子，黄狗头，老猴毛。

◎《本草纲目》记载狗脊：
"强肝肾，健骨，治风虚。"

【科 属】为蕨科植物金毛狗脊的干燥根茎。

【地理分布】野生于林下阴湿处酸性土壤及山脚沟边。分布于西南、华南，以及浙江、福建、江西、四川、台湾、湖南。主产区为福建、四川。

【采收加工】秋、冬两季采挖，除去泥沙后，干燥；或去除硬根、叶柄及金黄色绒毛，切成厚片，干燥，称为"生狗脊片"；水煮或蒸后，晒至六七成干，切厚片，干燥，称为"熟狗脊片"。

【药理作用】增加心肌对锄的摄取率；其绒毛有止血作用。

【性味归经】苦、甘，温。归肝、肾经。

【功能主治】祛风湿，补肝肾，强腰膝。用于腰膝酸软，下肢无力，风湿痹痛。

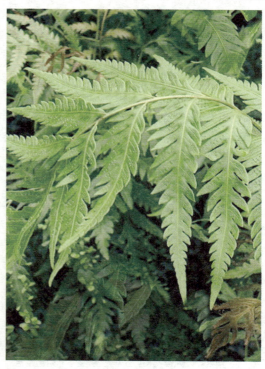

本草药方

⊙ **1. 主治：腰椎骨质增生。**

狗脊、鸡血藤、牛膝各30g，川续断、桑寄生、威灵仙各20g，鹿衔草、骨碎补各15g，没药、乳香各10g，地鳖虫5g。加水煎沸15分钟，滤出药液，再加水煎20分钟，去渣。两煎药液兑匀，分服，每天1剂。

⊙ **2. 主治：颈椎骨质增生。**

狗脊、姜黄、葛根、鸡血藤各30g，威灵仙20g，桂枝、白芍、淫羊藿各15g。煎服法同1，每天1剂。头晕恶心加天麻、钩藤、半夏各10g；手臂麻木加丝瓜络、地龙各10g。

药膳养生

⊙ **狗脊金樱子炖狗肉**

狗脊15g，金樱子15g，狗肉250g。狗肉洗净切块，狗脊切片，与金樱子一起炖，加调味品。待肉熟后，吃肉饮汤。▶补肾阳气，止遗泄。适用于肾气虚，遗精尿频等。

鹿蹄草

HERBA PYROLAE

【鹿衔草】

别名：纸背金牛草，大肺筋草，鹿寿茶，鹿安茶，鹿含草。

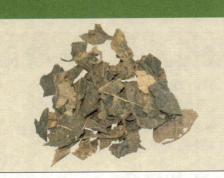

◎《本草纲目》记载鹿衔草：
"煎水，洗瘰疬甲疽恶疮。治风病自汗要药。"

【科 属】为鹿蹄草科植物鹿蹄草的干燥全草。

【地理分布】1.普通鹿衔草 海拔600~3000米的山地阔叶林或灌丛下多有野生。分布于陕西、甘肃、安徽、江西、福建、台湾、河南、湖北、湖南、广东、广西、贵州、四川、云南、西藏。2.鹿衔草 海拔300~4100米山地针叶林、阔叶林或针阔叶混交林下多有野生。分布于华东、西南，及河北、陕西、山西、青海、甘肃、河南、湖北、西藏、湖南等地。

【采收加工】全年都可采挖，除去杂质，晒至叶片较软的时候，堆置至叶片变紫褐色，晒干。

【药理作用】增强心肌收缩力；抗炎；抗菌；扩张血管，降血压；抗肿瘤等。

【性味归经】甘、苦，温。归肝、肾经。

【功能主治】强筋骨，祛风湿，止血。用于风湿痹痛，腰膝无力，喘咳劳嗽，月经过多。

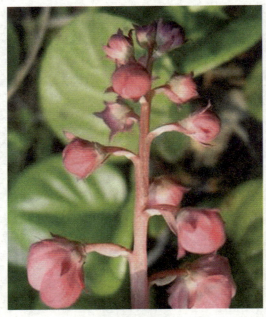

本草药方

◎ 1.主治：过敏性紫癜，属血热型。

鹿衔草、生地黄、白茅根、仙鹤草各28g，水牛角58g，赤芍、牡丹皮各10g，甘草2g。加水煎沸15分钟，滤出药液，再加水煎20分钟，去渣。两煎药液兑匀，分服，每天1剂。

◎ 2.主治：骨质增生，关节疼痛，僵硬，晨起加重，活动后减轻。

鹿衔草、骨碎补、皂角刺、菟丝子、王不留行各15g，鸡血藤、牛膝、海风藤各30g，威灵仙20g，补骨脂10g。煎服法同1，每天1剂。关节冷感加桂枝、川乌头各10g；关节肿胀加薏苡仁、防己、草薢各10g；关节热感加忍冬藤、地骨皮各15g。

药膳养生

◎ 鹿衔草酒

鹿衔草120g，黄酒1000g。鹿衔草洗净，沥干水分，晒干浸酒24小时，时而摇动，每次饮用2小盅。▶除湿补肾，益气提神。适用于肾虚腰痛，风湿痹痛，神疲乏力等。

◎ 鹿衔草炖猪肺

鹿衔草30g，猪肺1具。猪肺洗净，加水适量，大火煮沸，去泡沫，放入鹿衔草，炖至猪肺熟透，喝汤。▶止咳、补肺、止血。适用于肺痨咳嗽、咳血等。

化 湿

【概念】

在中医药理论中凡气味芳香，性偏温燥，以芳化湿邪、醒悦脾胃为主要作用的药物，称为化湿药，又称为"芳香化湿药"。

【功效】

化湿药辛香温燥，主入胃、脾经，能促进脾胃运化，消除湿浊，古人称它为"醒脾""醒脾化湿"。同时，其辛能行气，香能通气，行中焦之气，以解除因湿浊引起的脾胃气滞。此外，部分药兼具解暑、开窍、辟秽、截疟等作用。

常见芳香化湿药有南苍术、北苍术、石菖蒲、阳春砂、绿壳砂仁、草果仁、广藿香、佩兰等。

苍术有南苍术、北苍术之分，菊科植物茅苍术或北苍术的干燥根茎，性味为辛、苦、温，归脾、胃、肝经。功效燥湿健脾，祛风散寒，明目。香气特异，味苦而辛。南方习用茅苍术（南苍术），北方习用北苍术。

石菖蒲为天南星科植物石菖蒲的干燥根茎。性味为辛、苦、温。归心、胃经。功效化湿开胃，开窍豁痰，醒神益智。气芳香，味苦，微辛。

砂仁为姜科植物阳春砂、绿壳砂或海南砂的干燥成熟果实。性味为辛，温，归脾、胃、肾经。功效化湿开胃，温中，理气，安胎。其中，果实表面深棕色，果皮薄软，种子棕红色或棕褐色，气味浓者为阳春砂，果实呈长椭圆形。

草果是姜科植物草果的干燥成熟果实。性味为辛、温，归脾、胃经。功效燥湿健脾，除痰截疟。种子呈圆锥状、多面体，红棕色。香气特异，味辛、微苦。

藿香是唇形科植物广藿香或藿香的地上部分。性味为辛、微温。归脾、胃、肺经。功效芳香化湿，开胃止呕，发表解暑。本品多分枝，具特异香气。

佩兰是菊科植物兰草的地上部分。性味为辛、平，归脾、胃、肺经。功效芳香化湿，醒脾开胃，发表解暑。气芳香，味微苦。

【药理作用】

中医科学研究成果表明，化湿药主要具有促进肠道蠕动，促进胃液分泌，以及抗菌、抗病毒的作用。

【适用范围】

化湿药主要适用于湿困脾胃、身体倦怠、脘腹胀闷、运化失常所导致的脘腹痞满、恶心、口甘、大便溏薄、舌苔白腻、食少体倦等。此外，因为它具有芳香解暑的功效，湿温、暑湿等证者也可选用。对现代临床的胃肠神经官能症、急慢性胃肠炎、肠伤寒、胃肠型感冒等有一定的治疗作用。

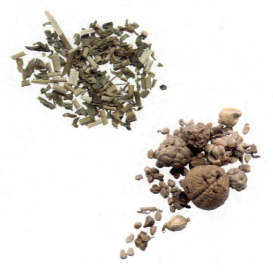

茅苍术

RHIZOMA ATRACTYLODIS

〖苍术〗

别名：赤术，马蓟，青术，仙术，茅术，南术，仙姜，山芥。

◎《本草纲目》记载苍术：

"治湿痰留饮，或挟瘀血成窠囊，及脾湿下流，浊沥带下，滑泻肠风。"

【科 属】为菊科植物茅苍术或北苍术的干燥根茎。

【地理分布】1.**茅苍术** 野生于草丛、山坡灌丛中。河南、江苏、山东、浙江、安徽、湖北、江西、四川等地多有分布，主产于湖北、江苏、河南等地。2.**北苍术** 野生于林下及较干燥处、低山阴坡灌丛。分布于华北，以及河南、东北、山东、陕西、宁夏、甘肃、山西等地。山西、河北、陕西等地为其主产区。

【采收加工】春、秋两季可采挖，以8～9月采收质量为好。除去残茎、须根及泥土等杂质，洗净，干燥。

【药理作用】抗实验性胃炎及胃溃疡；对胃肠运动有双向调节作用；降血糖；提高耐缺氧能力；抗肝损伤；对烟碱受体有阻断作用等。

【性味归经】辛、苦，温。归脾、胃、肝经。

【功能主治】祛风散寒，燥湿健脾，明目。用于脘腹胀满，泄泻，脚气肿痛，水肿，风湿痹痛，痿证，风寒感冒，夜盲症。

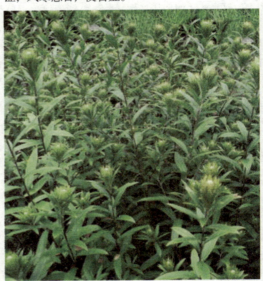

本草药方

◎ 1. **主治**：疽，有脓和未成脓皆可使用。

苍术、陈皮、天南星各15g，枯矾、羌活、猪牙皂、雄黄各18，天花粉150g，大黄、黄柏、姜黄、白芷各80g，甘草、厚朴各30g。共为细末，未成脓或无头疽用葱白捣烂，和酒调敷；已成脓或有头疽用蜜调敷，每天2次。

◎ 2. **主治**：消化不良引起的胃脘痛。

苍术、龙胆草、延胡索、公丁香、陈皮、藿香各9g，沉香、厚朴、党参、黄连、甘草各15g，白术、没药、菖蒲、木香、山楂、砂仁、香附各22g，吴茱萸、草果、熊胆、鸡内金各5g。共为细末，每次冲服3g，每天3次。

◎ 3. **主治**：因寒邪引起的胃脘痛。

苍术、蜀椒各5g，公丁香2g。加水煎，去渣，顿服，每天2剂。

药膳养生

◎ **苍术粳米粥**

苍术30g，粳米60g。苍术水煎取汁；粳米淘净煮粥，到八成熟时，放入苍术汁，一同煮熟，温服。每天3次，每次一小碗，可连续服1周。▶健脾燥湿。具有治疗脾湿经闭，神疲倦怠，伴胸胀满闷，或呕恶痰多、白带增多等的功能。

◎ **苍术豉酒**

苍术60g，清酒1000ml，淡豆豉500g。淡豆豉浸酒中，3昼夜后，苍术捣碎加入，4天后开取饮用。每天1杯。▶适用于麻木无力，风毒脚弱，腿脚肿胀，呕吐不食，头痛，腹痛下痢，发热等。

◎ **苍术牛肝汤**

苍术20g，牛肝150g。水煎服。▶养肝明目。适用于维生素A缺乏引起的夜盲症。

广藿香

HERBA POGOSTEMONIS
《广藿香》

别名：海藿香，藿香。

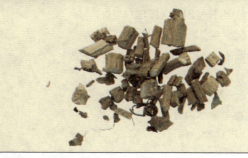

◎《本草纲目》记载广藿香：
"风水毒肿，去恶气，止霍乱心腹痛。"

【科 属】为唇形科植物广藿香的干燥地上部分。
【地理分布】菲律宾等亚洲热带为其原产地。我
国海南、广东与广西有栽培，广东、海南等地为
其主产区。
【采收加工】枝叶茂盛时采割，日晒夜闷，反复晒
至干燥为宜。
【药理作用】抗病毒；抗菌；抗病原体等。
【性味归经】辛，微温。归脾、胃、肺经。
【功能主治】开胃止呕，芳香化浊，发表解暑。用
于湿浊中阻，暑湿倦怠，脘痞呕吐，寒湿闭暑，
胸闷不舒，鼻渊头痛，腹痛吐泻。

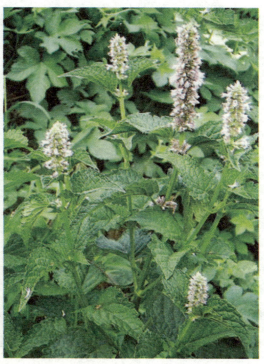

本草药方

◉ **1. 主治**：中暑。
　　广藿香叶20g，炒白扁豆38g。一同制成细末，
每次服用10g，每天3次。

◉ **2. 主治**：有机磷农药中毒后遗症。
　　广藿香、茯苓、当归、车前子各12g，绿豆
60g，滑石20g，甘草15g，陈皮、半夏各10g，大
黄5g。加水煎沸15分钟，滤出药液，再加水煎20
分钟，去渣。两煎药液兑匀，分服，每天1剂。食
少纳呆加神曲、麦芽各20g；身疲乏力加黄芪、党
参各15g；头痛头晕加川芎、菊花、石菖蒲各10g；
恶风怕冷加桂枝、防风各10g；皮肤中毒加金银花、
连翘各10g；呼吸道吸入中毒加桔梗10g。

◉ **3. 主治**：胃溃疡、慢性胃炎、肠炎、消化
不良、肠鸣、腹胀。
　　广藿香、厚朴、陈皮、白术、砂仁、木香、白
芍、山药、山楂、神曲各25g，党参、茯苓、麦芽、
谷芽各45g，丹参、黄芩、玉竹各35g，炙甘草、半
夏各20g。煎服法同2，每天1剂。

药膳养生

◉ **藿香辛芷茶**
　　广藿香180g，细辛9g，白芷30g，猪胆6具，
茶叶30g，辛夷5g。藿香、细辛、白芷研为细末，
拌匀，将猪胆汁蒸煮后，混合上药粉成丸，每服
6g，每天3次，茶叶和辛夷煎汤送服。▶清化湿浊，
宣通鼻窍。对于慢性鼻渊而致的鼻塞、流脓涕、头
痛头昏、嗅觉障碍等有效。

◉ **藿香薄荷茶**
　　广藿香、薄荷、苏叶各10g，生姜3g。用沸水
冲泡5分钟后饮用。▶对于夏季暑湿发热感冒有效。

佩兰

HERBA EUPATORII

【佩兰】

别名： 兰草，水香，都梁香，大泽兰，燕尾草，香水兰，香草，醒头草。

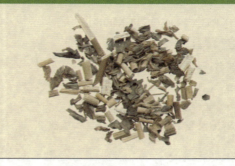

◎《本草纲目》记载佩兰：
"消痈肿，调月经，煎水，解中牛马毒。"

【科 属】为菊科植物佩兰的干燥地上部分。

【地理分布】路边灌丛或溪边有野生，也可栽培。分布于河北、陕西、江苏、山东、江西、浙江、湖北、湖南、广西、广东、贵州、四川、云南等地。主产于河北、江苏、山东及江苏。

【采收加工】夏、秋两季分2次采割，除去杂质后晒干。

【药理作用】抗病毒；祛痰；抗肿瘤等。

【性味归经】辛，平。归脾、胃、肺经。

【功能主治】醒脾开胃，芳香化湿，发表解暑。用于湿浊中阻，口中甜腻，脘痞呕恶，多涎，口臭，湿温暑湿，头胀胸闷。

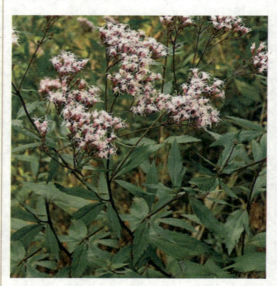

本草药方

◎ **1. 主治：眼干、口干、口苦，湿热内蕴，口臭，口角有白色分泌物，苔黄腻，舌红。**

佩兰叶、郁金、藿香、苍术、黄柏各8g，夏枯草15g，薏苡仁12g，厚朴、陈皮各5g，甘草2g。加水煎沸15分钟，滤出药液，再加水煎20分钟，去渣。两煎药液兑匀，分服，每天1剂。

◎ **2. 主治：产后失血过多，面黄舌燥，倦怠乏力，毛发脱毛脱落。**

佩兰、白芍、陈皮、代赭石、益母草、麦门冬、竹茹、石菖蒲各15g，黄芪、党参、当归、白术、熟地黄、半夏各20g。煎服法同1，每天1剂。

◎ **3. 主治：席汉氏综合证，属气血两虚。**

佩兰、竹茹、生地黄、陈皮、川芎、麦门冬、茯苓各15g，代赭石25g，党参、当归、半夏各20g，白芍、石菖蒲各12g。煎服法同1，每天1剂。

◎ **4. 主治：夏季外感，见发热、头痛、全身骨痛、两目刺痛、胸闷恶心、大便不畅等。**

佩兰9g，条芩、厚朴各6g，野菊花、白术各9g，葛根12g，秦艽4.5g，桔梗6g。水煎服。

◎ **5. 主治：胃肠炎。**

佩兰、藿香、苍术、茯苓、三颗针各9g。水煎服。

◎ **6. 主治：五月霉湿，并治秽浊之气。**

藿香叶5g，佩兰叶5g，陈广皮7.5g，制半夏7.5g，大腹皮（酒洗）5g，厚朴（姜汁炒）4g，加鲜荷叶15g为引。煎汤服。

药膳养生

◎ **佩兰茶**

佩兰鲜叶适量。开水冲泡。代茶饮。▶适用于暑湿胸闷，口中甜腻，食减。

阳春砂

FRUCTUS AMOMI

〖砂仁〗

别名：缩砂蜜、缩砂仁、缩砂。

◎《本草纲目》记载砂仁：

"补肺醒脾，养胃益肾，理元气，通滞气，散寒饮胀痞，噎膈呕吐，止女子崩中，除咽喉口齿浮热，化铜铁骨鲠。"

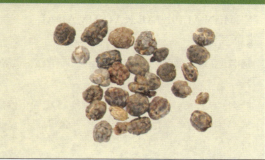

【科 属】为姜科植物阳春砂、绿壳砂或海南砂的干燥成熟果实。

【地理分布】1. **阳春砂** 气候温暖、潮湿、富含腐殖质的山沟林下阴湿处多有野生。分布于广东、福建、广西、云南等地，现广西、广东、云南等地均大面积栽培。主产于广东、云南、福建、广西亦产，多为栽培品。2. **绿壳砂** 山沟林下阴湿处有野生或栽培。分布于云南南部，部分进口。主产于缅甸、越南、印度尼西亚和泰国。3. **海南砂** 野生于山谷森林中。现广东、海南大面积栽培。主产于广东、海南。

【采收加工】夏、秋间果实成熟时采收，晒干或低温干燥。

【药理作用】小剂量促进胃肠蠕动，大剂量抑制胃肠运动；抑制血小板聚集；抗溃疡等。

【性味归经】辛，温。归脾、胃、肾经。

【功能主治】温脾止泻，化湿开胃，理气安胎。用于湿浊中阻，脾胃虚寒，脘痞不饥，妊娠恶阻，呕吐，泄泻，胎动不安。

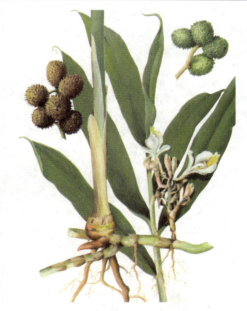

本草药方

◉ **1. 主治：肝硬化。**

砂仁30g，猪肚1个，大蒜瓣60g。2味药一齐捣泥，装入猪肚内缝合。加水炖熟。分次食药，并饮其汤。

◉ **2. 主治：慢性肾炎，全身浮肿。**

砂仁、白术、茯苓、巴戟天、淫羊藿、海蛇各15g，益智仁、山萸肉各25g，泽泻、熟地黄、白果仁各10g，牡丹皮5g。加水煎沸15分钟，滤出药液，再加水煎20分钟，去渣，两煎药液兑匀，分服，每天1剂。

药膳养生

◉ **砂仁陈皮煮牛肉**

砂仁、陈皮各5g，生姜25g，牛肉1500g，调料适量。四物与桂皮、葱、胡椒、盐各适量，加水同煮，待牛肉熟后取出，切片食。▶具有温中补虚的功效。适用于肢体倦怠，脾胃虚寒，不思饮食，四肢不温等。

◉ **砂仁荷叶饼**

砂仁30g，白糖1000g，发酵面3000g，熟猪油1000g，苏打20g。砂仁去壳，洗净烘干，研磨成末。砂仁末、白糖、苏打粉放入发面中反复揉匀后放数分钟，再揉匀，搓成长圆条，切成饼面，立放于案板上依次排好，刷油做成荷叶形，放入笼内蒸10分钟。▶健脾开胃，温中化湿，消胀满，止呕泻。适用于湿因气滞，脾胃虚寒导致的脘冈腹胀等。

草豆蔻

SEMEN ALPINIAE KATSUMADAI

〖草豆蔻〗

别名: 豆蔻, 漏蔻, 草果寇, 偶子, 草蔻仁, 飞雷子, 弯子。

◎《本草纲目》记载草豆蔻:
"治瘴疠寒疟, 伤暑吐下泻痢, 噎膈反胃, 痞满吐酸, 痰饮积聚, 妇人恶阻、带下, 除寒燥湿, 开郁破气, 杀鱼肉毒。"

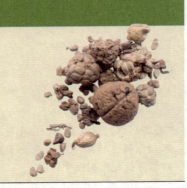

【科 属】为姜科植物草豆蔻的干燥近成熟种子。

【地理分布】野生于疏林、山地、河边、沟谷及林缘湿处。分布于海南、广东、广西等地。主产于广西、海南。

【采收加工】夏、秋两季采收, 晒到九成干, 或用水略烫, 晒到半干, 除去果皮, 取出种子团, 晒干。

【性味归经】辛, 温。归脾、胃经。

【功能主治】温胃止呕, 燥湿健脾。用于脘腹胀满冷痛, 寒湿内阻, 不思饮食, 嗳气呕逆。

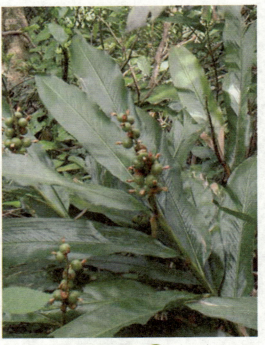

本草药方

1. 主治: 肝癌。

草豆蔻、槟榔、砂仁各22g, 壁虎、地鳖虫、沉香各15g, 木香12g。上药为末。每次冲服5g, 每天3次。

2. 主治: 萎缩性胃炎。

草豆蔻、莱菔子、黄连、柴胡、青皮、枳壳、槟榔、陈皮、黄芩各10g, 半夏、瓜蒌仁、木香各15g。加水煎沸15分钟, 滤出药液, 再加水煎20分钟, 去渣。两煎药液兑匀, 分服, 每天1剂。

3. 主治: 慢性胃炎。

草豆蔻、高良姜、益智仁各50g, 香附、石菖蒲各100g, 砂仁20g。一同制成细末。每次冲服1g, 每天3次。

4. 主治: 胃肠神经官能症。

草豆蔻、香附、紫苏梗各10g, 陈皮、枳实、公丁香、乌药、生姜各5g。煎服法同2, 每天1剂。

药膳养生

草蔻羊肉刀削面

草豆蔻4枚, 高良姜6g, 生姜汁15ml, 面粉适量。草豆蔻、高良姜水煎取汁, 兑入生姜汁后和面, 做刀削面; 用羊肉煮取浓汁为汤, 后用食盐调味食。▶温中止呕, 健脾益胃。适用于呕逆不思饮食, 脾胃虚弱等。

草果豆蔻乌鸡

草豆蔻、草果各8g, 乌鸡1只。乌鸡洗净, 草豆蔻、草果放入其腹内, 用竹签缝好切口, 加水煮熟, 调味食用。▶温中健胃, 补脾燥湿, 行气止痛。适用于脾胃虚寒, 大便溏泻, 食欲不振, 胃脘疼痛等。

利水渗湿

【概念】

在中医药理论中凡能渗泄水湿，通利水道，治疗水湿内停病症的药物，称利水渗湿药。

【功效】

利水渗湿药味多甘淡，主归小肠、膀胱经，具有利水消肿、利湿退黄、利尿通淋等功效。

【药理作用】

中医科学研究证明，利水渗湿药主要具有利胆保肝，利尿，降血脂，调节免疫功能，抗肿瘤，抗病原体的作用。

【适用范围】

利水渗湿药主要用于水肿、小便不利、痰饮、泄泻、黄疸，淋证、湿疮、带下异常、湿温等水湿所导致的各种病症。对现代医学的慢性肾小球肾炎、急性肾小球肾炎、肝源性水肿、肾源性水肿、妊娠水肿、心源性水肿、内分泌失调性水肿、膀胱炎、尿道炎、肾盂肾炎、前列腺炎、泌尿系结石等有治疗作用，部分药物用于治疗高脂血症、癌症等。

【药物分类】

根据药物作用特点及临床应用的不同，利水渗湿药分为利尿通淋药、利水消肿药和利湿退黄药三类。

利水消肿药：性味甘、淡、平或微寒。淡能渗泄水湿，服药后能使水肿消退，小便畅利，因此具有利水消肿的作用。主要用于水湿内停的小便不利，水肿，以及痰饮、泄泻等证。中医药方常用的利水消肿药有猪苓、茯苓、泽泻、薏苡仁、玉米须、冬瓜皮、荠菜、葫芦、香加皮、枳椇子、蝼蛄、泽漆、萱草根、赤小豆等。

利湿退黄药：性味多苦、寒，归脾、肝、胃、胆经。苦寒能清泄湿热，因此以利湿退黄为主要作用，主要用于湿热黄疸，症见目黄、小便黄、身

黄等。部分药物还可以治湿疮痈肿等证。临证可根据阳黄、阴黄之湿热、寒湿偏重不同，选择适当药物配伍治疗。中医药方常用的利湿退黄药有金钱草、茵陈、虎杖、珍珠草、垂盆草、地耳草、水飞蓟、鸡骨草等。

利尿通淋药：性味多苦、寒，或甘、淡、寒。苦能降泄，寒能清热，走下焦，尤能清利下焦湿热，因此具有利尿通淋的作用，主要用于小便短赤，热淋，石淋，血淋及膏淋等证。中医药方常用的利尿通淋药有滑石、车前子、通草、木通、地肤子、瞿麦、冬葵果、石韦、海金沙、灯心草等。

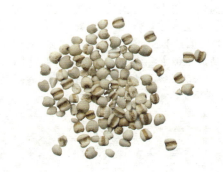

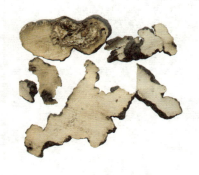

‖ 利水消肿 ‖

茯苓

PORIA

【茯苓】

别名: 茯菟, 傷苓, 松薯, 松苓, 松木薯。

◎《本草纲目拾遗》记载茯苓:
"胸胁逆气, 忧患惊邪恐悸, 心下结痛, 寒热烦满咳逆, 止口焦舌干, 利小便。"

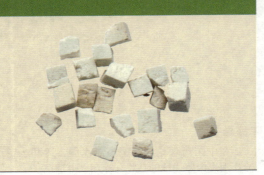

【科 属】为多孔菌科真菌茯苓的干燥菌核。
【地理分布】松树根上多有野生。分布于河南、吉林、安徽、浙江、湖北、广西、福建、台湾、贵州、四川、云南。
【采收加工】野生茯苓一般于7月至第二年3月间采挖; 人工培植者通常栽后8～10个月成熟时采挖, 挖出后除去泥沙, 堆起"发汗"后, 摊开晾至干燥, 再"发汗", 反复数次到出现皱纹、内部水分大部分散失后, 阴干使用。
【药理作用】抗肝损伤; 利尿; 抗胃溃疡; 抗肿瘤; 增强免疫功能等。
【性味归经】甘、淡, 平。归心、肺、肾经。
【功能主治】利水渗湿, 宁心健脾。用于水肿尿少, 痰饮眩悸, 便溏泄泻, 脾虚食少, 惊悸失眠, 心神不安。

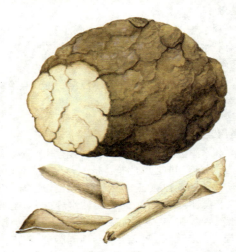

本草药方

◉ **1.主治: 阴疽, 久不成脓, 及成脓而不溃, 溃而不敛。**
茯苓、白芍、白术、熟地黄各8g, 黄芪30g, 当归20g, 川芎、人参、木瓜、牛膝、甘草各5g, 附子、肉桂各2g。加水煎沸15分钟, 滤出药液, 再加水煎20分钟, 去渣。两煎药液兑匀, 分服, 每天1剂。

◉ **2.主治: 白带多, 包括子宫癌所致的白带多。**
茯苓15g, 山药、白术各30g, 海螵蛸12g, 黄芩、柴胡、紫参各10g, 肉桂6g, 花椒目5g。煎服法同1, 每天1剂。

药膳养生

◉ **茯苓梅花银耳**
茯苓20g, 鸽蛋20个, 银耳50g, 调料适量。茯苓研粉, 兑60ml水, 用砂锅煮20分钟, 银耳温水泡发好待用; 鸽蛋打入抹好奶油的梅花模子内, 银耳镶在鸽蛋上, 蒸1～2分钟, 取出放盘内待用; 锅烧热放油, 加鸡汤、茯苓汁, 调匀煮沸, 勾芡并加入鸡油, 淋于盘中呈梅花状之银耳上。佐餐食。
▶除湿健脾, 补心安神。适用于脾虚湿困, 心悸失眠, 水肿胀满, 痰饮咳嗽, 食少脘闷, 久病体弱, 大便溏泻等。

薏苡

SEMEN COICIS

《薏苡仁》

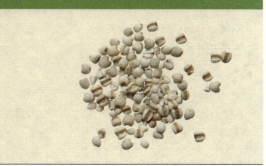

别名: 薏米, 米仁, 薏仁, 苡仁, 玉秣, 草珠子, 六谷米, 药玉米, 蓼茶子, 益米。

◎《本草纲目》记载薏苡仁:
"健脾益胃, 补肺清热, 祛风胜湿。……利小便, 治热淋。"

【科 属】 为禾本科植物薏苡的干燥成熟种仁。

【地理分布】 野生于荒野、屋旁、溪涧、河边或阴湿山谷中。全国大部分地区都有分布。

【采收加工】 秋季果实成熟时采割植株, 晒干, 打下果实, 再晒干, 除去黄褐色种皮、外壳及杂质, 收集种仁。

【药理作用】 镇痛, 抗炎, 解热; 抗肿瘤; 抑制骨骼肌收缩; 低浓度收缩血管, 高浓度扩张血管; 增强免疫功能; 降血糖; 低浓度增强心肌收缩力; 诱发排卵等。

【性味归经】 甘、淡, 凉。归脾、胃、肺经。

【功能主治】 除痹止泻, 健脾渗湿, 清热排脓。用于水肿, 脚气, 湿痹拘挛, 小便不利, 肺痈, 脾虚泄泻, 扁平疣, 肠痈。

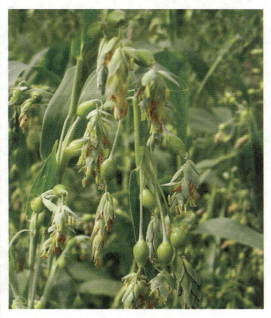

本草药方

◎ **1. 主治: 麦粒肿。**
薏苡仁30g, 金银花20g, 当归、蒲公英、陈皮、川芎、甘草各10g, 大黄、栀子各5g。加水煎沸15分钟, 滤出药液, 再加水煎20分钟, 去渣。两煎药液兑匀, 分早晚2次服, 每天1剂, 每天煎药时取适量药液先熏洗患处1次, 效果更佳。

◎ **2. 主治: 春季结膜炎。**
薏苡仁、连翘、苍术、乌梅各等份。一同研制成细末, 每服5g, 每天2次。

◎ **3. 主治: 鼻渊。**
薏苡仁30g, 甘草15g, 芦根20g, 冬瓜仁15g, 桔梗、桃仁各10g。煎服法同1, 每天1剂。脓涕多加入野菊花、金银花各20g; 头痛重加生石膏(先煎)60g、白芷(后下)10g; 鼻塞重加石菖蒲10g; 涕中有血加栀子10g。

药膳养生

◎ **薏苡仁粳米粥**
薏苡仁粉30g, 粳米50g。薏苡仁粉与陈仓米, 一起放入砂锅内, 加水煮稀粥。每天早晚餐顿服。8天为1个疗程。▶适用于老年性水肿, 脾虚腹泻, 筋脉拘挛, 风湿痹痛, 肺痈, 白带过多等。

◎ **薏苡仁粥**
薏苡仁40g, 冬麻子15g。水研冬麻子取汁, 薏苡仁捣碎, 放入砂锅内, 加水煮粥, 空腹食用。▶润肠通便, 祛风利湿。

冬瓜

EXOCARPIUM BENINCASAE

〖冬瓜皮〗

别名: 白瓜皮, 白冬瓜皮。

◎《本草纲目》记载冬瓜皮:
"主驴马汗入疮肿痛, 阴干为末涂之, 又主折伤损痛。"

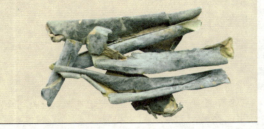

【**科 属**】为葫芦科植物冬瓜的干燥外层果皮。

【**地理分布**】全国各地均有栽培。

【**采收加工**】食用冬瓜时, 洗净, 削取外层果皮, 晒干。

【**药理作用**】利尿。

【**性味归经**】甘, 凉。归脾、小肠经。

【**功能主治**】利尿消肿。用于小便不利, 水肿胀满, 暑热口渴, 小便短赤。

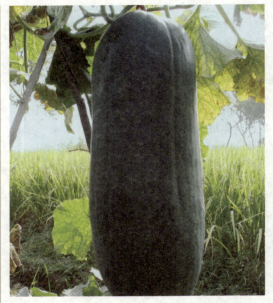

本草药方

◉ **1. 主治:** 阑尾炎。

冬瓜仁、败酱草各28g, 白花蛇舌草115g, 牡丹皮15g, 大黄、桃仁各10g。加水煎沸15分钟, 滤出药液, 再加水煎20分钟, 去渣。两煎药液调兑均匀, 分服, 每天1剂。

◉ **2. 主治:** 阑尾炎。

冬瓜仁、败酱草、金银花各20g, 蒲公英、薏苡仁、白花蛇舌草各30g, 芒硝、桃仁、大黄、牡丹皮各10g, 生甘草5g。加水煎沸15分钟, 滤出药液, 再加水煎20分钟, 去渣。两煎药液调兑均匀, 分服, 每天1剂。

◉ **3. 主治:** 阑尾炎。

冬瓜子、蒲公英、金银花各60g, 红藤30g, 广木香、生大黄各15g。加水煎沸15分钟, 滤出药液, 再加水煎20分钟, 去渣。两煎药液调兑均匀, 分服, 每天1剂。湿盛舌苔腻加薏苡仁、白花蛇舌草各20g; 气滞加川楝子、枳壳各10g; 热盛便秘加芒硝10g; 合并脓肿加桃仁、桔梗、败酱草、红花各10g; 病情重者, 每天2剂。

药膳养生

◉ **冬瓜汤**

冬瓜(连皮)适量, 洗净切薄, 加水煮熟, 放入食盐调味, 饮汤食瓜。▶健脾行水。适用于脾虚, 见肤色淡黄, 少气懒言, 皮薄光亮, 大便溏薄等。

◉ **冬瓜粳米粥**

粳米130g。冬瓜(连皮)100g。新鲜连皮冬瓜洗净切块, 粳米加水, 煮至瓜烂熟汤稠为佳, 加调料适量, 每天上、下午, 随意食用。▶止咳平喘, 利水消肿。适用于小便不利, 慢性肾炎, 水肿胀满, 肥胖症, 肝硬化腹水, 肺热咳嗽, 痰喘等。

◉ **冬瓜皮蚕豆汤**

冬瓜皮60g, 蚕豆50g。一同煮汤, 调味, 饮汤食豆。▶利水消肿, 健脾化湿。适用于脾虚水停, 见全身悉肿, 按动深陷, 身体重倦, 小便不利, 胸闷纳呆等。

玉蜀黍

STIGMATA MAYDIS

【玉米须】

别名：玉麦须，玉署黍蕊，棒子毛。

◎《全国中草药汇编》记载玉米须：
"利尿消肿，平肝利胆。治急慢性肾炎，水肿，急慢性肝炎，高血压，糖尿病，慢性副鼻窦炎，尿路结石，胆结石，并预防习惯性流产。"

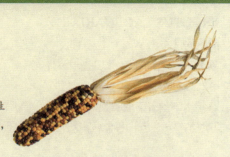

【科 属】为禾本科植物玉蜀黍的干燥花柱及柱头。
【地理分布】全国各地都有栽培。
【采收加工】玉米上浆时即可采收，但常在秋后剥取玉米时收集。除去杂质，鲜用或者晒干生用。
【药理作用】促进胆汁分泌和排泄；利尿；降血糖；降血压等。
【性味归经】甘，平。归膀胱、肝、胆经。
【功能主治】利湿退黄，利水消肿。用于黄疸，水肿。

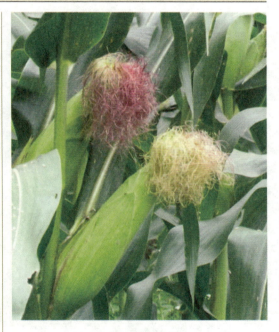

本草药方

◉ **1. 主治**：慢性胆囊炎。

玉米须58g，茵陈30g，郁金、栀子各15g。加水煎沸15分钟，滤出药液，再加水煎20分钟，去渣。两煎药液调兑均匀，分服，每天1剂。

◉ **2. 主治**：胆结石。

玉米须20g，茵陈26g，虎杖30g，木香、黄芩、郁金各15g。煎服法同1，每天1剂。

◉ **3. 主治**：胆道残余结石。

玉米须、白花蛇舌草、大叶金钱草各30g，虎杖22g，郁金、枳壳各12g，木香、鸡内金各8g，大黄（后下）5g。煎服法同1，每天1剂。

◉ **4. 主治**：肾病综合征。

玉米须30g，白茅根15g，薏苡仁12g，菊花、夏枯草、冬瓜皮、车前草各5g，大腹皮、茯苓皮、苍术各5g。煎服法同1，每天1剂。

◉ **5. 主治**：肾病综合征。

玉米须90g，氯化钾（分2次冲服）1g。玉米须水煎，去渣。分2次冲服氯化钾，每天1剂。

药膳养生

◉ **养血生津玉米须炖龟**

玉米须100g，乌龟1只，调料适量。乌龟去头爪、内脏，洗净；玉米须洗净，放入纱布袋，扎口；两者一起放入锅内，加姜、葱、黄酒、清水适量，大火烧沸后，转小火炖熟。食肉饮汤。▶滋阴平肝，养血生津。适用于糖尿病，口渴神倦，高血压病等。

◉ **玉米须茵陈汤**

玉米须40g（鲜品加倍），车前草、茵陈各30g，白糖适量。茵陈、玉米须、车前草加水500ml，浓煎去渣，加白糖调服。每服200ml，每天4次。▶利胆退黄，清热祛湿。适用于湿热黄疸，见身目俱黄，发热口渴，黄色鲜明，小便深黄，以及胆囊炎等所导致的黄疸。

葫芦

FRUCTUS LAGENARIAE

〖葫芦〗

别名: 匏,匏瓜,瓠瓜,壶卢,葫芦瓜。

◎《本草纲目》记载葫芦:

"除烦,治心热,利小肠,润心肺,治石淋。"

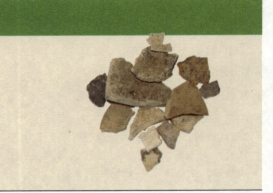

【科 属】为葫芦科植物葫芦的干燥果实。
【地理分布】我国各地广泛栽培。
【采收加工】秋末冬初采取成熟果实,切开,除去瓤心种子,打碎,晒干。
【药理作用】抑制胰蛋白酶活性等。
【性味归经】甘、平。归肺、肾经。
【功能主治】利水消肿。用于淋证,水肿,黄疸。

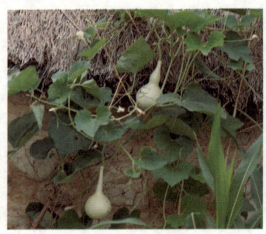

本草药方

◉ **1. 主治:无黄疸型肝炎。**
葫芦条、白茅根各15g,鸡血藤、毛姜各6g。加水煎沸15分钟,滤出药液,再加水煎20分钟,去渣。两煎药液调兑均匀,分服,每天2剂。

◉ **2. 主治:高脂血症。**
茶叶3g,陈葫芦15g。一起研为细末,沸水冲泡饮用。

◉ **3. 主治:尿频、尿急、尿痛、尿血、腰痛、小便黄赤。**
葫芦瓜500g,白茅根200g,白糖适量。葫芦瓜连皮切块,与白茅根水煎,加白糖饮用,每天3次。

◉ **4. 主治:肾炎。**
陈葫芦15g,青蛙(干品)2只,蝼蛄7个。微炒,研成细末或制为丸剂,以温酒送服,每次服6g,每天服3次。

◉ **5. 主治:高血压病,烦热口渴,黄疸型肝炎,尿路结石。**
鲜葫芦捣烂绞汁,以蜂蜜调服,每服半杯至1杯,每天2次,或水煎服亦可。

◉ **6. 主治:阑尾炎。**
葫芦种子30克,大血藤30克,繁缕30克。水煎,分2次服。

药膳养生

◉ **葫芦粥**
陈葫芦粉15g,粳米50g,冰糖适量。将洗净的粳米、冰糖一起放入砂锅内,加水600ml,煮至米开时,加陈葫芦粉,煮片刻,视粥稠为度。每天2次,温热顿服,6天为1个疗程。▶利水消肿。适用于晚期血吸虫病腹水,肾炎,心源性水肿等。

◉ **葫芦双皮汤**
葫芦壳60g,西瓜皮、冬瓜皮各30g,大枣15g。上各味加水400ml,煎至约150ml,去渣。服汤,每天1剂,至水肿消退为佳。▶利水消肿。适用于慢性肾炎性水肿。

◉ **葫芦虫笋汤**
葫芦60g,虫笋30g。葫芦切成片,虫笋切成段,加水煎汤服。▶渗湿利尿。适用于小便不利、水肿等。

◉ **葫芦茶冰糖饮**
葫芦50g,冰糖适量。上药加水3碗,煎成1碗,代茶饮。▶疏风,宣肺,止咳。适用于咳嗽痰稀,外感风寒,鼻塞流涕等。

荠菜

HERBA CAPSELLAE

【荠菜】

别名: 荠, 靡草, 护生草, 鸡心菜, 净肠草, 清明菜, 香田荠, 假水菜。

◎《本草纲目》记载荠菜:
"明目益胃。"

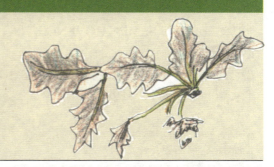

【科 属】为十字花科植物荠菜的干燥全草。

【地理分布】原产于亚洲西南部以及欧洲;全国野生, 或为栽培的常用蔬菜。

【采收加工】3~5月采集, 洗净切段, 晒干后, 生用。

【药理作用】小剂量可缩短凝血时间, 大剂量可延长出血时间; 兴奋子宫; 抗肿瘤等。

【性味归经】甘, 凉。归肝、胃经。

【功能主治】明目、止血, 利水消肿。用于肝热目赤、目生翳膜, 水肿, 血热出血。

本草药方

⊙ **1. 主治:** 乳糜尿, 腰痛, 小便混浊如米泔, 或夹有黏稠的血丝血块。

荠菜花、草薢各15g, 益智仁、覆盆子、菟丝子、薏苡仁、女贞子、生地黄各12g, 桑螵蛸、地龙各8g。加水煎沸15分钟, 滤出药液, 再加水煎20分钟, 去渣。两煎药液兑匀, 每天1剂。

神疲乏力, 气短懒言加白术、党参、黄芪各20g, 升麻10g; 血尿明显加白茅根、益母草、侧柏叶、茜草各10g, 三七粉(研、冲)3g; 排尿困难, 夹有血块加琥珀粉(研、冲)5g。

⊙ **2. 主治:** 阳证水肿。

荠菜根50g, 车前草50g。水煎服。

⊙ **3. 主治:** 小儿麻疹火盛。

鲜荠菜50~100g(干品40~60g), 白茅根200~250g。水煎, 代茶饮。

药膳养生

⊙ **荠菜鸡蛋汤**

鲜荠菜200g, 鸡蛋1个。鲜荠菜加水约600ml, 放砂锅中煮到350ml时, 打入鸡蛋, 煮熟, 加食盐调味。菜、蛋、汤一起食用。每天2次, 30天为1个疗程。▶养血止血, 现多用于肾结核, 见血尿及乳糜尿等。

⊙ **荠菜煎鸡蛋**

荠菜120g, 鸡蛋1~2个。将荠菜切段, 鸡蛋打散, 同荠菜调匀, 可加食盐少许, 待锅中食油沸后倒入, 煎熟。顿服。▶补益脾胃, 清肝明目。适用于眩晕头痛, 肝虚有热等。

⊙ **荠菜拌豆腐**

荠菜250g, 豆腐100g, 调料适量。豆腐切成小方丁, 开水烫后, 捞出盛在盘内; 荠菜用开水焯一下, 凉后切细末, 撒在豆腐上, 加味精、精盐各适量拌匀, 淋上香油, 代菜吃。▶利水通淋, 凉肝止血。适用内伤吐血, 便血, 月经过多, 高血压病, 肾炎及乳糜尿等。

枳 椇

FRUCTUS SEU SEMEN HOVENIAE

《枳椇子》

别名：木蜜，树蜜，鸡矩子，拐枣，天藤，还阳藤，鸡爪子，蜜屈律，白石木子，木珊瑚。

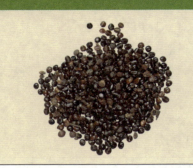

◎《本草纲目》记载枳椇子：
"止呕逆，解酒毒，辟虫毒。"

【科 属】为鼠李科植物枳椇的干燥成熟种子。
【地理分布】海拔2100米以下阳光充足的山坡、沟谷及路边多有野生，也常栽培于庭院内。分布于华北、华东、西南、中南，以及甘肃、陕西等地。
【采收加工】10~11月果实成熟时，连肉质花序轴一同摘下，晒干，取出种子。
【药理作用】降血压；抑制中枢神经；抗脂质过氧化等。
【性味归经】甘、酸，平。归脾经。
【功能主治】解酒毒，利水消肿。用于醉酒、水肿。

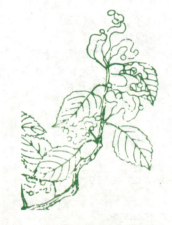

本草药方

⊚ 1. 主治：防醉。

枳椇子20g。饮酒的同时以枳椇子代茶饮。可使小便次数增多，防醉作用较好。

⊚ 2. 主治：中暑。

枳椇子15g，菱角25个，猪瘦肉400g，生姜3片。菱角去外壳、洗净；枳椇子洗净、稍浸泡；猪瘦肉洗净。一起与生姜放进瓦煲内，加入清水2500ml（约10碗水量），大火煲沸后改小火煲约1个半小时，调入适量食盐便可饮用，当天服完。

⊚ 3. 主治：酒精性脂肪肝。

枳椇子10g，红花3g。将枳椇子洗净，与红花同放入砂锅，加水适量，浸泡片刻后煎煮15分钟，过滤去渣。取汁即可。代茶频频饮用，当天服完。

药膳养生

◎ 枳椇粥

枳椇子30g，粳米100g。先煎枳椇子，去渣取汁，后放入粳米煮粥，空腹食用。▶解酒毒，清热除烦。适用于热病后烦热口渴，二便不利。

◎ 枳椇子甘蔗煲猪心肺

枳椇子30g，猪心100g，甘蔗500g，猪肺100g。将甘蔗切成小段，劈开，猪肺、猪心洗净切成小块。四者加水适量，煮汤服食。▶补肺润燥，补中益气。适用于肺结核，见咳嗽、痰中带血，秋冬肺燥咳嗽等。

◎ 枳椇橘皮竹茹汤

枳椇子50g，竹茹、橘皮各20g。水煎取汁。徐徐饮服。▶解酒除烦，和胃止呕。适用于心烦口渴，饮酒过度，呕逆不食等。

◎ 枳椇蔗梨浆

枳椇子120g，甘蔗250g，梨120g。分别绞取汁液后，混匀饮用，或每服半茶杯。▶止咳化痰，养阴润肺。适用于阴虚肺燥致咳嗽痰少，咽喉干燥等。

赤小豆

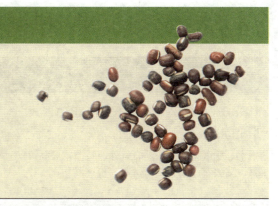

SEMEN PHASEOLI

〖赤小豆〗

别名: 小豆,赤豆,红豆,红小豆,猪肝赤,朱赤豆,朱小豆,金红小豆,米赤豆。

◎《本草纲目》记载赤小豆:
"辟瘟疫,治难产,下胞衣,通乳汁。和鲤鱼、鲫鱼、黄雌鸡煮食,并能利水消肿。"

【科 属】为豆科植物赤豆或赤小豆的干燥成熟种子。

【地理分布】全国各地广泛栽培。

【采收加工】秋季果实成熟而未开裂时拔取全株,晒干,打下种子,除去杂质,再晒干。

【药理作用】对人体精子有显著抑制作用。

【性味归经】甘、酸,平。归心、小肠经。

【功能主治】解毒排脓,利水消肿。用于脚气肢肿,水肿胀满,风湿热痹,黄疸尿赤,肠痈腹痛,痈肿疮毒。

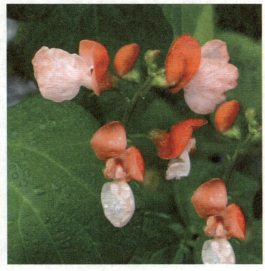

本草药方

⊙ 1. 主治:肝硬化。
赤小豆500g,鲤鱼1条(约500g)。将鲤鱼去鳞及内脏,和赤小豆一起加水炖熟。食肉豆,喝汤。

⊙ 2. 主治:肝硬化腹水。
赤小豆30g,冬瓜仁15g,玉米须60g。加水煎沸15分钟,滤出药液,再加水煎20分钟,去渣。两煎药液调兑均匀,分服,每天2剂。

⊙ 3. 主治:血栓闭塞性脉管炎,患处溃烂,疼痛剧烈,久不收口。
赤小豆、紫花地丁、忍冬藤各30g,连翘、玄参、当归各15g,牛膝、赤芍、川楝子各10g,红花、生甘草各5g。煎服法同2,每天1剂。

药膳养生

⊙ 赤豆蒸鲤鱼
赤小豆100g,鲤鱼1条(约1000g),花椒、陈皮、草果各8g。鲤鱼去鳞、鳃及内脏;剩下4味淘洗干净,塞入鱼腹中。鱼放盆中,加适量姜、葱、胡椒粉、盐、鸡汤,上笼蒸1小时至熟出笼,把葱丝或略烫好的鲜绿叶菜撒于上面。吃鱼喝汤。▶行气健胃,利水消肿。适用于营养不良性水肿,黄疸,脾虚食少,小便不利,消化不良等。

⊙ 赤小豆羹
赤小豆100g,白术10g,桑白皮12g,鲤鱼1条,调料适量。赤小豆淘净;白术、桑白皮装入纱布袋,扎口;鱼去鳞、鳃及肠杂,洗净,和赤小豆、药袋一同入锅内,加水煮至鱼熟,取出鱼、赤小豆,留汁加入葱、陈皮、姜、醋调味做羹(少盐)。吃鱼、赤小豆,喝汤。▶健脾益胃,利水消肿。适用于营养不良性水肿、慢性肾炎、肝硬化腹水等。

利湿退黄

茵陈蒿

HERBA ARTEMISIAE SCOPARIAE

《茵陈》

别名：茵陈，石茵陈，绵茵陈，绒蒿，臭蒿，安吕，婆婆草，野兰蒿，黄蒿，狼尾蒿。

◎《本草纲目》记载茵陈主治：
"风湿寒热邪气，热结黄疸……"

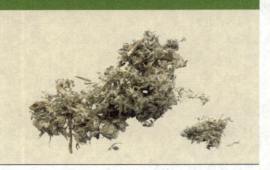

【**科　属**】为菊科植物滨蒿或茵陈蒿的干燥地上部分。

【**地理分布**】**1. 滨蒿**　山坡、路旁、旷野及半干旱或半湿润地区均有野生。林缘、路旁、草原、黄土高原和荒漠边缘地区多有分布。全国各地均有。

2. 茵陈蒿　野生于低海拔地区的河岸、海岸附近的湿润沙地、路旁及低山坡地区。分布于华东、中南，以及辽宁、河北、陕西、四川、台湾等地。

【**采收加工**】春季幼苗高6～10厘米时采收或秋季花蕾长成时采割，除去杂质及老茎，晒干。春季采收的习称"绵茵陈"，秋季采割的称"茵陈蒿"。

【**药理作用**】促进胆汁分泌；利尿；抗肝损伤；抗动脉粥样硬化；解热；降血压；抗肿瘤等。

【**性味归经**】苦、辛；微寒。归脾、胃、肝、胆经。

【**功能主治**】退黄疸，清湿热。用于湿疮瘙痒，黄疸尿少，以及黄疸型肝炎。

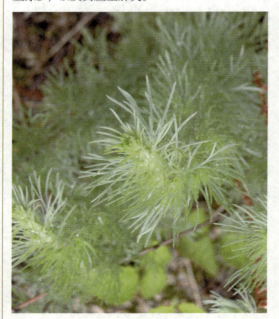

本草药方

◎ **1. 主治：肝硬化腹水，属虚实夹杂。**

茵陈、白芍、当归、杏仁、白术、木瓜、陈皮、藕节、泽兰、香附各20g，黄芪100g，赤芍、丹参、茯苓、车前子各30g，生姜10g。以水煎沸15分钟，滤出药液，再加水煎20分钟。两煎药液兑匀，分服，每天1剂。

◎ **2. 主治：急慢性肝炎。**

茵陈、赤芍、黄芪、白芍各15g，夜交藤30g，藿香、当归、杏仁、远志、佩兰叶、郁金、橘红、石菖蒲各10g，黄连5g，琥珀粉末、羚羊角粉末（冲服）各1g。煎服法同1，每天1剂。

药膳养生

◎ **茵陈粳米粥**

茵陈40g，粳米60g，适量白糖。先水煎茵陈，去渣取汁，再放入粳米煮粥，加白糖。▶清热、利湿、退黄。适用于传染性肝炎的小便不利、短赤，身目发黄，食欲不振。作为肝炎恢复期停药后的日常饮食，以巩固疗效。

泽 泻

RHIZOMA ALISMATIS

〖泽泻〗

别名：水泻，芒芋，鹄泻，禹孙。

◎《本草纲目》记载泽泻：

"渗湿热，行痰饮，止呕吐、泻痢、疝痛、脚气。"

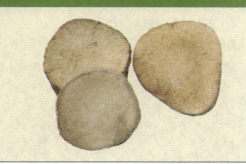

【科 属】为泽泻科植物泽泻的干燥块茎。

【地理分布】野生于河湾、湖泊、水塘浅水带，溪流、沼泽、低洼湿地也有分布或栽培。分布于华东、东北、西南以及河北、河南、新疆等地。

【采收加工】冬季茎叶开始枯萎时采挖，干燥，洗净，除去须根以及粗皮。

【药理作用】利尿；抗动脉粥样硬化；降血脂；抗炎；抗脂肪肝；降血糖，松弛血管平滑肌，增加冠脉血流量等。

【性味归经】甘、淡，寒。归肾、膀胱经。

【功能主治】清湿热，利小便。用于水肿胀满，小便不利，泄泻尿少，热淋涩痛，痰饮眩晕；高血脂症。

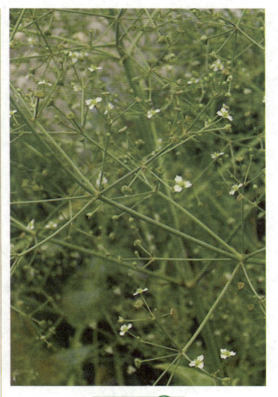

本草药方

◎ 1.主治：胃肠神经官能症，胸腹部乞窜痛，胀满不适。

泽泻、半夏、枳实、石菖蒲、茯苓、赤芍各10g，甘草、广木香、胆南星、肉桂、竹茹、生姜各5g。加水煎沸15分钟，滤出药液，再加水煎20分钟，去渣，两煎药液均匀调兑。分服，每天2剂。

◎ 2.主治：腹痛腹泻，恶寒，发热，恶心呕吐。

泽泻、猪苓、苍术、车前子、白术、厚朴、白芍、陈皮各10g，茯苓15g。煎服法同1。每天1剂。

呕吐加竹茹、半夏各10g；湿热加葛根15g，黄连、黄芩各9g；寒湿加防风、荆芥、藿香各10g；暑湿加香薷、扁豆花各10g，六一散10g；食滞加山楂、菜菔子、神曲各10g。

◎ 3.主治：肠炎。

泽泻、神曲、山楂、陈皮、麦芽、茯苓、白术各10g，厚朴、半夏、藿香、苍术、甘草各5g。煎服法同1。每天1剂。

药膳养生

◎ 泽泻茯苓鸡

泽泻60g，母鸡1只，茯苓60g，黄酒适量。将鸡洗净，茯苓、泽泻、黄酒入鸡腹内，鸡背朝下，小火炖2小时，去浮油，淡食，每次4汤匙鸡汁，鸡油蘸酱油吃。5天吃完。▶利水消肿，益补安神。适用于肝硬化病久虚弱而有腹水者。

◎ 泽泻茶

泽泻15g。煎汤。代茶饮。▶适用于阴茎勃起不倒，昼伏夜起，胀痛难眠，肾阴亏损，相火亢盛的病症。

过路黄

HERBA LYSIMACHIAE

《金钱草》

别名： 地蜈蚣，蜈蚣草，过路黄，铜钱草，野花生，神仙对坐草，一串钱，临时救，黄疸草，一面锣。

◎《采药志》记载金钱草：

"治反胃噎膈，水肿鼓胀，黄白火疸，疝气，阴证伤寒。"

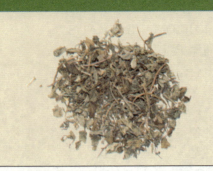

【科 属】 为报春花科植物过路黄的干燥全草。

【地理分布】 沟边、土坡路边及林缘较阴湿处多有野生，垂直分布可达海拔 2300 米处。分布于西南、中南，以及山西、甘肃、陕西、安徽、江苏、江西、浙江、福建等地。

【采收加工】 夏、秋两季采收，除去杂质后，晒干。

【药理作用】 促进胆管泥沙状结石排出，促进胆汁分泌；抗炎；调节体液免疫和细胞免疫等。

【性味归经】 甘、咸，微寒。归肝、胆、肾、膀胱经。

【功能主治】 消肿通淋，清利湿热。用于热淋、砂淋，尿涩作痛，痈肿疔疮，黄疸尿赤，毒蛇咬伤，以及肝胆结石，尿路结石。

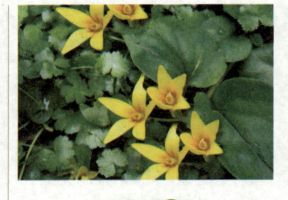

本草药方

● **1. 主治：肝脓肿。**

金钱草50g，合欢皮15g。加水煎沸15分钟，滤出药液，再加水煎20分钟，去渣。两煎药液调兑均匀，分服，每天2剂。

● **2. 主治：肝内结石。**

金钱草48g，鸡内金、海金沙各25g，茵陈、枳壳、黄芩、川楝子各15g，麦芽、甘草各10g，大黄5g。煎服法同1，每天1剂。

● **3. 主治：肝硬化腹水。**

金钱草、茯苓皮、车前子、大腹皮各30g，薏苡仁、丹参、泽泻、黄芪各25g，王不留行、泽兰各20g。煎服法同1，每天1剂。

● **4. 主治：泌尿系感染，肾盂，肾结石。**

金钱草60g，冬葵子、鸡内金、海金沙、白芍各15g，柴胡、木香、枳壳各12g，大黄（后下）10g，琥珀末（冲服）23g。煎服法同1，每天1剂。

药膳养生

◎ **金钱草粳米粥**

新鲜金钱草60g（干者减半），冰糖适量，北粳米60g。金钱草洗净，切碎，加水200ml，煎至100ml，去渣取汁，放入冰糖、北粳米，加水400ml，煮稀粥。稍温服食，每天2次。▶适用于黄疸，胁痛，砂淋，石淋，包括输尿管结石、膀胱结石、肾结石、胆道结石和黄疸型肝炎等。长期服用可奏效。

◎ **金钱银花炖瘦肉**

金钱草80g（鲜者200g），金银花60g（鲜者150g），猪瘦肉1000g，黄酒2匙。金钱草和金银花用纱布包好，用猪瘦肉块一同加水浸没，大火烧开加黄酒，小火炖2小时，取出药包，挤干。饮汤，每次1小碗，每天2次。过夜煮沸，3天服完。▶清热，解毒，消石。适用于胆囊炎，预防胆结石、胆管炎症。

◎ **金钱败酱茵陈茶**

金钱草5g，茵陈、败酱各30g，白糖适量。前3味加水8L，煎取1L，去渣取汁。加白糖调匀，温服代茶多饮。▶清热，利湿，排石。适用于慢性胆囊炎，胆结石，泌尿系结石等。宜常服。

猪苓

POLYPORUS

【猪苓】

别名: 猪茯苓，地乌桃，猪屎苓，野猪食，野猪粪。

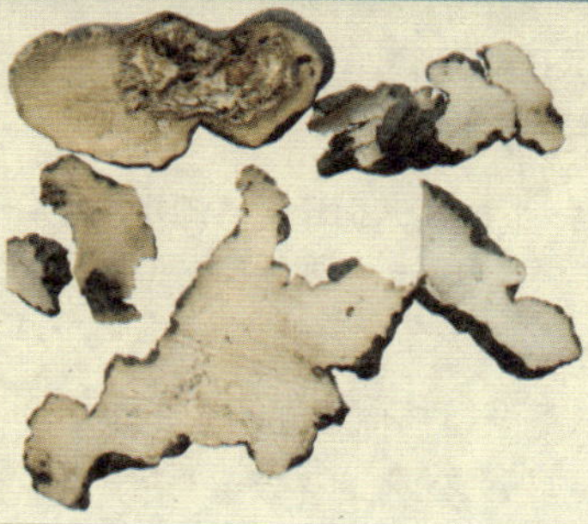

◎《本草纲目》记载猪苓：

“开腠理，治淋，肿，脚气，白浊，带下，妊娠子淋，治肿，小便不利。”

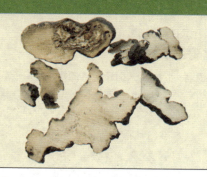

本草药方

◎ **1. 主治：泌尿系结石。**

猪苓10g，金钱草、丹参、滑石各30g，连翘20g，白茅根、赤芍、海金沙、牛膝各15g。加水煎沸15分钟，滤出药液，再加水煎20分钟，去渣，两煎药液调兑均匀，分服，每天2剂。结石久不下移加桃仁、皂角刺、三棱、莪术各10g；疼痛剧烈加乌药、川楝子各10g，乳香、没药各5g。

◎ **2. 主治：泌尿系结石。**

猪苓、石韦、车前子、黑豆各30g，木贼60g，萹蓄、赤茯苓、泽泻各20g，附子、王不留行、木通各10g，酒炒大黄、甘草各5g，肉桂2g，胡桃仁5枚（生食服）。煎服法同1。每天1剂。

◎ **3. 主治：肾积水。**

猪苓、滑石、泽泻、茯苓、阿胶各8g，甘草5g，金钱草30g，牛膝18g，车前子15g，续断12g，甘草6g。煎服法同1。每天1剂。气虚加党参、黄芪各20g；腰痛加元胡15g；小便混浊加草薢15g。

◎ **4. 主治：妊娠从脚上至腹肿，小便不利，微渴引饮。**

猪苓250g，末，以熟水服方寸匕，日3服。

◎ **5. 主治：呕吐而病在膈上，思水者。**

猪苓、茯苓、白术各等份。上3味，杵为末，饮服10g，每日3服。

◎ **6. 主治：年壮气盛，梦遗白浊。**

半夏50g，猪苓50g。上半夏锉如豆大，猪苓为末。先将半夏炒令黄色，不令焦，地上去火毒半日，取半夏为末；以一半猪苓末调匀和丸，如桐子大，更用余猪苓末拌丸，使干，入不油砂瓶中养之。每服40丸，空心温酒盐汤下，于申未间冷酒下。

◎ **7. 主治：肠胃寒湿，嗜卧不食。**

猪苓（去黑皮）15g，肉豆蔻2枚，黄柏（去粗皮，炙）0.3g。上3味捣罗为末，米饮和丸，如绿豆大，每服10丸，食前热水下。

【科属】为多孔菌科真菌猪苓的干燥菌核。

【地理分布】林中树根旁地上或腐木桩旁。分布于吉林、黑龙江、河北、辽宁、山西、陕西、河南、四川、贵州、甘肃、湖北、云南。

【采收加工】春、秋季节采挖，除去泥沙，干燥。

【药理作用】增强免疫功能；利尿；抗肝损伤；抗肿瘤；抗菌等。

【性味归经】甘、淡，平。归肾、膀胱经。

【功能主治】利水渗湿。用于小便不利，泄泻，水肿，淋浊，带下。

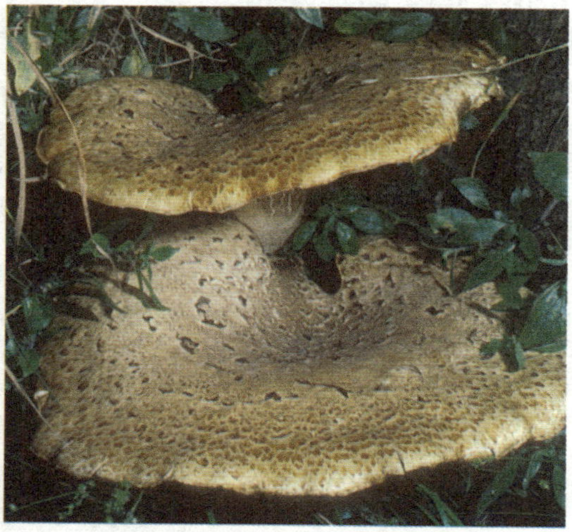

药膳养生

◎ **双苓鲤鱼汤**

猪苓、茯苓各30g，鲤鱼一条。将鲤鱼去鳃、鳞及肠肚脏杂，治净，用油煸其表面使呈黄色，加入调料及猪苓、茯苓，加水没过药，鱼，文火慢炖约30分钟。吃鱼喝汤。▶主治水肿脚气，小便不利，孕妇子肿。

垂盆草

HERBA SEDI

〖垂盆草〗

别名：半枝莲，狗牙草，佛指甲，瓜子草，三叶佛甲草，白蜈蚣，地蜈蚣草，太阳花，瓜子莲。

◎《本草纲目拾遗》记载垂盆草：
"治痈疗，便毒，黄疸，喉癣。"

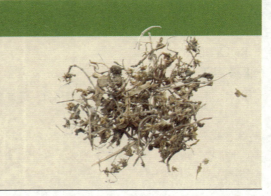

【科　属】为景天科植物垂盆草的干燥或新鲜全草。

【地理分布】生于海拔1600米以下的石隙、向阳山坡、沟边及路旁湿润处。分布于辽宁、吉林、河北、河南、山西、甘肃、陕西、江苏、山东、浙江、安徽、福建、江西、湖南、湖北、四川、贵州等地。

【采收加工】夏、秋两季采收，除去杂质。鲜用或干燥用。

【药理作用】抑菌；抗肝损伤等。

【性味归经】甘、淡、凉。归肝、胆、小肠经。

【功能主治】解毒，清利湿热。用于小便不利，湿热黄疸，痈肿疮疡，慢性肝炎。

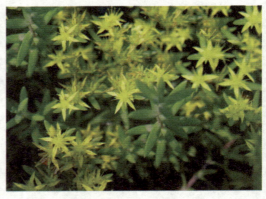

本草药方

◎ 1. 主治：慢性肝炎。

党参、当归各15g，生地黄、茯苓、熟地黄各12g，白术、白芍、川芎各8g，甘草5g。加水煎沸15分钟，滤出药液，再加水煎20分钟，去渣。两煎药液兑匀，分服，每天1剂。肝区痛加柴胡、丹参、刘寄奴、五灵脂各10g；阴虚加天门冬、沙参、枸杞子、石斛各10g；丙氨酸氨基转氨酶高加田基黄、黄芩、垂盆草、土茯苓各10g；澳抗阳性加肉苁蓉、虎杖、淫羊藿、女贞子、巴戟天各10g。

◎ 2. 主治：前列腺肥大。

垂盆草30g，猪苓、枳壳、蒲公英、大腹皮、茯苓、半边莲各15g，赤芍、小茴香各10g，黄柏、三七（研磨成末，冲）各5g。煎服法同1，每天1剂。

◎ 3. 主治：肝炎、低热、体倦乏力。

鲜垂盆草200g，大枣20个，白糖15g。将鲜垂盆草切碎，大枣洗净瓣开，加水1000ml共煎成浆约剩600ml，加白糖即成。随时饮服，每天1剂。

药膳养生

◎ 垂阴茶冲剂

垂盆草、阴行草各600g，食醋400ml，红糖400g。大枣煮熟，汤进枣内，去皮核，加入醋、红糖调味，共煎浓汁，贮瓶内备用。1次服用1大汤匙，每天3次。▶保肝退黄。适用于黄疸型肝炎。

◎ 垂盆草茶

垂盆草30g。水煎代茶饮，每天1剂。▶可清热、解毒，利湿，对于湿热型黄疸、小便不利、转氨酶和血清胆红素升高的患者有良效，并可使口苦、胃纳不佳、小便黄赤缓解或消除。

◎ 垂盆草番茄汁

新鲜垂盆草600g，成熟鲜番茄1000g。将新鲜垂盆草、成熟鲜番茄分别洗干净，垂盆草放入温开水中浸泡片刻，取出切碎，入捣搅机中，搅压成浆汁，用洁净纱布过滤，收取滤汁，备用。鲜番茄可以用同样操作程序，收取番茄汁，放入砂锅，用小火煮沸，离火，待其温热时，兑入垂盆草滤汁，拌匀即可。每天分3次服，随意饮用，当天用完。▶清肝退黄，护肝解毒。对于湿热内结型原发性肝癌癌前病变有效。

广州相思子

HERBA ABRI

【鸡骨草】

别名: 黄头草,黄仔强,大黄草,假牛甘子,红母鸡草,猪腰草,黄食草,小叶龙鳞草。

◎《岭南草药志》记载鸡骨草:"清郁热,舒肝和脾,续折伤。"

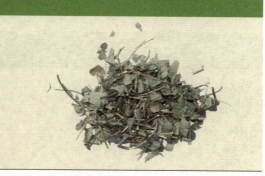

【科 属】 为豆科植物广州相思子的干燥全株。

【地理分布】 生于山地或者旷野灌木林边。广东、广西等地均有分布。

【采收加工】 全年均可采挖,除去泥沙,干燥后使用。

【药理作用】 抗肝损伤等。

【性味归经】 甘、微苦,凉。归肝、胃经。

【功能主治】 疏肝止痛,清热解毒。用于黄疸,胁肋不疏,胃脘胀痛;以及慢性肝炎,乳腺炎。

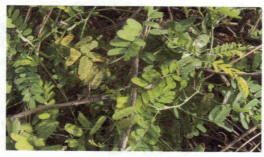

本草药方

◎ **1. 主治:胆石症。**

鸡骨草、白芍、茵陈、冬葵子、陈皮各15g,鱼头石(打碎)30g。加水煎沸15分钟,滤出药液,再加水煎20分钟,去渣。两煎药液兑匀,分服,每天1剂。

◎ **2. 主治:消化性溃疡。**

鸡骨草、救必应、九里香叶各10g,入地金牛根皮30g,黑老虎15g。研末,为丸,每次服5g,每天3次。

◎ **3. 主治:黄疸。**

鸡骨草100g,大枣7~8个。煎服。

◎ **4. 主治:瘰疬。**

鸡骨草3kg,稀莶草2kg。研末,蜜为丸,每丸重15g。每天服3次,每次2丸,连服2~4周。

药膳养生

◎ **鸡骨草田螺汤**

鸡骨草50g,田螺500g。田螺在清水盆内养24~48小时,时时换水,除去污泥,将螺壳斩掉少许,和鸡骨草同炖汤饮。▶具有疏肝散瘀、清热利湿的功效。适用于慢性肝炎,黄疸型肝炎,以及膀胱湿热的小便刺痛等。

◎ **鸡蛋鸡骨草汤**

鸡骨草30g,山栀根30g,鸡蛋2个,猪瘦肉50g。鸡骨草、山栀根装入纱布袋,扎口,和蛋、肉同煮,蛋熟取出去壳,入锅再煮1小时。饮汤食肉、蛋。隔天1剂。▶具有清肝热、养肝阴的功效。适用于慢性肝炎,见肝区痛,疲倦,烦热,尿黄者。

◎ **鸡骨草瘦肉汤**

鸡骨草60克,猪瘦肉100克,调料适量。鸡骨草洗净,猪瘦肉洗净切丝,同放入锅内煮1~2小时后,去渣调味服食。每天1次,可连续服用。▶清热,解毒,利湿。用于湿热型病毒性肝炎。

◎ **鸡骨草煲乌鸡**

乌鸡1只,鸡骨草(干)约150g,排骨250g,蜜枣3个,章鱼约20g。乌鸡斩块,飞水,清水开锅后,下料同煲约3小时,吃肉以盐调料即可。▶清肝火,解毒。常饮能预防肝炎,老少皆宜。

‖ 利尿通淋 ‖

车前

SEMEN PLANTAGINIS

〖车前子〗

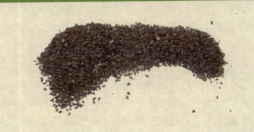

别名: 车前实,猪耳朵穗子。

◎《本草纲目》记载车前子:
"导小肠热,止暑湿泻痢。"

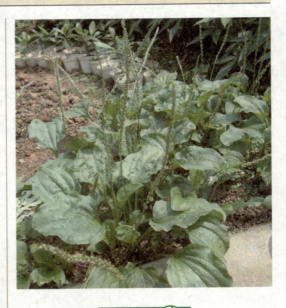

【科 属】为车前科植物车前与平车前的干燥成熟种子。

【地理分布】1. 车前 路旁、山野、花圃或者菜园、河边湿地多有生长,全国各地多有分布。2. 平车前 生于海拔 1800 米以下的山坡田埂和河边,遍布全国,北方产量较多。

【采收加工】夏、秋两季种子成熟时采收果穗,晒干,搓出种子,除去杂质。

【药理作用】祛痰,止咳;利尿;预防肾结石等。

【性味归经】甘,微寒。归肝、肾、肺、小肠经。

【功能主治】渗湿通淋,清热利尿,祛痰,明目。用于水肿胀满,暑湿泄泻,热淋涩痛,痰热咳嗽,目赤肿痛。

本草药方

◉ **1. 主治:慢性肾炎,并发疮痛。**
　　车前草、紫花地丁、白花蛇舌草各30g,白茅根60g,七叶一枝花、生地黄、赤芍、牡丹皮、大黄各10g,商陆5g。加水煎沸15分钟,滤出药液,再加水煎20分钟,去渣。两煎药液兑匀,分服,每天1剂。

◉ **2. 主治:肾盂肾炎,见尿频尿急。**
　　车前子、熟地黄、生地黄、猪苓、牛膝、知母、泽泻、黄柏各10g,白花蛇舌草120g,绿豆1把,龙胆草5g。煎服法同1,每天1剂。

◉ **3. 主治:肾盂肾炎,见恶寒发热,尿急。**
　　车前草、金银花、神曲、生石膏、山楂、白茅根、麦芽各30g,连翘20g,滑石、萹蓄各15g,麦门冬、栀子各10g,甘草5g。煎服法同1,每天1剂。

药膳养生

◉ **车前子茶**
　　车前子10g。拣去杂质,筛去空粒,用水淘洗去泥沙,晒干。开水冲泡15分钟。代茶多饮。每天1次。▶适用于泌尿系感染,尿路结石,肾炎性水肿,支气管炎,小便不利,更年期高血压,眼结膜炎等。

◉ **车前子甘草茶**
　　车前子、甘草、生栀子各适量。水煎取汁。代茶多次饮用。▶适用于泌尿系结石,肺热咳嗽。

通脱木

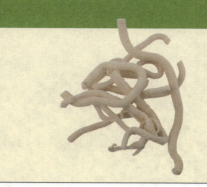

MEDULLA TETRAPANACIS

〖通 草〗

别名: 寇脱、离南、通脱木,葱草,白通草,通花,通大海,五加风,大木通。

◎《本草纲目》记载通草:
"入太阴肺经,引热下降而利小便;入阳明胃经,通气上达而下乳汁。"

【科 属】为五加科植物通脱木的干燥茎髓。
【地理分布】生于向阳、肥沃的土壤中,海拔高达2800 米,或者栽培于庭院中。西南地区,以及江苏、陕西、安徽、浙江、福建、江西、湖北、台湾、广西、广东等地多有分布。
【采收加工】秋季割取茎,截成段,趁鲜取出髓部,理直,晒干后可使用。
【药理作用】利尿。
【性味归经】甘、淡,微寒。归肺、胃经。
【功能主治】通气下乳,清热利尿。用于淋证,小便涩痛,湿热尿赤,乳汁不下,水肿尿少。

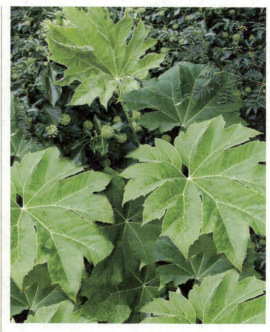

本草药方

◉ **1. 主治:胆囊炎。**
　　通草、竹茹、白芍、甘草各10g,石斛、生地黄、黄芩、当归各15g,白茅根、芦根各20g。加水煎沸15 分钟,滤出药液,再加水煎20 分钟,去渣。两煎药液兑匀,分服,每天1 剂。

◉ **2. 主治:胆结石。**
　　通草3g,金钱草、鹅不食草、茵陈、蒲公英各15g,延胡索、黄芩、柴胡、川楝子、郁金各10g。煎服法同1,每天1 剂。

◉ **3. 主治:糖尿病,属脾虚湿困。**
　　通草、杏仁、藿香、半夏、白豆蔻、大腹皮、厚朴、栀子、陈皮、淡豆豉各10g,薏苡仁224g,滑石12g。煎服法同1,每天1 剂。

◉ **4. 主治:风湿性关节炎。**
　　通草20g,牛膝、鸡血藤、当归各30g,桂枝、白芍、姜黄、甘草各15g,细辛5g。煎服法同1,每天1 剂。

药膳养生

◉ **通乳猪蹄羹**
　　通草8g,净猪蹄2 只,调料适量。猪蹄治净,和通草同清炖到烂熟,加姜、葱、盐调味。吃肉喝汤。▶具有补虚通乳的功能。适用于产后乳汁不下症。

◉ **通草猪蹄汤**
　　通草15g,猪蹄1 个,党参20g。猪蹄治净。先煮2 药取汁,和猪蹄一同炖至烂熟。食肉饮汤。▶补虚通乳。适用于产后乳汁不下症。

◉ **通草糯米粥**
　　通草、陈皮各15g,生芦根15g,糯米80g。前3 味水煎取汁,和糯米煮粥。随意食用。▶调中和胃。适用于伤寒瘥后之呕哕症。

瞿麦

HERBA DIANTHI
【瞿麦】

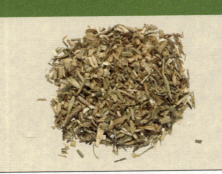

别名： 巨句麦，大兰，山瞿麦，瞿麦穗，南天竺草，麦句姜，剪绒花，龙须，四时美。

◎《本草纲目》记载瞿麦：

"关格诸癃结，小便不通，出刺决痈肿，明目去翳，破胎堕子，下闭血。"

【科 属】为石竹科植物瞿麦或者石竹的干燥地上部分。

【地理分布】**1. 瞿麦** 山坡、路旁、草地或林下多有生长。全国大部分地区有分布。**2. 石竹** 生于海拔 1000 米以下的山坡草丛中。全国大部分地区均有分布。庭院也有栽培。

【采收加工】夏、秋两季花果期采割，除去杂质，干燥。

【药理作用】利尿；抑制心脏；兴奋子宫平滑肌等。

【性味归经】苦，寒。归心、小肠经。

【功能主治】破血通经，利尿通淋。对于石淋，热淋，小便不通，月经闭止，淋沥涩痛均有疗效。

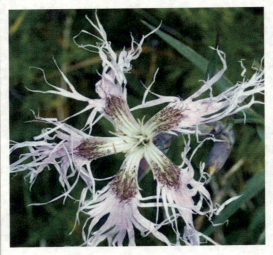

本草药方

◎ **1. 主治：回乳方。**
　　瞿麦、萹蓄、泽泻、车前子各15g，茯苓、牛膝各30g，滑石、苍术各20g。加水煎沸15分钟，滤出药液，再加水煎20分钟，去渣。两煎药液调兑均匀，分服，每天1剂。

◎ **2. 主治：泌尿系结石。**
　　瞿麦、鸡内金、王不留行、车前子、萹蓄、牛膝各15g，金钱草、白茅根、冬葵子、滑石各30g，木通5g。加水煎沸15分钟，滤出药液，再加水煎20分钟，去渣。两煎药液调兑均匀，分服，每天1剂。

◎ **3. 主治：泌尿系结石。**
　　瞿麦、滑石、石韦、金钱草、海金沙、鸡内金、萹蓄各10g，白芍60g，甘草5g。加水煎沸15分钟，滤出药液，再加水煎20分钟，去渣。两煎药液调兑均匀，分服，每天1剂。

药膳养生

◎ **瞿麦滑石粳米粥**
　　瞿麦10g，滑石25g，粳米80g。先把滑石用布包扎，然后与瞿麦同入砂锅煎汁，去渣，入粳米煮为稀粥。▶对于尿路感染有效。孕妇禁用。

◎ **瞿麦血竭儿茶蜜饮**
　　瞿麦15g，血竭、儿茶各10g，白芷8g，蜂蜜20g。先将瞿麦、白芷、血竭分别拣杂，洗净，晾干或晒干，白芷切成片，血竭研成粗末，与瞿麦同放入砂锅，加水浸泡片刻；大火煮沸，调入儿茶拌匀，小火煎煮30分钟，用洁净纱布过滤，去渣，收取滤汁，放入容器，待其温热时兑入蜂蜜，拌和均匀即成。每天早晚2次分服。▶利尿通淋，活血止痛。对于膀胱癌、尿痛有疗效。

◎ **利尿黄瓜汤**
　　瞿麦10g，黄瓜1个，味精、盐、香油各适量。先煎瞿麦，去渣取汁，再煮沸后加入黄瓜汁，加调料，待温食用。▶有清利水道的功效。

地 肤

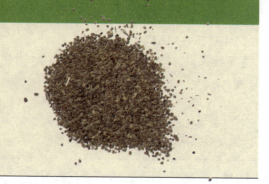

FRUCTUS KOCHIAE
〖地肤子〗

别名： 地葵，地麦，益明，落帚子，独扫子，竹帚子，千头子，帚菜子，铁扫把子，扫帚子。

◎《本草纲目》记载地肤子：
"膀胱热，利小便，补中益精气。"

【科 属】为藜科植物地肤的干燥成熟果实。

【地理分布】生于田边、荒野、路旁或者栽培于庭院，几乎遍布全国。

【采收加工】每年秋季果实成熟时采收植株，晒干，打下果实，除去杂质。

【药理作用】抑菌；抑制迟发性超敏反应；调节单核－巨噬细胞吞噬功能等。

【性味归经】辛、苦，寒。归肾、膀胱等。

【功能主治】祛风止痒，清热利湿。对于小便涩痛，阴痒带下，湿疹，风疹，皮肤瘙痒均有疗效。

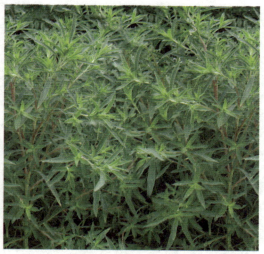

本草药方

⊙ 1. 主治：疥疮。

地肤子、枸杞子、苦参各12g，防风、荆芥、苍术、蝉蜕、当归、百部各10g，生地黄、生石膏各15g，木通5g，知母8g，甘草2g。加水煎沸15分钟，滤出药液，再加水煎20分钟，去渣。两煎药液兑匀，分次服，每天1剂。

⊙ 2. 主治：疥疮。

地肤子、防己、防风、蛇床子、钩藤、土槿皮各15g，百部、黄柏、苦参、白鲜皮各30g，川花椒60g，皂角刺5g。上药加水2500ml，浸泡6小时，小火煎30分钟，滤液熏洗20分钟，每天2次。如有糜烂渗出者，可在熏洗后进行局部湿热敷，每次20分钟，连续进行5~6次。

⊙ 3. 主治：疥疮。

地肤子25g，荆芥、七叶一枝花、苦参、草薢各10g，焦栀子、土茯苓、赤芍、黄柏各12g，粉丹皮8g，甘草、僵蚕、银花各5g，广地龙5g。加水煎沸15分钟，滤出药液，再加水煎20分钟。两煎药液调兑均匀，分服，每天1剂。

药膳养生

⊙ 地肤子当归丹参饮

地肤子15g，白鲜皮、当归各20g，生地黄、蒲公英各50g，丹参25g，三棱、莪术、僵蚕、干蟾皮、百部各15g，苦参、白糖各30g。将配方药物洗干净，放入炖锅内，加水适量。将炖锅置大火上烧沸，再用小火煎煮25分钟，停火过滤，留汁液，加入白糖搅匀即成。每天2次，每次饮150ml。
▶清热，解毒，消肿。对于扁平疣有效。

⊙ 地肤车前子清热汤

地肤子、白茅根、石韦、瞿麦、金银花各15g，地榆、车前子、白花蛇舌草各30g，琥珀、木通、黄柏、石榴皮各10g，甘草5g。每天2剂，水煎服。
▶清热解毒，利尿止痛。对于肾盂肾炎有效。

⊙ 地肤苗拌凉菜

地肤苗或大株地肤嫩尖，不拘多少，洗净，焯熟，切碎，加芝麻油、食盐、蒜泥等凉拌食用。
▶对风湿痹痛，身重倦怠有疗效。

冬葵

FRUCTUS MALVAE

【冬葵果】

别名: 葵子,葵菜子,冬葵子。

◎《本草纲目》记载冬葵果:
"通大便,消水气,滑胎,治痢。"

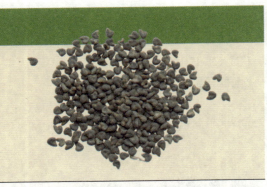

【科 属】为锦葵科植物冬葵的干燥成熟果实。
【地理分布】我国西南地区,以及甘肃、河北、湖北、江西、湖南等地有种植。
【采收加工】夏、秋两季种子成熟时采收,除去杂质,阴干,生用或者捣碎用。
【药理作用】增强单核-巨噬细胞吞噬的能力。
【性味归经】甘、涩,凉。归大肠、小肠、膀胱经。
【功能主治】下乳,利尿通淋,润肠。对于乳汁不通,淋证,便秘,乳房胀痛有效。

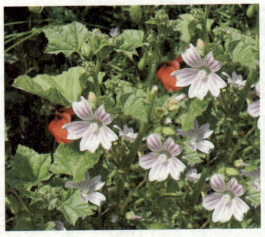

本草药方

● **1. 主治:泌尿系结石。**
　　冬葵子、海金沙、石韦、王不留行、牛膝各30g,金钱草45g,赤芍、枳壳、白芍各15g,鸡内金、琥珀(研、冲)各10g。加水煎沸15分钟,滤出药液,再加水煎20分钟,去渣。两煎药液兑匀,分服,每天1剂。气滞血瘀致腰膝痛加三棱、莪术各30g,三七10g;湿热下注致小便涩痛或尿血加萹蓄、瞿麦、小蓟各20g;湿热内蕴加蒲公英20g,黄柏15g;肺脾气虚致食少纳呆加党参30g,白芍15g;脾肾阳虚,或伴肾盂积水加桂枝10g,熟附子、巴戟天各30g。

● **2. 主治:泌尿系结石。**
　　冬葵子、滑石、海金沙、石韦各15g,金钱草60g,车前子30g,生地黄12g,制大黄、通草、厚朴、枳壳各10g,甘草5g。煎服法同1,每天1剂。气虚加党参、黄芪各15g;血虚加熟地黄、何首乌各15g;肾阳虚加菟丝子、补骨脂各15g;肾阴虚加女贞子、旱莲草各15g;脾虚纳少加白术、山药各15g;血尿加小蓟、大蓟、仙鹤草各15g;结石位置不移加桃仁、莪术、三棱、红花各10g。

药膳养生

● **冬葵肉汤**
　　冬葵叶、紫花地丁各50g,天胡荽60g,车前草30g,猪瘦肉90g。猪瘦肉切块,剩余的药入纱布袋,扎口,加水共炖到肉烂,除药袋。食肉饮汤,顿服。▶利湿退黄,清热解毒。适用于湿热黄疸,小便短赤,发热口渴等。

● **三味葵蓁散**
　　冬葵子、方海各150g,葵蓁250g。以上3味,粉碎成粗粉,过筛混匀即可。水煎服,每次4g,每天3次。密闭,防潮。▶清湿热,利尿。对于湿热下注,小便热痛有疗效。

● **日轮温肾丸**
　　冬葵子、红花、黄精、天门冬、紫茉莉、葵蓁(或菱角)各4g,石榴子10g,白豆蔻8g,荜茇、玉竹各6g,肉桂3g。以上11味,一起粉碎成细粉,过筛混匀,以凉开水泛丸,打光干燥。成人1次服3g,每天2次,温开水或调蜂蜜水送服。▶温肾,利尿,消"黄水"。对于肾寒腰痛,遗精淋下,寒性腹泻,宫寒带多,胃寒浮肿等寒性病症有效。热性病者忌用。

灯心草

MEDULLA JUNCI

【灯心草】

别名: 虎须草，赤须，灯心，灯草，碧玉草，水灯心，猪矢草，洋牌洞，虎酒草，秧草。

◎《本草纲目》记载灯心草：
"降心火，止血，通气，散肿，止渴。烧灰入轻粉、麝香，治阴疳。"

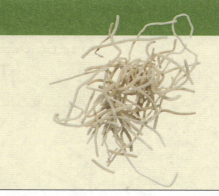

【科　属】为灯心草科植物灯心草的干燥茎髓。

【地理分布】田边、水旁等潮湿处多生长。分布于长江下游，以及陕西、四川、福建、贵州等地。四川及江苏苏州均有栽培。

【采收加工】夏末至秋季割取茎，晒干，取出茎髓，理直，扎成小把后使用。

【药理作用】抗病原微生物；抗氧化等。

【性味归经】甘、淡，微寒。归心、肺、小肠经。

【功能主治】利小便，清心火。用于尿少涩痛，心烦失眠，口舌生疮。

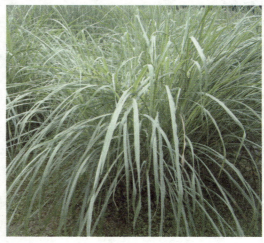

本草药方

◈ **1. 主治：痔疮出血。**

灯心草、竹叶、当归、草红花、甘草各10g，椿根白皮30g，红糖120g，黄酒250ml。锅中加水1200ml，将黄酒（或白酒30~50ml）、红糖以及上药煎至400ml，饭前1小时服用，每天3次。不耐饮酒者，可酌情减量。

◈ **2. 主治：老年性前列腺肥大。**

灯心草3g，山药、熟地黄各30g，萹蓄、瞿麦各20g，滑石、山茱萸、牛膝各15g，刘寄奴、茯苓各12g，牡丹皮、泽泻、车前子（包）各10g，甘草5g。锅中加水煎沸15分钟，滤出药液，再加水煎20分钟，去渣。两煎药液兑匀，分服，每天1剂。

药膳养生

◎ **灯心草茶**

灯心草、淡竹叶各3g。洗净，开水冲泡。代茶饮。▶适用于心烦，口渴，失眠。

◎ **灯心草苦瓜汤**

灯心草4～6扎，鲜苦瓜（切开去瓤和核）150～200g。煎汤饮。▶利尿通淋，清心降火。适用于小便短赤，暑日烦渴，伤暑身热，风热目赤等病症。

◎ **灯心草柿饼汤**

灯心草6g，白糖适量，柿饼3个。锅中加水300ml，煮取100ml，加白糖适量。温服，吃柿饼，每天2次。▶具有清热利湿的功能。适用于血淋、热淋，可利小便、清心火。

◎ **灯心草鲫鱼粳米粥**

灯心草7根，鲫鱼2条，粳米50g。鲫鱼去鳞、内脏，洗净，和灯心草煮汤，用汤煮粳米成粥。吃粥吃鱼。▶利水消肿，清热降火。适用于营养不良，肠风下血，慢性肾炎，小便赤涩，水肿呕吐等。

理 气

【概念】

凡以疏通气机、消除气滞为主要作用的药物，称理气药，又称为"行气药"。

【功效】

理气药性味多辛苦温。气味芳香能理气，具有行气消胀、解郁止痛的功效，并可通过畅达气机、消除气滞而止痛。本类药物根据性能的不同，可分为疏肝解郁药、调脾和胃药、宣降肺气药等。

【药理作用】

近代研究表明，理气药主要具有兴奋或抑制胃肠道平滑肌的作用，促进消化液分泌，利胆，调节子宫平滑肌，舒张支气管平滑肌，增加冠状动脉血流量，兴奋心肌，抗菌，升高血压等作用。

【适用范围】

理气药主要用于治疗胃肠气滞所导致的脘腹胀痛、恶心呕吐、嗳气吞酸、腹泻便秘等；肝气郁滞所导致的胁肋胀痛、疝气疼痛、抑郁不乐、月经不调、乳房疼痛等；肺气壅滞所导致的咳嗽气喘、胸闷胸痛等。对现代临床的肠炎、胃炎、胃肠道溃疡，胆结石、多种肝病、胆囊炎，以及慢性支气管炎等有治疗作用。木香、香附、乌药、川楝子、青皮、檀香、沉香、玫瑰花、娑罗子、荔枝核、土木香、天仙藤、大腹皮、薤白、柿蒂、刀豆、甘松、佛手、香橼、化橘红、陈皮、枳实、绿萼梅、九香虫为临床常用的理气药。

化橘红：科属为芸香科植物柚或化州柚的未成熟或近成熟的干燥外层果皮。前者习惯称为"毛橘红"，后者习惯称为"光橘红""光七爪""光五爪"。性味归经：辛、苦，温，归肺、脾经。功效主治：燥湿，散寒，消痰，理气。用于风寒咳嗽，喉痒痰多，呕恶痞闷，食积伤酒。

陈皮：科属为芸香科植物橘及其栽培变种的干燥幼果或者未成熟果实的果皮。性味归经：苦、辛，温，归肝、胆、胃经。功效主治：燥湿化痰，理气健脾。对于胸脘胀满，食少吐泻，咳嗽痰多有疗效。

荔枝核：科属为无患子科植物荔枝的干燥成熟种子。性味归经：甘、微苦，温，归肝、肾经。功效主治：祛寒止痛，行气散结。用于寒疝腹痛，睾丸肿痛。

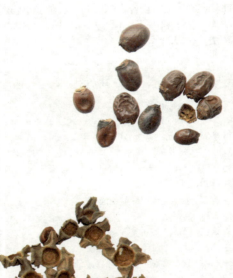

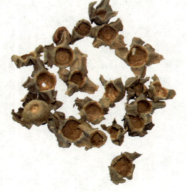

柚

EXOCARPIUM CITRI GRANDIS

【化橘红】

别名：化皮，化州橘红，橘红，兴化红，毛柑，毛化红，赖橘红。

◎《本草纲目》记载化橘红："下气消痰。"

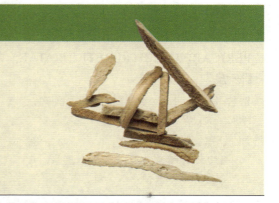

【科 属】为芸香科植物柚或化州柚的未成熟或近成熟的干燥外层果皮。前者习惯称为"毛橘红"，后者习惯称为"光橘红""光七爪""光五爪"。

【地理分布】**1. 柚** 栽培于低山地带或丘陵。种植于浙江、江西、台湾、福建、湖南、湖北、广西、广东、贵州、四川、云南等地。主产于重庆。**2. 化州柚** 栽培于广东茂名化州，湛江徐闻、遂溪，广西合浦廉州，广西南宁，以及博白等地。主产于广东茂名。

【采收加工】10～11月果实近成熟时采收，放于沸水中略烫后，将果皮剥成5～7瓣，除去果瓤和部分中果皮，压制成形，晒干或者阴干。

【药理作用】镇静；镇咳，祛痰；抗病原微生物等。

【性味归经】辛、苦，温。归肺、脾经。

【功能主治】燥湿，散寒，消痰，理气。用于风寒咳嗽，喉痒痰多，呕恶痞闷，食积伤酒。

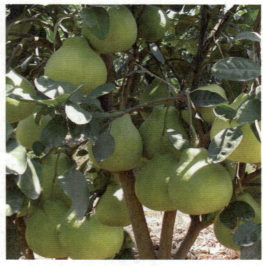

本草药方

● **1. 主治：风疹反复发作，久不痊愈。**

橘红、防风、荆芥、乌药各5g，白芷、枳壳、僵蚕、桔梗、川芎、独活、柴胡、羌活、前胡各2g，甘草2g，生姜3片。加水煎沸15分钟，滤出药液，再加水煎20分钟，去渣。两煎药液兑匀，分服，每天1剂。疹愈后，再用香菇15g，猪瘦肉60g，以水炖熟。吃蘑菇和肉，饮其汤。

● **2. 主治：百日咳。**

橘红、天门冬、白术、百部、瓜蒌皮、麦门冬、半夏各5g。煎服法同1，每天1剂。

药膳养生

◎ **橘红茶**

橘红10g，生姜5片，白茯苓15g。一起煎取汁，去渣。代茶饮。▶理气，宽胸，消积。适用风寒咳嗽，声重浊，痰色白稠，或者食少纳呆，胸闷脘痞等。

◎ **橘红糕**

橘红粉20g，米粉500g，白糖200g。橘红粉与白糖拌匀，做馅；米粉润湿后，上笼蒸15分钟，取出冷却，摊在洁布上，压平，撒上馅，上面撒一层米粉糕，压实，切成小块。每天早晚餐食用。▶具有止咳化痰、理气消食的功效。适用于消化不良，食欲不振，咳嗽痰多等。

◎ **橘皮饮**

橘皮、杏仁、老丝瓜各10g，白糖适量。杏仁温水泡后去皮尖，丝瓜、橘皮洗净，加水一起煮15分钟，去渣留汁，加白糖搅匀。代茶饮。▶适用于痰湿咳嗽，食积伤酒。

橘

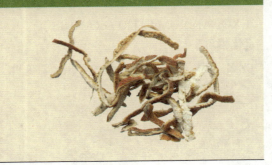

PERICARPIUM CITRI RETICULATAE

《陈 皮》

别名：橘皮，贵老，黄橘皮，红皮，橘子皮，广陈皮，新会皮。

◎《本草纲目》记载陈皮：

"疗呕哕反胃嘈杂，时吐清水，痰痞，痁疟，大肠闷塞，妇人乳痈。入食料，解鱼腥毒。"

【科 属】为芸香科植物橘及其栽培变种的干燥成熟果皮。

【地理分布】栽培于低山地带、丘陵，江河湖泊沿岸或者平原。在浙江、江西、江苏、安徽、台湾、福建、广东、海南、湖北、湖南、四川、广西、贵州、云南等地均有栽培。四川、浙江、福建、江西、湖南等地为其主产区。

【采收加工】10～12月果实成熟时，摘下果实，剥取果皮，阴干或通风干燥。

【药理作用】抗胃溃疡，促进消化液分泌；抗肝损伤，促进胆汁分泌；平喘，祛痰；加强心肌收缩力，扩张冠脉，降血压；抗炎；抑制子宫收缩；缩短凝血时间等。

【性味归经】苦、辛，温。归肺、脾经。

【功能主治】燥湿化痰，理气健脾。对于胸脘胀满，食少吐泻，咳嗽痰多有效。

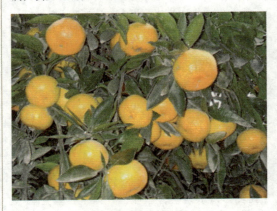

本草药方

◎ **1. 主治：牙痛。**

陈皮、杏仁各15g，香附、川楝子各25g，丁香、沉香、木香、乳香、小茴香各20g。上药浸泡于70%酒精500ml中，密封贮存1个月，加入薄荷脑、冰片、麝香各少量，溶化后，用棉签点少许药液涂搽患牙周围。1分钟后连口水一同吐出（勿吞下），每天4次。

◎ **2. 主治：慢性咽炎。**

陈皮、延胡索各10g，蒲公英、女贞子、墨旱莲各30g，合欢皮15g。加水煎沸15分钟，滤出药液，再加水煎20分钟，去渣。两煎药液兑匀，分服，每天1剂。

◎ **3. 主治：声带息肉、声带小结，症见咽干、气短，舌淡苔薄白，形寒肢冷，脉细微。**

陈皮、干姜、甘草各2g，龙须草、天名精、石龙芮、龙葵、枸杞子、白英、熟地黄、生地黄、党参、白芍、炮附子、当归各8g。煎服法同2，每天1剂。

药膳养生

◎ **陈皮瘦肉粥**

陈皮15g，猪瘦肉50g，墨鱼骨12g，白米80g。猪瘦肉洗净，切片；白米淘净，和陈皮、墨鱼骨一起煮为粥，熟后去陈皮、墨鱼骨，加入猪瘦肉片再煮到肉熟，加食盐调味，温服。▶补虚，理气，健脾。适用于脾胃气滞，嗳气泛酸，胃脘胀痛，食少体虚等。

◎ **陈皮木香肉**

陈皮、木香各3g，猪瘦肉200g。前2味焙干，研磨成末；猪瘦肉洗净切片；炒锅内放少量食用油，烧热后放入肉片煸炒，加清水适量，快熟时下陈皮、木香末、食盐拌匀。佐餐食。▶理气，解郁，补虚，行气宽胸。适用于妊娠少腹胀痛，连及两胁，嗳气稍舒，或情绪不安等。

◎ **陈皮茶**

陈皮6g，茶叶少许。将陈皮洗净，加水煎，取滚沸汤液，趁热沏茶。随意饮用。▶健脾行气。适用于痰浊头痛，头昏蒙，胸脘满闷，平素多痰，时有恶心或呕吐痰涎，舌苔白腻，脉滑或脉弦。

青皮

PERICARPIUM CITRI RETICULATAE VIRID

〖青皮〗

别名：青橘皮，青柑皮。

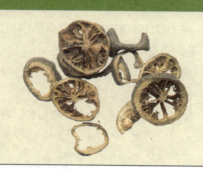

◎《本草纲目》记载青皮：

"消胸膈气逆，胁痛，小腹疝气，消乳肿，疏肝胆，泻肺气。"

【科属】为芸香科植物橘及其栽培变种的干燥幼果或者未成熟果实的果皮。

【地理分布】主产于四川、福建、湖南、江西、广西、浙江、广东、贵州、云南。多为栽培。

【采收加工】5～6月收集自落的幼果，晒干，习惯称为"个青皮"；7～8月采收未成熟的果实，在果皮上纵剖成四瓣到基部，除尽瓤瓣，晒干，习惯称为"四化青皮"，又叫作"四花青皮"。

【药理作用】促进胆汁分泌；双向调节胃肠功能；祛痰，平喘；抗休克，升高血压；强心等。

【性味归经】苦、辛，温。归肝、胆、胃经。

【功能主治】消积化滞，疏肝破气。用于疝气，胸胁胀痛，乳痈，乳核，食积腹痛。

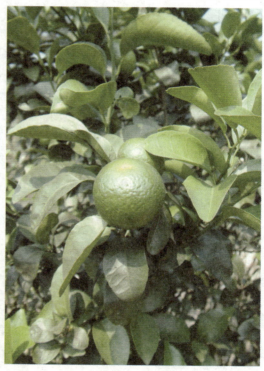

本草药方

◉ **1. 主治：**慢性支气管炎，见咳嗽气短。

青皮、川芎、当归、半夏、桔梗、款冬花、紫菀、麦门冬、枇杷叶、天门冬、陈皮、桑白皮、川贝母、五味子、杏仁各10g，甘草5g。加水煎沸15分钟，滤出药液，再加水煎20分钟，去渣。两煎药液兑匀，分服，每天1剂。

◉ **2. 主治：**慢性支气管炎。

青皮、桑白皮、当归、甘草、川芎、半夏、川贝母、五味子、陈皮、杏仁、麻黄各6g。煎服法同1，每天1剂。以冰糖5g为引。服后30分钟出汗，此方适于冬季服用，服4剂为准。忌烟、酒、辛辣性食物，并忌盐7天。

◉ **3. 主治：**慢性阑尾炎。

青皮、陈皮、牡丹皮、大黄、地鳖虫、白芍、木香各10g，冬瓜仁、败酱草、薏苡仁各22g，桃仁15g，乳香、甘草各5g。煎服法同1，每天1剂。

药膳养生

◉ **青皮麦芽饮**

青皮30g，麦芽10g。2味洗净，加水先用大火烧开，转用小火煮5分钟，取汁。1次温饮1杯，每天3次。▶理气疏肝。对于胸胁胀痛，肝气郁结，纳食不佳等有效。

◉ **青皮**

▶破气，疏肝，消痰，散结。主治胃脘胀痛，两胁疼痛，胸胁胀满，乳中结核，食积，疝气等。用量为3～10g。煎服、入丸散、配制药膳均可，例如"白术酒"。

酸 橙

FRUCTUS AURANTII IMMATURUS

〖枳 实〗

别名： 鹅眼枳实。

◎《本草纲目》记载枳实：
"除胸胁痰癖，逐停水，破结实，消胀满，心下急，痞痛，逆气，胁风痛；安胃气，止溏泄，明目。"

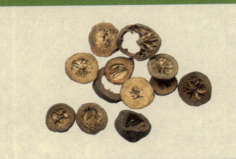

【科 属】为芸香科植物酸橙及其栽培变种或者甜橙的干燥幼果。

【地理分布】1.**酸橙** 栽培于长江流域及以南各地。主产于湖南沅江、江西新干。2.**甜橙** 长江流域及以南均有栽培。主产于贵州、四川。

【采收加工】于5～6月间采摘幼果，或者待其自然脱落后拾其幼果，大者横切成两半。晒干用。

【药理作用】双向调节胃肠平滑肌；抗炎；强心；抗病毒；抗菌；抗氧化；抗变态反应等。

【性味归经】苦、辛、酸，温。归脾、胃经。

【功能主治】化痰散痞，破气消积。用于痞满胀痛，积滞内停，大便不通，泻痢后重，结胸，痰滞气阻胸痹，以及脱肛，胃下垂，子宫脱垂。

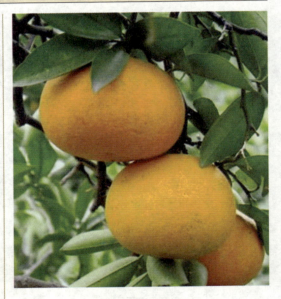

本草药方

◉ **1. 主治：胰腺炎。**

枳实、赤芍、厚朴、白芍各10g，连翘、金银花、紫花地丁、蒲公英各30g，大黄15g，芒硝（冲服）10g。加水煎沸15分钟，滤出药液，再加水煎20分钟，去渣。两煎药液兑匀，分服，每天1剂。

◉ **2. 主治：胰腺炎。**

枳实、香附、黄芩、半夏、川楝子、柴胡、黄连、蒲公英各10g，茵陈、白芍各20g，金银花、大黄各15g，甘草5g。煎服法同1，每天1剂。大便不通加芒硝10g冲服。

◉ **3. 主治：胰腺炎。**

枳实、白芍、柴胡、甘草、川芎、白术、香附、木香、丹参、延胡索、草豆蔻、川楝子各10g，红藤、败酱草各30g，薏苡仁、茯苓各15g，干姜、附子各5g。煎服法同1，每天1剂。

如系急性坏死性（包括出血性）胰腺炎，病情危笃者，应立即送往医院抢救。

药膳养生

◉ **枳壳升麻浆**

炒枳壳60g，黄芪30g，升麻15g，红糖100g。炒枳壳、黄芪、升麻加水800ml煎汤，煮取500ml。每次服20ml，每天3次。▶补气升阳。适用于气虚下陷的阴挺，阴道有物脱出，腰酸腹坠等。多用于产后子宫脱垂。阴虚火旺及肝阳上亢者不宜服用。

◉ **枳壳砂仁炖猪肚**

炒枳壳12g，砂仁5g，猪肚1个。炒枳壳、砂仁装入洗净的猪肚内，扎好后加水炖熟，食肉饮汤。▶健脾补中，行气开胃。适用于脘腹胀满，脾胃气虚，气短消瘦，疲乏无力等。也可用于胃下垂及脱肛。

◉ **枳壳茶**

枳壳60g。将枳壳炒后研为末，点汤代茶饮用。▶具有疏肝解郁的功效。适用于痞满胀痛，气郁引起的目昏暗等。

白木香

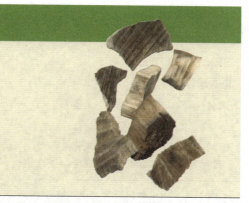

LIGNUM AQUILARIAE RESINATUM

【沉香】

别名: 蜜香, 拨香, 沉水香, 奇南香。

◎《**本草纲目**》记载沉香:
"治上热下寒, 气逆喘急, 大肠虚闭, 小便气淋, 男子精冷。"

【**科属**】为瑞香科植物白木香含有树脂的木材。

【**地理分布**】生于丘陵、平地的疏林或者荒山中。分布于福建、广东、台湾、广西、海南。主产于广西、海南、广东。

【**采收加工**】全年均可采收, 将采下的沉香, 用刀剔除无脂及腐烂部分, 阴干。

【**药理作用**】抑制中枢神经; 解除肠平滑肌痉挛等。

【**性味归经**】辛、苦, 微温。归脾、胃、肾经。

【**功能主治**】温中止呕, 行气止痛, 纳气平喘。用于胸腹胀闷疼痛, 肾虚气逆喘急, 胃寒呕吐呃逆。

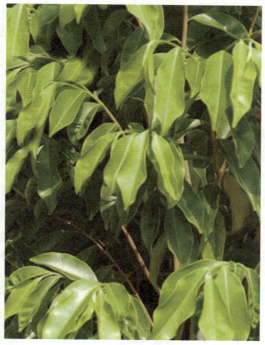

本草药方

◎ **1.主治:** 冠心病, 见胸痛, 咳嗽, 舌苔黄。

沉香4g, 黄连10g, 合欢花20g, 附子2g, 丹参、陈皮、远志、郁金、茯神、灯心草各15g。加水煎沸15分钟, 滤出药液, 再加水煎20分钟, 去渣。两煎药液兑匀, 分服, 每天1剂。

◎ **2.主治:** 冠心病, 心绞痛, 心悸。

沉香、琥珀末(冲)、三七末(冲)各3g, 丹参20g, 红花、当归、延胡索、郁金各8g, 降香5g。加水煎沸15分钟, 滤出药液, 再加水煎20分钟, 去渣。两煎药液兑匀, 分服, 每天1剂。

◎ **3.主治:** 噎膈, 反胃, 梅核气。

沉香、青皮、陈皮、粉甘草、半夏各5g, 郁金15g, 前胡、檀香、苏子(炒)、茯苓各8g, 白蔻、木香各2g。加水煎沸15分钟, 滤出药液, 再加水煎20分钟, 去渣。两煎药液兑匀, 分服, 每天1剂。脾胃虚寒加白术9g, 砂仁3g, 藿香6g; 气逆加白芥子6g, 莱菔子9g, 香附15g; 有燥痰加瓜蒌仁15g, 竹沥30g, 竹茹9g, 蜂蜜30g; 咽肿加金银花15g, 熟大黄5g; 胃痛加桃仁8g。

药膳养生

◎ **沉香熟地酒**

熟地黄50g, 沉香25g。研粗末(以细绢袋包扎), 放入黄酒2000ml中浸7昼夜后可饮。▶凡噎膈、反胃、梅核气, 以及气淋精冷者, 每餐前饮20ml即可。

荔枝

SEMEN LITCHI

《荔枝核》

别名：荔核，荔仁，枝核，大荔核。

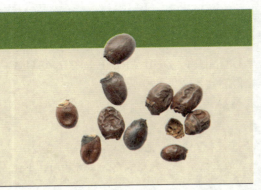

◎《本草纲目》记载荔枝核：

"行散滞气。治瘤疝气痛，妇人血气刺痛。"

【科 属】为无患子科植物荔枝的干燥成熟种子。

【地理分布】分布于西南和华南等地区，栽培于广东和福建南部、台湾。广东、广西、福建为其主产区。

【采收加工】6～7月果实成熟时采摘，吃荔枝肉（假种皮）后收集种子，洗净，晒干。

【药理作用】降血糖。

【性味归经】甘、微苦，温。归肝、肾经。

【功能主治】祛寒止痛，行气散结。用于寒疝腹痛，睾丸肿痛。

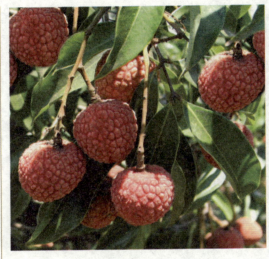

本草药方

◉ 1. 主治：消化性溃疡。

荔枝核、良姜、荜茇、白及、佛手、甘草各10g，鸡内金20g，鸡蛋壳100g，海螵蛸25g。一同制成细末，每次服用2g，每天3次。

◉ 2. 主治：胃脘痛。

荔枝核、乌药各15g，川楝子20g，百合40g。加水煎沸15分钟，滤出药液，再加水煎20分钟，去渣。两煎药液兑匀，分服，每天1剂。

◉ 3. 主治：疝气，腹胀，腹痛。

小茴香、白术、茯苓、川楝子、泽泻、桂枝、荔枝核、猪苓、广木香、橘核各8g。加水煎沸15分钟，滤出药液，再加水煎20分钟，去渣。两煎药液兑匀，分服，每天1剂。

◉ 4. 主治：食管贲门黏膜裂伤，恶心呕吐。

荔枝核、瓜蒌、薤白、旋覆花、川楝子、延胡索、橘核各9g，代赭石30g，当归、赤芍、白芍各10g，吴茱萸、甘草各6g。煎服法同3，每天1剂。

药膳养生

◉ 荔枝饮

荔枝肉30g，大枣10个，冰糖100g。荔枝洗净，大枣洗净去核，一起放入锅内，加水适量，大火烧沸后转小火煨熬30分钟；冰糖砸碎，加水溶化后倒入荔枝汤中搅匀，装入容器内。吃荔枝、大枣，喝汤。▶健脾理气，祛寒止痛，行气散结，生津润燥。适用于烦渴，胃脘寒痛等。

◉ 荔枝粥

荔枝核30g，粳米50g。先煎荔枝核，取汁，合粳米煮粥，任意食用。▶祛寒止痛，行气散结。适用于少腹冷痛，寒疝气痛，妇女瘀带刺痛等。

◉ 荔枝大枣粥

荔枝5～7枚，粳米50g，大枣5个。荔枝去壳带核，与大枣、粳米加水入砂锅内煎煮。以汤稠、表面有粥油为度。每天3次，空腹食用。▶祛寒止痛，行气散结，适用于虚咳，烦渴，头晕，咳喘，心悸怔忡，气短，胃脘寒痛，口臭等。温热病者忌服。曾发低血糖休克者不宜多食。

小根蒜

BULBUS ALLII MACROSTEMONIS

【薤白】

别名：薤白头，薤根。

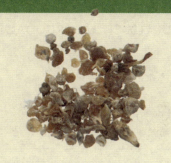

◎《**本草纲目**》记载薤白：
"治少阴病厥泻痢，及胸痹刺痛，下气散血，安胎。""温补，助阳道"。

【科 属】为百合科植物小根蒜或薤的干燥鳞茎。
【地理分布】**1. 小根蒜** 野生于海拔 1500 米以下的山坡、山谷、丘陵或者草地。分布于除青海、新疆以外的全国各地。主产于河北、湖北、江苏等地。**2. 薤** 栽培于南方各省区和长江流域，我国南北地区都有出产。
【采收加工】5~6 月采收，将鳞茎挖起，除去叶苗和须根，洗去泥土，鲜用或者略蒸一下，晒干或炕干。
【药理作用】抑制血小板凝集；预防动脉粥样硬化；抗氧化；抗菌等。
【性味归经】辛、苦，温。归肺、胃、大肠经。
【功能主治】行气导滞，通阳散结。用于痰饮咳喘，胸痹疼痛，泻痢后重。

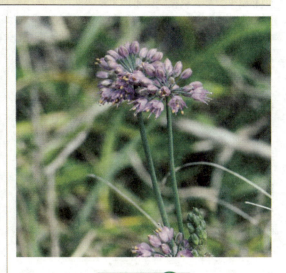

本草药方

◎ **1. 主治：真红细胞增多症，胸闷不适。**
薤白、川芎、桂枝、红花各 10g，鸡血藤 30g，当归、瓜蒌壳、桃仁、佩兰各 12g。加水煎沸 15 分钟，滤出药液，再加水煎 20 分钟，去渣。两煎药液兑匀，分服，每天 1 剂。

◎ **2. 主治：脂溢性皮炎。**
薤白、大蒜各 8g，山萸肉、山楂、白芷各 15g。煎服法同 1，每天 1 剂。

◎ **3. 主治：皮下脂肪瘤。**
薤白、菊花、决明子、茯苓皮、大腹皮、泽泻各 15g，大黄 2g。煎服法同 1，每天 1 剂。

◎ **4. 主治：冠心病，心绞痛，烦躁，失眠。**
薤白、川芎、半夏、炙甘草各 10g，全瓜蒌 30g，炒酸枣仁 22g，茯神 12g，桂枝、知母各 5g。煎服法同 1，每天 1 剂。

药膳养生

◎ **薤白煮鸡蛋**
薤白 120g，鸡蛋 2 个。将薤白洗净，切碎，与鸡蛋煮成蛋汤。早晚空腹顿服。▶具有通阳散结，补益阳气的功效。适用于久泻伤阳。

◎ **薤白薏苡仁炖猪肚**
薤白 150g，猪肚 1 具，薏苡仁适量。三者分别洗净，薏苡仁、薤白混合放入猪肚中，用绳扎住，加水、盐、胡椒等，炖至猪肚熟透。分 4 次服食。▶增进食欲，通阳散结，补益脾胃。适用于脾胃虚弱，形体消瘦，食少不化等。

◎ **薤白粳米粥**
薤白（切）8 茎，新鲜羊肾 1 具，生姜 8g，粳米 100g。将羊肾洗净，剖开，去内膜，细切。先煮粳米做粥，候欲熟，下羊肾、生姜、薤白，并放入少许食盐，搅和匀匀。空腹食用。▶通阳散结，宽胸理气。适用于胸痹，胸闷气促，肺气喘急，兼能散瘀止痛。

佛手

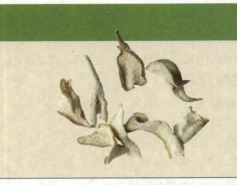

FRUCTUS CITRI SARCODACTYLIS
〖佛手〗

别名: 佛手柑, 五指柑, 手柑。

◎《本草纲目》记载佛手:
"煮酒饮, 治痰气咳嗽。煎汤, 治心下气痛。"

【科 属】为芸香科植物佛手的干燥果实。
【地理分布】生于亚热带、热带。栽培于江西、浙江、广东、广西、福建、云南、四川等地。其中, 川佛手主产于四川合江、泸县、江津, 云南易门、宾川等地; 广佛手主产于广东高要, 集散于肇庆, 其次产于广西灌阳、凌东。
【采收加工】分批采收, 多于晚秋待皮由绿变浅黄绿色时, 用剪刀剪下, 选择晴天, 将果实顺切成 4 ~ 7 毫米的薄片, 晒干或烘干后使用。
【药理作用】抑制中枢; 解除胃肠平滑肌痉挛; 平喘; 增加冠脉血流量; 抗炎; 抗心肌缺血等。
【性味归经】辛、苦、酸, 温。归肝、脾、肺经。
【功能主治】和胃止痛, 疏肝理气。用于胸胁胀痛, 肝胃气滞, 食少呕吐, 胃脘痞满。

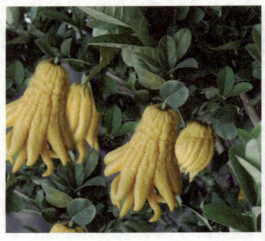

本草药方

◉ **1. 主治: 胆结石并发胆道出血。**
佛手、连翘、茵陈、猪苓、茯苓、厚朴各10g, 金钱草、赤小豆各15g, 甘草、大黄末(分2次冲服)各5g。加水煎沸15分钟, 滤出药液, 再加水煎20分钟, 去渣。两煎药液兑匀, 分服, 每天1剂。

◉ **2. 主治: 精神失常症, 头目晕胀, 易怒, 情绪波动无常。**
佛手、半夏、竹茹、黄芩、青皮、陈皮、枳实各15g, 石菖蒲30g, 柴胡20g。加水煎沸15分钟, 滤出药液, 再加水煎20分钟, 去渣。两煎药液调兑均匀, 分服, 每天1剂。

◉ **3. 主治: 肋间神经痛。**
佛手、丹参、柴胡、白芍、香附、延胡索各20g, 当归、五灵脂、乳香、川芎、没药各10g, 甘草5g, 三七(研, 分2次冲)2g。加水煎沸15分钟, 滤出药液, 再加水煎20分钟, 去渣。两煎药液调兑均匀, 分服, 每天1剂。

药膳养生

◉ **佛手粥**
佛手、紫苏梗各15g, 粳米30 ~ 60g。前2味水煎取汁; 粳米淘净, 加水煮粥, 待粥将熟时兑入药汁一起煮至熟, 放入白糖调味, 温服。▶理气解郁。适用于胸腹痞满, 妊娠少腹胀痛等。

◉ **佛手露**
佛手120g, 五加皮30g, 青皮、木瓜各12g, 栀子、陈皮各15g, 砂仁、高良姜、肉桂各8g, 木香、公丁香各5g, 当归18g, 白酒10L, 冰糖2.5kg。前12味一起切成粗末, 装入绢布袋内扎口, 浸入酒中, 以小火煮之, 去药袋, 放入冰糖溶化。每服50ml, 每天3次。▶疏肝理脾, 宽胸解郁, 和胃止痛, 适用于肝气郁结, 脾胃气滞, 痞闷不舒, 胸胁胀痛, 消化不良, 脘腹冷痛等。孕妇忌服。

◉ **佛手柑粥**
佛手柑30g, 粳米60g。先煎佛手柑, 去渣取汁, 放粳米煮粥, 空腹食用。▶和胃止痛, 疏肝理气, 化痰, 止咳。适用于胃脘气痛, 以胀痛为主, 甚至连及两胁胀痛。

枸橼

FRUCTUS CITRI

〖香橼〗

别名：枸橼，香圆。

◎《本草纲目》记载香橼：
"下气，开胸膈。"

【科 属】为芸香科植物枸橼或香圆的干燥成熟果实。

【地理分布】1.**枸橼** 云南玉溪、丽江、思茅，广西柳州等地为其主产区。2.**香圆** 主产于江苏苏州，以及浙江。

【采收加工】9～10月果实变黄成熟时采摘，用糠壳堆7天，待果皮变金黄色后，切成1厘米厚，除去种子及果瓤，摊开暴晒；遇雨天可烘干。

【药理作用】促进胃肠蠕动；抗炎；祛痰；抗病毒等。

【性味归经】辛、苦、酸，温。归肝、脾、肺经。

【功能主治】疏肝理气，化痰，宽中。对于肝胃气滞，胸胁胀痛，呕吐噫气，脘腹痞满，痰多咳嗽有疗效。

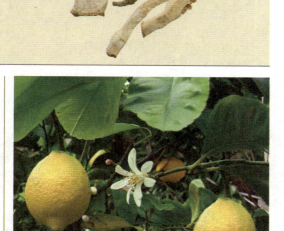

本草药方

◉ **1. 主治：萎缩性胃炎，舌质紫黯。**

香橼、五灵脂、蒲黄、赤芍、佛手、苍术、白术各10g，丹参20g，乳香、莪术、三棱、没药各5g。加水煎沸15分钟，滤出药液，再加水煎20分钟，去渣。两煎药液兑匀，分服，每天1剂。

◉ **2. 主治：慢性胃炎。**

香橼、佛手、陈皮、青皮、白芍各12g，茯苓、山药、甘草各15g，党参、白术、川楝子各10g，柴胡8g。煎服法同1，每天1剂。脾胃虚寒加附子15g，半夏、吴茱萸各10g；肝郁胃热加蒲公英50g、金银花25g、黄连5g。

◉ **3. 主治：胃扩张。**

香橼、大腹皮、鸡内金、枳壳各10g，木香、砂仁各5g，沉香2g。煎服法同1，每天2剂。

药膳养生

◉ **香橼茶**

陈香橼1个。切成粗末，水煎取汁。代茶饮。▶疏肝理气，适用于胃脘胀痛，消化不良，痰饮咳嗽气壅等。

◉ **香橼麦芽糖饮**

鲜香橼1个，麦芽糖适量。香橼洗净，切片，和麦芽糖一起放碗内，加盖后隔水炖3～4小时，至香橼熟烂。每服15ml，每天2次。▶理气宽胸，养心宁神。适用于胸中窒塞、心气不足，可疏肝理气。

◉ **香橼醴**

鲜香橼100g，蜂蜜40ml，65度白酒200ml。将香橼洗净切碎，放入锅内，加水200ml，煮烂后加白酒、蜂蜜，沸后停火，一起放入细口瓶中，密闭贮存，1个月后饮用。每服10ml，每天2次。▶理气消痰，补中润燥。适用于久咳不止等。

◉ **香橼露**

香橼500g，加水浸泡2小时，再入蒸馏器内蒸2次，收集芳香蒸馏液。每服30ml，炖温服，每天2次。▶和中化痰，疏肝理脾。适用于肝脾不和，见心烦易怒，胁肋胀痛，以及痰饮咳嗽，痰多清稀等。

玫 瑰

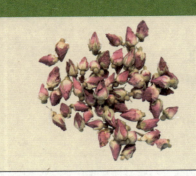

FLOS ROSAE RUGOSAE

《玫瑰花》

别名： 徘徊花，笔头花，湖花，刺玫瑰花，刺玫菊。

◎《本草纲目拾遗》记载玫瑰花：
"和血行血，理气，治风痹。"

【科 属】为蔷薇科植物玫瑰的干燥花蕾。

【地理分布】全国各地均有栽培。主产于江苏、山东、浙江及广东。

【采收加工】5～6月盛花期前采集已充分膨大但是未开放的花蕾。小火烘干或者阴干。

【药理作用】抗病毒；促进胆汁分泌；抗肿瘤等。

【性味归经】甘、微苦，温。归肝、脾经。

【功能主治】活血止痛，行气解郁。对于肝胃气痛，食少呕恶，月经不调，经前乳房胀痛，跌扑伤痛有效。

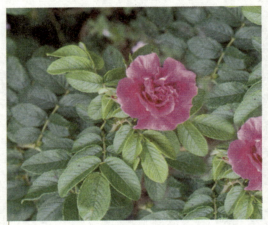

本草药方

◉ **1. 主治：胆结石。**

玫瑰花、浙贝母、枳实、枳壳、郁金、白芍各10g，金钱草60g，蒲公英30g。加水煎沸15分钟，滤出药液，再加水煎20分钟，去渣。两煎药液调兑均匀，分服，每天1剂。

◉ **2. 主治：神经衰弱，因情志不遂所导致的肝气郁结，胸闷，心烦少寐。**

玫瑰花、厚朴花、合欢花、菊花、佛手花各10g。加水煎沸15分钟，滤出药液，再加水煎20分钟，去渣。两煎药液兑匀，分服，每天1剂。

◉ **3. 主治：皮肤瘙痒。遇风遇冷瘙痒感明显加重，皮肤有线状抓痕或针头大小的血痂，伴脉虚细弱，倦怠懒言等。**

玫瑰花、砂仁（后下）、荆芥、甘草、炒枳壳各5g，党参、黄芪各12g，陈皮、土炒白术、防风各10g，茯苓皮15g，黄连1g，广木香5g。加水煎沸15分钟，滤出药液，再加水煎20分钟，去渣。两煎药液调兑均匀，分服，每天1剂。

药膳养生

◉ **玫瑰糕**

玫瑰酱100g（干玫瑰花25g），糯米粉、大米粉各250g，白糖100g。大米粉与糯米粉拌匀；白糖用水化开，调入玫瑰酱（或干玫瑰花揉碎拌入），徐徐拌入粉内，迅速搅拌，使粉均匀受潮，并泛出半透明色，成糕粉。糕粉的湿度为：手捏把成团，放开一揉就散开。糕粉筛后放入糕模内，用大火蒸13分钟。▶具有理气、活血、开郁的功效。适用于情志不舒，肝气郁结，胸中郁闷，胀满，腹痛等。

◉ **玫瑰汤圆**

鲜玫瑰花3朵，橘子200g，江米粉500g，炒熟的豆沙馅100g，白糖适量。将江米粉用水和匀揉软，分成60个小剂。每个剂内包成1份豆沙馅，搓成桂圆大的汤圆，放入盘内。橘子去皮，再去橘子瓣的薄皮，切成小丁，放入大碗内，把鲜玫瑰花洗净，花瓣放入橘瓣碗内。清水烧沸，下入汤圆，待汤圆全浮在水面上时，加入白糖，用水煮沸后，盛入放橘瓣、玫瑰花的大碗。▶具有活血开郁、理气润肺的功效。适用于肺阴虚证。

九香虫

ASPONGOPUS

〖九香虫〗

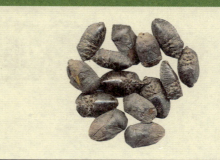

别名：黑兜虫，瓜黑蝽，屁板虫，蜣螂虫，打屁虫，屁巴虫。

◎《本草纲目》记载九香虫：
"主治膈脘滞气，脾肾亏损，壮元阳。"

【科 属】为蝽科昆虫九香虫的干燥体。
【地理分布】除东北、西北外，全国大部分地区都有分布。主产于贵州、四川等地。
【采收加工】春、秋两季捕捉，捕后用沸水烫死，晒干或者烘干。
【药理作用】抗肿瘤；抑菌等。
【性味归经】咸，温。归肝、脾、肾经。
【功能主治】温中助阳，理气止痛。对于肝胃气痛，胃寒胀痛，腰膝酸痛，肾虚阳痿有功效。

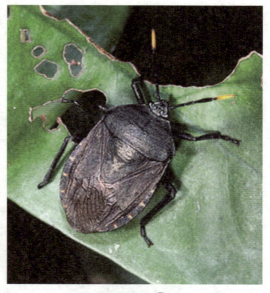

本草药方

◉ **1. 主治：慢性胃炎。**
九香虫、黄芩、柴胡、山药、藿香、香附、白芍、延胡索各8g，仙鹤草、白花蛇舌草各30g，薏苡仁、茯苓各20g。加水煎沸15分钟，滤出药液，再加水煎20分钟，去渣。两煎药液兑匀，分服，每天1剂。

◉ **2. 主治：肝硬化、脉痛。**
九香虫3g，党参、黄芪、鳖甲各15g，丹参、五灵脂、海藻、当归各8g，地鳖虫、桃仁、川芎各5g，大黄1g。加水煎沸15分钟，滤出药液，再加水煎20分钟，去渣。两煎药液兑匀，分服，每天1剂。

◉ **3. 主治：肋间神经痛。**
九香虫15g，三七20g，全蝎10g。一起制成细末，每次冲服1g，每天3次。

◉ **4. 主治：膈间气滞，属肝肾亏损。**
九香虫（半生半熟）30g，车前子（微炒）、陈皮各12g，白术15g，杜仲（酥炙）24g。上为细末，炼蜜为丸，如梧子大，每服4.5g，盐白汤或黄酒送下。空腹服，临卧再服1次。

◉ **5. 主治：胸脘闷痛。**
九香虫30g，车前子12g，杜仲24g。上为细末，炼蜜为丸，如梧子大、空腹服，临卧再服1次。

药膳养生

◉ **九香虫补肾酒**
九香虫30g，65度白酒500ml。九香虫放入酒内泡6天。每服20ml，每天2次。▶具有补肾助阳、温脾止痛的功效。对于肾虚阳痿有效。阴虚阳亢者不宜用。

◉ **九香海马汤**
九香虫、仙茅、淫羊藿各9g，海马6g，熟地黄、山药、菟丝子各15g。上药共为粗末，加水煎3次，合并煎汁，浓缩。分多次温服。▶温补肾阳。对于肾阳亏虚，阳痿尿频，腰膝冷痛有效。

◉ **冬虫夏草香虫汤**
九香虫、冬虫夏草各9g，虾米40g，调料适量。将3味一同放入砂锅，加适量水共煮后，调味即可。饮汤吃虾米。每天1次。▶补肾壮阳。对于肾虚阳痿，神疲乏力，腰膝酸痛等有效。

驱虫

【概念】

在中医药理论中凡以驱除或抑杀人体寄生虫为主要作用的药物，称驱虫药。

【功效】

驱虫药入胃、脾、大肠经，部分药物具有一定的毒性，对人体内寄生虫，特别是肠道寄生虫体有麻痹或杀灭作用，促使其排出体外。行气、润肠、消积、止痒等为其中部分药物兼有的功效。

【药理作用】

中医科学研究表明，驱虫药主要具有排出寄生虫和麻痹寄生虫虫体的作用，以及具有抗病毒、抗真菌、抗肿瘤的作用。

【适用范围】

驱虫药主要用于治疗肠内寄生虫如蛲虫病、蛔虫病、钩虫病、绦虫病、姜片虫病等多种虫病。对食积气滞、便秘、小儿疳积、疥癣瘙痒也有疗效。苦楝皮、使君子、南瓜子、槟榔、雷丸、鹤草芽、鹤虱、芜荑、贯众、榧子为中医药方常用的驱虫药。

【药物分类】

使君子：科属为使君子科植物使君子的干燥成熟果实。性味归经：甘，温。归脾、胃经。功效主治：杀虫消积。用于蛔虫病、蛲虫病、虫积腹痛，小儿疳积。

苦楝皮：科属为楝科植物楝或川楝的干燥树皮及根皮。性味归经：苦，寒；有毒。归肝、脾、胃经。功效主治：疗癣，驱虫。用于虫积腹痛，蛔蛲虫病；外治疥癣瘙痒。

槟榔：科属为棕榈科植物槟榔的干燥成熟种子。性味归经：苦、辛，温。归胃、大肠经。功效主治：降气，行水，杀虫消积，截疟。用于绦虫、蛔虫、姜片虫病，虫积腹痛，里急后重，积滞泻痢，水肿脚气，疟疾。

雷丸：科属为白蘑科真菌雷丸的干燥菌核。性味归经：微苦，寒。归胃、大肠经。功效主治：杀虫消积。用于钩虫病、绦虫病，虫积腹痛，小儿疳积。

鹤草芽：科属为蔷薇科植物龙芽草的带短小根茎的冬芽。性味归经：苦、涩，凉。归肝、小肠、大肠经。功效主治：杀虫。驱绦虫、蛔虫；抗血吸虫；杀滴虫等。用于滴虫性阴道炎，绦虫病，小儿头部疖肿。

绵马贯众：科属为鳞毛蕨科植物粗茎鳞毛蕨的干燥根茎及叶柄残基。性味归经：苦，微寒；有小毒。归肝、胃经。功效主治：驱蛔虫、绦虫及钩虫，清热解毒。用于疮疡、虫积腹痛，防治外感。绵马贯众炭可止血，用于崩漏。

鹤虱：科属为菊科植物天名精的干燥成熟果实。性味归经：苦、辛，平；有小毒。归脾、胃经。功效主治：杀虫消积。对于蛲虫、蛔虫、绦虫病，虫积腹痛，小儿疳积有疗效。

榧子：科属为红豆杉科植物榧的干燥成熟种子。性味归经：甘，平。归肺、胃、大肠经。功效主治：润燥通便，杀虫消积。用于蛔虫、钩虫、绦虫病，小儿疳积，虫积腹痛，大便秘结。

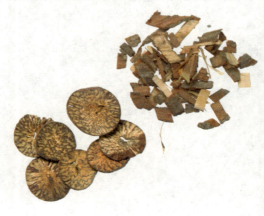

南 瓜

SEMEN CUCURBITA

《南瓜子》

别名: 南瓜仁,白瓜子,金瓜米,窝瓜子,西葫芦子。

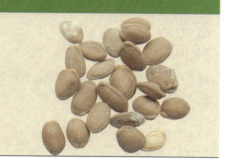

◎《名医别录》记载南瓜子:

"主消谷逐水,除痰癖,杀三虫伏尸,疗寸白。"

【科 属】 为葫芦科植物南瓜的干燥成熟种子。

【地理分布】 全国各地均有栽培。

【采收加工】 夏、秋季食用南瓜时,收集成熟的种子,除去瓤膜,洗净后,晒干。

【药理作用】 驱绦虫;升压;抗血吸虫;抑制肠道蠕动等。

【性味归经】 甘,平。归胃、大肠经。

【功能主治】 杀虫。对于蛔虫病,绦虫病,丝虫病,血吸虫病均有疗效。

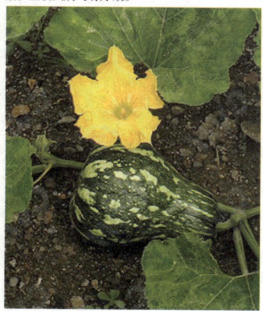

本草药方

1. 主治:蛔虫病。

南瓜子60g。捣碎,煎水,取汁。代茶多饮。

2. 主治:精液不化症。

南瓜子28g,丹参20g,淫羊藿18g,牡丹皮15g,生地黄、知母、麦门冬、熟地黄、天花粉各12g,赤芍、玄参、白芍药各8g,黄柏5g。加水煎服,每天1剂。久病血瘀者加红花10g,丹参30g;湿盛加泽泻、茯苓各10g,湿热互结加金钱花、蒲公英各15g,通草5g,滑石12g;寒盛加鹿角胶、附子、巴戟天各8g;精虚、气血两亏加党参、当归、黄芪、五味子、菟丝子各10g。

3. 主治:小儿咽喉痛。

南瓜子150g(不用水洗,晒干),用冰糖煎汤,每天服10~15g。

4. 主治:绦虫病。

新鲜南瓜子50~100g。研烂,加水制成乳剂,加冰糖或蜂蜜空腹顿服;或以种子压油取服15~30滴。

5. 主治:绦虫病。

南瓜子、石榴根皮各50g,每天服3次,连服2日。

6. 主治:血吸虫病。

南瓜子1000g,炒黄、碾细末,每天服100g,分2次,加白糖开水冲服。以15天为1个疗程。

7. 主治:百日咳。

南瓜子100g,瓦上炙焦,研细末。赤砂糖汤调服少许,一天数回。

8. 主治:内痔。

南瓜子1000g,煎水熏之,每天2次,连熏数天。

药膳养生

◎ 南瓜子汤

南瓜子30g、薏苡仁40g。水煎服。▶健脾利水。适用于小便短少,脾虚水肿等。

◎ 南瓜子乳剂

鲜南瓜子60g,研磨成粉末,温水调成乳剂,加入白糖适量调味,空腹服用。▶通乳,杀虫。适用于绦虫病,腹痛体瘦,便中可见虫体节片,产后乳汁不下。

川楝

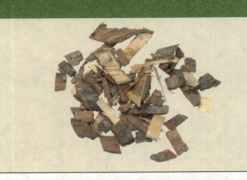

CORTEX MELIAE
【苦楝皮】

别名：楝皮，楝木皮，楝树枝皮，苦楝树白皮、苦楝根皮。

◎《本草纲目》记载苦楝皮主治：
"蛔虫，利大肠。"

【科 属】为楝科植物楝或川楝的干燥树皮以及根皮。

【地理分布】**1.楝** 野生于旷野或路旁，常栽培于屋前房后。分布于南方各地。主产于湖北、四川、江苏、安徽、贵州、河南。**2.川楝** 野生于土壤湿润肥沃的杂木林和疏林内，栽培于村旁或者公路边，分布于河南、湖北、甘肃、广西、四川、贵州、湖南、云南。四川、云南、甘肃、湖北、贵州为其主产区。

【采收加工】全年或春、秋两季采收，剥取干皮或者根皮，除去泥沙，晒干。

【药理作用】驱蛔虫；抑制呼吸中枢；抗血吸虫；增强肠平滑肌收缩力；阻断神经肌肉传导等。

【性味归经】苦，寒；有毒。归肝、脾、胃经。

【功能主治】疗癣，驱虫。用于虫积腹痛、蛔蛲虫病；外治疥癣瘙痒。

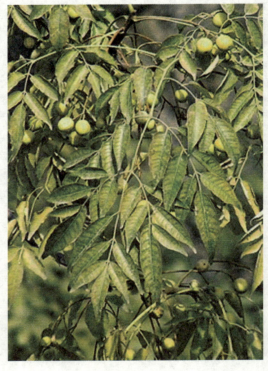

本草药方

⊙ **1.主治：肠蛔虫病。**
　　苦楝根皮190g。加水煎2遍，去渣。分2次服用，每天1剂。

⊙ **2.主治：肠蛔虫病。**
　　苦楝皮、槟榔各30g，乌梅60g，蜀椒、细辛、雷丸各8g，黄连5g。加水煎2遍，去渣。分2次服，每天1剂。

⊙ **3.主治：钩虫病。**
　　苦楝根皮15g，槟榔、椿根皮、石榴皮各12g。加水煎2遍。取汁兑匀，分3次服，每天1剂。

⊙ **4.主治：钩虫引起贫血，肠道功能紊乱，营养不良症。**
　　苦楝皮30g，槟榔15g。加水煎，去渣。加入白糖。睡前1次口服。连服2天。

药膳养生

⊙ **苦楝皮粳米粥**
　　苦楝根皮15g（鲜者60g），粳米60g，冰糖适量。小火煎煮苦楝根皮，去渣取汁，放入粳米、冰糖煮稀粥。空腹1次服完。隔6天再服1次。▶适用于蛔虫病。

⊙ **苦楝根粥**
　　苦楝根皮15g（细锉），粟米800g。慢火煎苦楝根皮，去渣取汁，放入米煮粥。早晨空腹顿食，以虫下为度。▶燥湿，清热，杀虫。适用于虫积腹痛，兼治疥癣、风疹。

消食通络篇

消食活血
调经补血
通络止血
化痰止咳
润肺清肠
祛风醒神

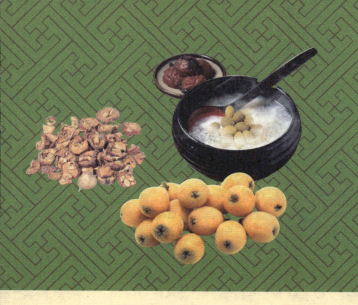

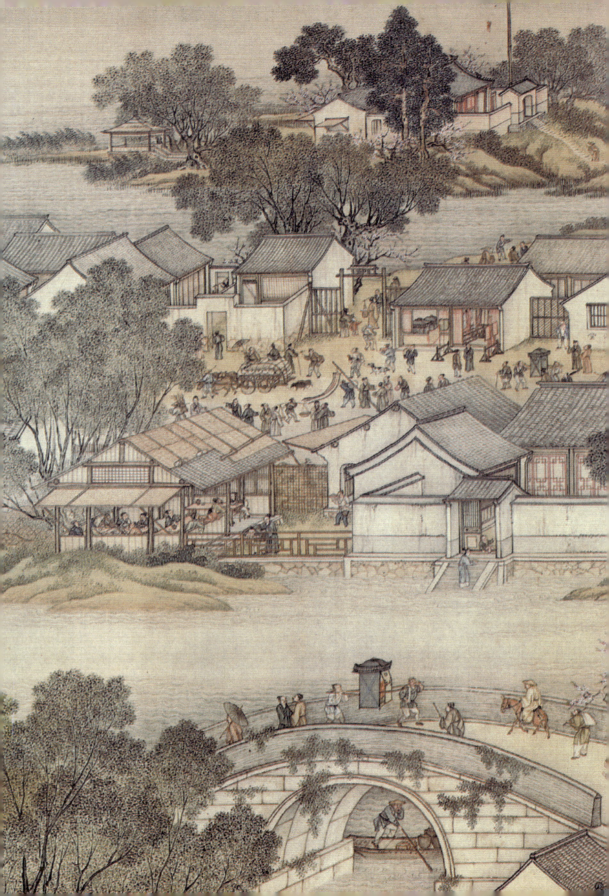

消 食

【概念】

在中医药理论中凡以消化食积为主要作用，用于治疗饮食积滞的药物，称为消食药，又称消导药或助消化药。

【功效】

消食药多性味甘平，主归脾、胃二经，具有消食化积、健脾开胃、增进食欲、和中的功效。

【药理作用】

中医科学研究表明，消食药主要具有刺激胃肠蠕动、促进消化、排除肠道积气的作用。

【适用范围】

消食药主要用于治饮食不消、宿食停滞所导致的脘腹胀闷，嗳腐吞酸，不思饮食，大便失常，恶心呕吐，以及脾胃虚弱，消化不良等。对十二指肠炎、十二指肠溃疡、胃炎、消化不良及其他胃功能障碍、嗳气、胃肠气胀及胀痛等有一定的治疗作用。部分药物用来医治腹股沟疝气、前列腺炎性病症、泌乳不良等，也可取得良好的治疗效果。莱菔子、山楂、谷芽、隔山消、麦芽、鸡矢藤、鸡内金、阿魏等为中医药方常用的消食药。

【药物分类】

山楂：科属为蔷薇科植物山楂或山里红的干燥成熟果实。性味归经：酸、甘，微温。归脾、胃、肝经。功效主治：消食健胃，行气散瘀。用于胃脘胀满，肉食积滞，瘀血经闭，泻痢腹痛，心腹刺痛，产后瘀阻，高脂血症，疝气疼痛等。

麦芽：科属为禾本科植物大麦的成熟果实经发芽干燥后而成。性味归经：甘，平。归脾、胃经。功效主治：健脾开胃，行气消食，退乳消胀。用于食积不消，脾虚食少，脘腹胀痛，乳汁郁积，乳房胀痛，妇女断乳。生麦芽可健脾和胃，疏肝行气，用于脾虚食少，乳汁郁积。炒麦芽可行气消食回乳，用于妇女断乳，食积不消。焦麦芽可消食化滞，用于食积不消，脘腹胀痛。

谷芽：科属为禾本科植物粟的成熟果实经发芽干燥而成。性味归经：甘，平。归脾、胃经。功效主治：健脾开胃，消食和中。用于食积不消，脾胃虚弱，腹胀口臭，食少不饥。炒谷芽偏于消食，用于食少不饥。焦谷芽善于化积滞，用于积滞不消。

鸡内金：科属为雉科动物家鸡的干燥砂囊内壁。性味归经：甘，平。归肺、胃、小肠、膀胱经。功效主治：涩精止遗，健胃消食。对食积不消，呕吐泻痢，遗精，小儿疳积，遗尿均有功效。

鸡矢藤：科属为茜草科多年生草质藤本植物鸡矢藤或者毛鸡矢藤的干燥地上部分。性味归经：甘，苦，微寒。归脾、胃、肝、肺经。功效主治：化痰止咳，消食健胃，止痛，清热解毒。用于食积腹痛，小儿疳积，腹泻，热毒泻痢，痰热咳嗽，痈疮疖肿，咽喉肿痛，各种疼痛，水火烫伤，神经性皮炎，湿疹，皮肤瘙痒。

阿魏：科属为伞形科植物新疆阿魏或阜康阿魏的树脂。性味归经：苦、辛，温。归脾、胃经。功效主治：散痞，消积，杀虫。用于瘀血症瘕，肉食积滞，虫积腹痛，腹中痞块。

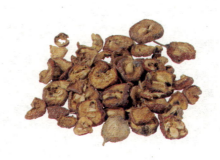

山里红

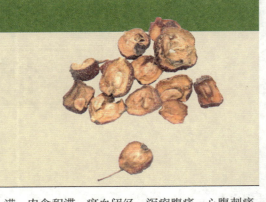

FRUCTUS CRATAEGI

【山楂】

别名： 鼠查，赤枣子，山里红果，映山红果，棠梨子，酸梅子，山梨。

◎《本草纲目》记载山楂：

"化饮食，消肉积，症瘕，痰饮，痞满，吞酸，滞血痛胀。"

【**科　属**】为蔷薇科植物山楂或山里红的干燥成熟果实。

【**地理分布**】1.**山里红** 华北，以及山东、河南、安徽、江苏等地均有栽培。主产于山东、河南、河北等地。2.**山楂** 海拔100～1500米的溪边、山谷、林缘或灌木丛中多有生长，东北地区，以及内蒙古、河北、山西、河南、山东、江苏、陕西、浙江等地也有分布。平原村庄附近也有栽培。

【**采收加工**】秋季果实成熟时采收，切成薄片，干燥。

【**药理作用**】增强心肌收缩力；促进消化；降脂；降压；镇痛，镇静；抗氧化；利尿；抗菌；提高机体免疫力；抗肿瘤等。

【**性味归经**】酸、甘，微温。归脾、胃、肝经。

【**功能主治**】消食健胃，行气散瘀。用于胃脘胀满，肉食积滞，瘀血闭经，泻痢腹痛，心腹刺痛，产后瘀阻，高脂血症，疝气疼痛。

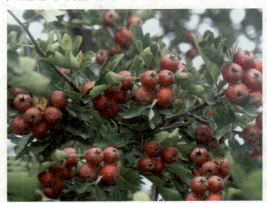

本草药方

● **1.主治：胃石症，由食柿子、黑枣所致。**
　　山楂18g，麦芽、神曲、枳实、鸡内金、白术、苍术各20g，砂仁10g，干姜、甘草各5g。加水煎沸15分钟，滤出药液，再加水煎20分钟，去渣。两煎药液调兑均匀，分服，每天1剂。

● **2.主治：胃石症。**
　　山楂18g，丹参30g，鸡内金、半夏、莪术、三棱、钩藤、莱菔子各12g，连翘、陈皮、茯苓、木香各10g，大黄8g，甘草5g。煎服法同1，每天1剂。

● **3.主治：胃石症，由食黑枣所致。**
　　山楂、麦芽、神曲、槟榔各15g，厚朴、枳实、大黄各8g。煎服法同1，每天1剂。

● **4.主治：动脉硬化。**
　　山楂、丹参、槐花、木贼各25g，黄精、赤芍、徐长卿、川芎、虎杖、牛膝、何首乌各15g。煎服法同1，每天1剂。

药膳养生

◎ **山楂核桃茶**
　　山楂50g，白糖150g，核桃仁150g。将核桃仁洗净，加适量清水，用石磨磨成浆，装瓶加适量清水；山楂洗净，入锅，加适量清水，用中火煎熬3次，每次15分钟，过滤去渣取浓汁约1000ml；把锅洗净后放于火上，倒入山楂汁，加入冰糖待溶化后，入核桃仁浆，搅拌均匀，烧到微沸出锅服用。每天150ml，分为2次，代茶饮。▶益肾补虚。适用于气喘，肺虚咳嗽，腰痛，肾虚阳痿，便干食积纳差，血滞经少，腹痛等；也可作为冠心病者，高血压病者，老年便秘之膳食。

◎ **山楂神糕**
　　生山楂1000g，神曲20g，莱菔子30g，白糖、琼脂各适量。将3味水煎，待山楂熟烂后碾碎，再煮15分钟，用洁净纱布滤出汁液。把琼脂和白糖加入汁液中煎煮，待黏稠后晾凉，凝结成山楂糕状，切块分顿食用。▶具有消食、化积、导滞的功效。适用于食滞肠胃而导致的小儿厌食症。

萝卜

SEMEN RAPHANE

【莱菔子】

别名：萝卜子，芦菔子。

◎《本草纲目》记载莱菔子：
"下气定喘，治痰，消食，除胀，利大小便，
止气痛，下痢后重，发疮疹。"

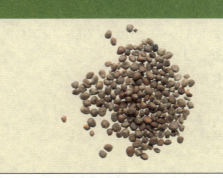

【科　属】为十字花科植物萝卜的干燥成熟种子。

【地理分布】全国各地都有出产。

【采收加工】夏季果实成熟时采割，晒干，搓出种
子，除去杂质，再晒干后使用。

【药理作用】促进胃排空；增强回肠收缩力；祛
痰，镇咳；抗动脉粥样硬化；降血压；抗菌等。

【性味归经】辛、甘、平。归肺、脾、胃经。

【功能主治】降气化痰，消食除胀。用于脘腹胀
痛，饮食停滞，积滞泻痢，大便秘结，痰壅喘咳。

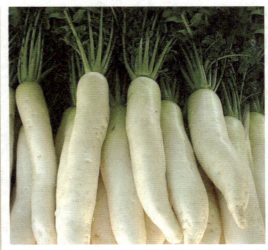

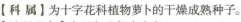

本草药方

◉ **1. 主治**：咳嗽。

　　莱菔子18g。研磨成粉末，加水煎，去渣。顿服，
每天2剂。

◉ **2. 主治**：泄泻。

　　莱菔子、吴茱萸、车前子、五味子、黄药子各
5g。加水煎沸15分钟，滤出药液，再加水煎20分钟，
去渣。两煎药液兑匀，分服，每天1剂。

◉ **3. 主治**：食欲不振，食积，胃脘不适。

　　莱菔子、陈皮、芫荽子各20g。制成细末，每
次冲服8g，每天3次。

◉ **4. 主治**：老年哮喘。

　　莱菔子100g。研末，炼蜜为丸。每次10g，每
天3次。

药膳养生

◉ **莱菔子山楂粥**

　　莱菔子15g，生姜3片，山楂20g，红糖15g，
大米250g。先将山楂、莱菔子、生姜同煮25分钟，
去渣取汁，放入大米煮做粥，快要熟时放入红糖。
分3次服食，可连服6天。▶消食除胀。适用于饮
食不节所导致的腹泻。

◉ **莱菔子粳米粥**

　　莱菔子30g，粳米50g。先煎莱菔子煮20分钟，
去渣，取汁，放粳米煮粥。空腹食用。▶消食化痰，
下气定喘。适用于食积气滞，咳嗽痰喘，下痢后重，
胸闷腹胀。

◉ **莱菔子内金粥**

　　莱菔子8g，鸡内金15g，白糖4g，淮山药适量。
将淮山药研成粉末，放入莱菔子、鸡内金的煎液中，
煮沸成粥，调入白糖服食。1周岁以内小儿每天用
10g，分3次服食；1周岁以上小儿酌情加量。连续
服用5天。▶适用于伤食所导致的小儿腹泻。

粟

FRUCTUS SETARIAE GERMINATUS Guya

〖谷芽〗

别名：稻芽。

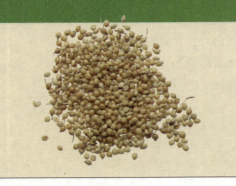

◎《本草纲目》记载谷芽：
"快脾开胃，下气和中，消食化积。"

【科 属】为禾本科植物粟的成熟果实经发芽干燥而成。

【地理分布】全国各地普遍栽培。

【采收加工】将谷粒用水浸泡后，保持适宜的湿度，待幼芽长到约5mm高时，低温晒干。

【药理作用】抗过敏；促进消化等。

【性味归经】甘，平。归脾、胃经。

【功能主治】健脾开胃，消食和中。用于食积不消，脾胃虚弱，腹胀口臭，食少不饥。炒谷芽偏于消食，用于食少不饥；焦谷芽善于化积滞，用于积滞不消。

本草药方

◉ 1. 主治：睾丸炎，睾丸肿胀疼痛。

谷芽、制半夏、白术、党参、紫花地丁、泽泻、麦芽、连翘、逍遥丸（包煎）各8g，陈皮4g，炙甘草2g，牡蛎（先煎）、蒲公英各30g。加水煎沸15分钟，滤出药液，再加水煎20分钟，去渣。两煎药液调兑均匀，分早晚2次服，每天1剂。每周服药5天，每月服20剂。

◉ 2. 主治：崩漏，下血量多，出血淋漓，夹有瘀块。

焦谷芽、茯神、巴戟天、阿胶、蒲黄（炒）、当归、黄芪、生地黄、白术、熟地黄各8g，仙鹤草18g，熟大黄炭2g，另三七粉、藏红花末（煎汁送服）各1g。煎服法同1，每天1剂。

◉ 3. 主治：系统性红斑狼疮，属热毒壅滞、气血两虚。

谷芽、生地黄、鳖甲、白芍、赤芍、鸡血藤、牡丹皮、麦芽、山楂、白茅根各30g，升麻60g，黄芪、当归、薏苡仁、党参、赤小豆各15g，鸡内金、神曲各10g，水牛角5g（研粉分包，冲）。煎服法同1，每天1剂。

◉ 4. 主治：食欲不振。

谷芽120g。为末，入姜汁、盐各少许，和做饼烘干；入炙甘草、砂仁、白术（麸炒）各30g。为末，白汤点服之，或丸服。

◉ 5. 主治：小儿外感风滞，见呕吐、发热者。

谷芽15g，藿香6g，蝉蜕、防风各4.5g，茯苓9g，苏梗15g，薄荷（后下）3g，川连2.1g。水煎服。

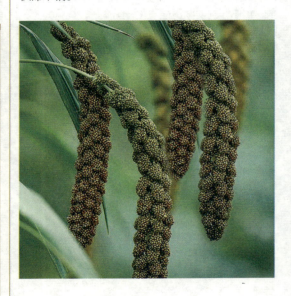

药膳养生

◉ 谷芽蒸露茶

谷芽50g，蒸露。多次饮用。▶健脾开胃，消食和中。适用于病后脾土不健。有消食开胃，健脾生津，补益元气的功效。

◉ 谷芽姜汁饼

谷芽120g，生姜汁6ml，食盐少量。谷芽研磨为细末，加入生姜汁、食盐，和匀制饼。每服5g，每天3次。▶宽中止呕，醒脾开胃。适用于消化不良，脘闷腹胀，食欲不振，呕恶等。

家鸡

ENDOTHELIUM CORNEUM GIGERIAE GALLI　*Jineijin*

【鸡内金】

别名: 鸡黄皮, 鸡食皮, 鸡合子, 鸡中金, 化石胆, 化骨胆。

◎《本草纲目》记载鸡内金:

"治小儿食疟, 疗大人(小便)淋漓、反胃, 消酒积, 主喉闭、乳蛾, 一切口疮、牙疳, 诸疮。"

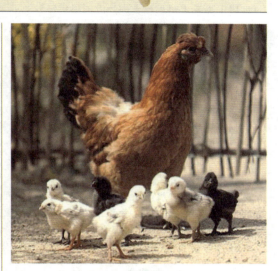

【科 属】为雉科动物家鸡的干燥砂囊内壁。

【地理分布】全国各地均有饲养。

【采收加工】全年采收, 杀鸡后, 立即取出砂囊, 剖开, 趁热剥下内膜, 洗净, 干燥。

【药理作用】加速放射性锶的排泄; 促进消化等。

【性味归经】甘、平。归肺、胃、小肠、膀胱经。

【功能主治】涩精止遗, 健胃消食。对食积不消, 呕吐泻痢, 遗精, 小儿疳积, 遗尿均有功效。

本草药方

◉ **主治:胆石症。**

鸡内金 5g, 金钱草 30g, 茵陈 20g, 柴胡 15g, 郁金 12g, 大黄、姜黄各 10g。加水煎沸 15 分钟, 滤出药液, 再加水煎 20 分钟, 去渣。两煎药液调兑均匀, 分服, 每天 1 剂。湿热加红藤 30g、龙胆草 5g、玄明粉 10g; 血瘀加桃仁、红花、三棱、莪术各 10g; 气滞加川楝子、枳壳、青皮、延胡索、陈皮各 10g; 脾虚减少大黄的用量, 加党参、苍术、黄芪、白术各 10g, 肉桂 5g。

药膳养生

◉ **鸡内金散**

鸡内金 18g。焙干后研磨粉末, 每次 3g, 温开水送服。▶止遗尿, 消食积。适用于脘腹胀满, 食积不化, 小便频数, 小儿疳积, 遗尿等。

◉ **鸡内金粳米粥**

鸡内金 10g, 粳米 100g, 白糖 10g。将鸡内金用小火炒到黄褐色, 研磨成细粉; 用粳米、白糖放入砂锅内, 加水煮至米开、汤未稠时, 将鸡内金调入粥内; 再煮 1 沸, 视粥稠停火。每天早晚温热服食。▶适用于饮食停滞, 消化不良, 脘腹饱胀, 泌尿系结石, 胆道结石, 小儿疳积, 遗尿等。

◉ **鸡陈皮粳米粥**

鸡内金 8g, 陈皮 4g, 砂仁 2g, 粳米 30g, 白糖 4g。前 3 味一同研磨成细末, 和粳米同煮粥, 快熟时, 放入白糖。温服。每天早晚各服 1 碗。▶健脾消积。适用于脘腹胀满, 食积不化, 以及小儿消化不良、呕恶便溏、面黄肌瘦等。

大麦

FRUCTUS HORDEI GERMINATUS

【麦芽】

别名：大麦，麦，大麦毛，大麦芽。

◎《本草纲目》记载麦芽：
"消化一切米、面、诸果食积。"

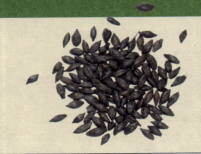

【科属】为禾本科植物大麦的成熟果实经发芽干燥后而成。

【地理分布】全国各地均有栽培。

【采收加工】将麦粒用水浸泡后，保持湿度适宜，待幼芽长到约0.5厘米的时候，晒干或低温干燥。

【药理作用】降血糖；促进消化；大剂量抑乳，小剂量催乳等。

【性味归经】甘，平。归脾、胃经。

【功能主治】1.健脾开胃，行气消食，退乳消胀。用于食积不消，脾虚食少，脘腹胀痛，乳汁郁积，乳房胀痛，妇女断乳。2.生麦芽健脾和胃，疏肝行气。用于脾虚食少，乳汁郁积。炒麦芽行气消食回乳。用于妇女断乳，食积不消。3.焦麦芽消食化滞。用于食积不消，脘腹胀痛。

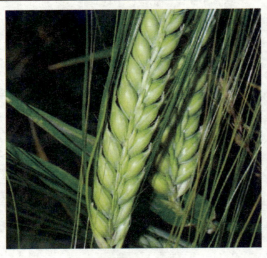

本草药方

◎ 1. 主治：饮食不节引起的胃痛。

麦芽、神曲、山楂、莱菔子、半夏、陈皮、连翘、茯苓、白术各8g，良姜、木香各2g。加水煎沸15分钟，滤出药液，再加水煎20分钟，去渣，两煎药液兑匀，分服，每天1剂。

◎ 2. 主治：异食癖，嗜食泥土。

麦芽、茯苓、党参、山楂、白芍、神曲各8g，甘草5g，黄芪20g，山药、白扁豆、伏龙肝各12g。煎服法同1。每天1剂。

◎ 3. 主治：慢性阑尾炎。

麦芽、枳实、栀子、山楂、桃仁、鸡内金、木香各10g，枳壳、神曲、远志、甘草各5g，香附15g。煎服法同1。每天1剂。

◎ 4. 主治：快膈进食。

麦芽200g，神曲100g，白术、橘皮各50g。为末，蒸饼丸梧子大。每人参汤下30～50丸。

药膳养生

◎ 麦芽赤豆粥

大麦芽60g，赤小豆40g。煮粥。每天2次服食。
▶食积不消，脘腹胀痛。适用于脾肾两虚所导致的小儿水肿。

◎ 麦芽山楂饮

炒麦芽10g，炒山楂片6g。水煎取汁，调入红糖。
▶和胃止呕，消食化滞。适用于呕吐酸腐，饮食停滞，脘腹胀满拒按等。

◎ 麦芽消食粉

麦芽、鸡内金各30g，分别炒黄，研粉，混匀。1岁左右每服3g，白糖调味1g，开水送服，每天3次。3～5岁者酌增量。▶消食健脾。适用于小儿消化不良，脘腹胀满，食积不化，泄泻等。

◎ 麦芽粥

粳米150g，生麦芽、炒麦芽各50g，红糖适量。将麦芽放入锅内，加适量清水煎煮，去渣，锅置火上，放入麦芽汁、粳米煮粥，等粥熟时，加入红糖即可。
▶有回乳功效。适于小儿断乳，需停乳者食用。

温 里

【概念】

　　在中医药理论中凡以温里祛寒为主要作用，用于治疗里寒证的药物，称为温里药，又称祛寒药。

【功效】

　　温里药大多性温热，味辛，辛散温通，性热除寒，具有回阳救逆、温里散寒、温经止痛的功效。根据归经不同而有多种药效：归脾胃经，具有散寒止痛、温脾暖胃的功效；归肾经，功效为温肾助阳、回阳救逆；归肺经、又有止咳平喘、温肺化饮的功效。

【药理作用】

　　中医科学研究证明，温里药主要具有强心，抗休克，镇静，镇痛，改善微循环，扩张血管，调节胃肠道功能，抗炎，调节免疫，促进胆汁分泌的作用。

【适用范围】

　　温里药主要用于呕吐、泄泻、脘腹冷痛、冷汗自出、胸痹疼痛、脉微欲绝、四肢厥逆等里寒证。对现代医学的急慢性胃肠炎，胃及十二指肠溃疡，胃下垂，胃扩张，心肌梗死，慢性结肠炎，心律失常，心力衰竭所导致的心源性休克等有一定的治疗作用。肉桂、附子、吴茱萸、干姜、丁香、小茴香、花椒、高良姜、胡椒、荜茇、荜澄茄为中医药方常用的温里药。

【药物分类】

　　附子：科属为毛茛科植物乌头的侧生子根的加工品。性味归经：辛、甘，大热；有毒。归心、肾、脾经。功效主治：补火助阳，回阳救逆，逐风寒湿邪。用于亡阳虚脱，肢冷脉微，宫寒，阳痿，虚寒吐泻，心腹冷痛，阴寒水肿，阳虚外感，寒湿痹痛。

　　肉桂：科属为樟科植物肉桂的干燥树皮。性味归经：辛、甘，大热。归肾、脾、心、肝经。功效主治：补火助阳，散寒止痛，引火归元，活血通经。用于阳痿，腰膝冷痛，宫寒，肾虚作喘，阳虚眩晕，心腹冷痛，目赤咽痛，寒疝，虚寒吐泻，闭经，奔豚，痛经。

　　干姜：科属为姜科植物姜的干燥根茎。性味归经：辛，热。归脾、胃、肾、心、肺经。功效主治：回阳通脉，温中散寒，温肺化饮。用于脘腹冷痛，肢冷脉微，呕吐，泄泻，痰饮喘咳。

　　吴茱萸：科属为芸香科植物吴茱萸、石虎或疏毛吴茱萸的干燥成熟果实。性味归经：辛、苦，热；有小毒。归肝、脾、胃、肾经。功效主治：降逆止呕，散寒止痛，助阳止泻。用于厥阴头痛，寒湿脚气，寒疝腹痛，脘腹胀痛，经行腹痛，五更泄泻，呕吐吞酸，高血压病；外治口疮。

　　丁香：科属为桃金娘科植物丁香的干燥花蕾。性味归经：辛，温。归脾、胃、肺、肾经。功效主治：补肾助阳，温中降逆。用于脾胃虚寒，呃逆呕吐，心腹冷痛，食少吐泻，肾虚阳痿。

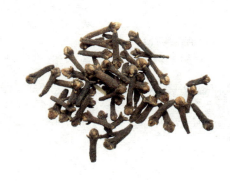

干姜

RHIZOMA ZINGIBERIS

〖干姜〗

别名: 白姜,均姜。

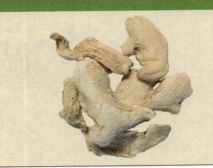

◎《本草纲目》引用《神农本草经》记载干姜:
"主胸满咳逆上气,温中止血,出汗,逐风湿痹,肠澼下痢。"

【科 属】为姜科植物姜的干燥根茎。
【地理分布】我国东南部、中部到西南部各地广为栽培。
【采收加工】冬季采挖,除去须根及泥沙,晒干后低温干燥,称为"干姜片"。
【药理作用】抗炎;镇静,镇痛;抗凝血;促进肾上腺皮质激素合成和释放;抗缺氧;抑制胃液分泌;止呕等。
【性味归经】辛,热。归脾、胃、肾、心、肺经。
【功能主治】回阳通脉,温中散寒,温肺化饮。用于脘腹冷痛,肢冷脉微,呕吐,泄泻,痰饮喘咳。

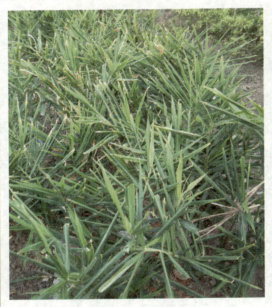

本草药方

1. 主治: 慢性结肠炎,腹泻。

干姜、诃子各5g,黄连2g,党参、铁苋菜各15g,附子、乌梅、当归、黄柏各8g。加水煎沸15分钟,滤出药液,再加水煎20分钟,去渣。两煎药液兑匀,分服,每天1剂。

2. 主治: 肝性脑病。

干姜2g,黄芪、丹参、虎杖各15g,碧玉散30g,茯苓、皂角刺各12g,路路通、附子、地鳖虫各8g,合成牛黄(冲服)2g。煎服法同1,每天1剂。

3. 主治: 脾肿大。

干姜5g,醋炙鳖甲150g,大黄15g,麝香1g。一起制成细末。每次冲服10g,每天3次。

4. 主治: 蛔虫性肠梗阻。

干姜、芒硝、大黄、厚朴、枳实、细辛、乌梅、黄芩、槟榔、蜀椒、苦楝皮各10g,甘草5g。煎服法同1,每天1剂。

药膳养生

干姜茶

干姜30g,茶叶60g。上药研末,每用2g;每天3次,开水冲泡,代茶慢饮。▶具有回阳通脉、温中散寒止泻的功效。适用于遇冷腹泻、胃痛。

干姜清酒

干姜末20g,清酒600ml。温酒至热,将干姜末投酒中,饮服。▶温中散寒。适用于治疗老人冷气逆心,肢冷脉微,举动不得等。有助阳散寒的疗效。

干姜蜂蜜丸

干姜30g,蜂蜜适量。干姜研细粉,炼蜜成丸,每丸3g重。每次服1丸,每天2次,米汤送服。▶温中补虚。适用于怯凉,脾虚食少,乏力,消瘦等。阴虚火旺者及孕妇不宜用。

茴 香

FRUCTUS FOENICULI

【小茴香】

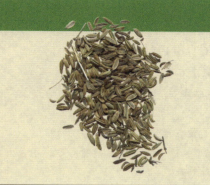

别名: 茴香, 茴香子, 野茴香, 大茴香, 谷茴香, 谷香, 香子, 小香。

◎《本草纲目》记载小茴香:

"小儿气胀, 霍乱呕逆, 腹冷不下食, 两胁痞满。"

【科 属】为伞形科植物茴香的干燥成熟果实。

【地理分布】我国各地均有栽培。原产于地中海地区。

【采收加工】秋季果实初熟时采割植株, 晒干后, 打下果实, 除去杂质。

【药理作用】抗胃及十二指肠溃疡; 促进平滑肌蠕动; 促进胆汁分泌; 松弛气管平滑肌; 有性激素样作用等。

【性味归经】辛, 温。归肝、肾、脾、胃经。

【功能主治】散寒止痛, 理气和胃。用于痛经, 食少吐泻, 脘腹胀痛, 寒疝腹痛, 睾丸偏坠, 少腹冷痛, 睾丸鞘膜积液。盐小茴香善于暖肾散寒止痛, 对寒疝腹痛, 睾丸偏坠, 经寒腹痛均有效。

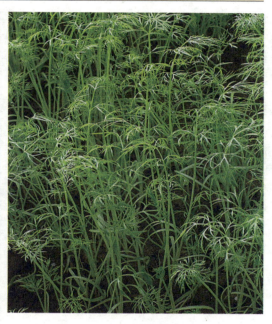

本草药方

◉ **1. 主治:** 胃痛、胃下垂。

小茴香、枳壳、石菖蒲各60g。研磨为粗末, 投入1000ml白酒中, 浸泡10天。每次饮酒20ml, 每天3次。

◉ **2. 主治:** 受寒引起的胃脘痛。

小茴香、吴茱萸、荔枝核各5g。加水煎, 去渣, 顿服, 每天1剂。

◉ **3. 主治:** 食欲不振, 肠绞痛, 呕吐, 泻下清水。

小茴香20g, 广木香、山楂核各5g, 荔枝核、橘核各10g。加水煎沸15分钟, 滤出药液, 再加水煎20分钟, 去渣。两煎药液兑匀, 分服, 每天2剂。

◉ **4. 主治:** 小肠疝气, 掣引脐腹作痛, 睾丸下坠, 得暖热稍止。

小茴香、槟榔、广木香、青皮各9g, 乌药15g, 川楝子、高良姜各6g。煎服法同3, 每天1剂。临睡前服用为佳。

药膳养生

◉ **小茴香红烧蛋**

小茴香10g, 鸭蛋10个, 调料适量。鸭蛋煮熟, 冷后剥去壳, 加酱油、小茴香烧至入味, 调入味精。每服鸭蛋1～3个, 每天3次, 温热食。▶散寒止痛, 理气和胃。适用于小儿疝气痛, 以及睾丸、膀胱痛等。

◉ **小茴香丸**

小茴香、胡椒各15g。共为细面, 酒糊为丸。每次服5g, 温酒送下。▶散寒理气止痛。适用于疝气胀满、小腹冷痛等。

◉ **小茴香黄酒**

小茴香(炒黄, 为粗末)20g。用黄酒300ml烧滚冲小茴香末, 停一刻, 去渣。酌量饮用。▶理气散寒, 适用于白浊(又名"下淋")及精道受风寒。

胡 椒

FRUCTUS PIPERIS

【胡椒】

别名: 昧履支, 浮椒, 玉椒。

◎《本草纲目》记载胡椒:
"暖肠胃, 除寒湿反胃, 虚胀冷积, 阴毒, 牙齿浮热作痛。"

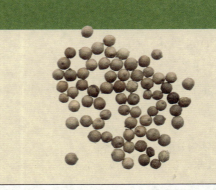

【科 属】为胡椒科植物胡椒的干燥近成熟或成熟果实。

【地理分布】我国福建、广东、台湾、广西、海南、云南等地有栽培。原产于东南亚, 现广植于热带地区。

【采收加工】秋末至次年春天果实呈暗绿色时采收, 晒干, 为黑胡椒; 果实变红时采收, 用水浸渍多天, 擦去果肉, 晒干, 为白胡椒。

【药理作用】促进胆汁分泌; 抑制中枢神经; 抗炎等。

【性味归经】辛, 热。归胃、大肠经。

【功能主治】下气消痰, 温中散寒。用于胃寒呕吐, 腹痛泄泻, 癫痫痰多, 食欲不振。

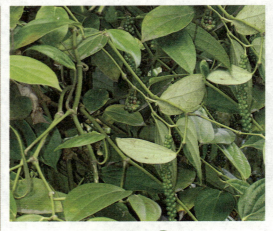

本草药方

◉ 1. 主治: 肩周炎。
白胡椒30粒, 川乌头、天南星、羌活、草乌、姜黄、苍术、半夏各20g, 白芷、白附子、没药、乳香各15g, 红花、细辛各10g。一同研磨细末, 取药末30g, 与食醋、葱白、白酒、蜂蜜、鲜生姜共捣如泥, 敷肩痛处, 每天换1次。

◉ 2. 主治: 乳汁缺少。
胡椒7粒, 鸡蛋1个。将鸡蛋打1个小孔, 把胡椒放入蛋内, 用纸将口封住, 蒸熟去皮后食用。

◉ 3. 主治: 牙痛。
胡椒7个, 全蝎1条。一同研磨成细末, 若左牙疼痛则吸入右鼻孔, 若右牙疼痛则吸入左鼻孔。

◉ 4. 主治: 龋齿牙痛。
白胡椒3粒, 巴豆(去油)1粒。一同研磨成细末, 用白布包住, 咬在牙痛处, 半小时后取出, 用冷水漱口。

药膳养生

◉ 胡椒煨鸡蛋
胡椒8粒, 鸡蛋1个, 烧酒适量。鸡蛋打1个小孔, 胡椒为末, 放入蛋中, 湿纸封口后, 用湿白面团包裹壳外4毫米厚, 入木炭火中煨熟, 去面、壳。每次服1个, 空腹烧酒送服, 每天3次。▶温中止泻。适用于寒泻等。

◉ 胡椒羊肚
白胡椒4g, 羊肚1具。羊肚翻转里外清洗干净, 放入白胡椒, 头尾用线扎紧, 加水小火烧1小时, 饮汤食肉, 连食数次。▶健脾和胃, 温中止痛。适用于呕吐食物, 胃寒反胃, 脘腹冷痛, 脘腹隐痛, 脾胃虚寒, 便溏肢冷, 慢性胃炎属虚寒者, 胃下垂。吐血患者不宜服用。

◉ 胡椒乌枣散
白胡椒8粒, 大枣4个, 乌梅2个。乌梅和白胡椒一同研磨成粉末, 再将大枣去核, 共捣一处。每天3次, 饭后用醋送服; 或男子用酒送服, 女子用醋送服。▶温中散寒, 制酸止痛。适用于胃痛吞酸、胃酸分泌过多、十二指肠溃疡等。

高良姜

RHIZOMA ALPINIAE OFFICINARUM
《高良姜》

别名: 膏凉姜，良姜，蛮姜，小良姜，海良姜。

◎《本草纲目》记载高良姜：
"健脾胃，宽噎膈，破冷癖，除瘴疟。"

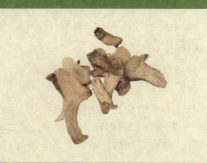

【科 属】为姜科植物高良姜的干燥根茎。

【地理分布】荒坡灌木丛或疏林中多有生长。分布在台湾、海南、广西、云南等地。也可栽培。

【采收加工】夏末秋初采挖，除去须根及残留的鳞片，洗净，然后切段，晒干待用。

【药理作用】抑制胃肠平滑肌蠕动；镇痛；抗溃疡；提高耐缺氧能力；抗菌；抗血栓形成等。

【性味归经】辛，热。归脾、胃经。

【功能主治】消食止痛，温胃散寒。用于脘腹冷痛，胃寒呕吐，嗳气吞酸。

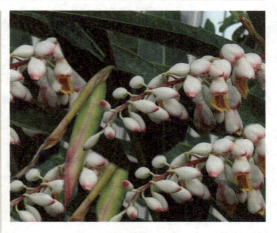

本草药方

● 1. 主治：慢性胃炎。

高良姜、没药、乳香、甘草各10g，黄芪20g，川芎、当归、枳实各15g。加水煎沸15分钟，滤出药液，再加水煎20分钟，去渣。两煎药液兑匀，分服，每天1剂。

● 2. 主治：消化性溃疡。

高良姜、延胡索各5g，制乳香、草果各3g。煎服法同1，每天1剂。

● 3. 主治：胃脘痛，畏寒喜暖，得食缓痛。

高良姜、佛手、陈皮各5g，黄芪、大枣各12g，神曲、香附、白芍、甘草各8g，香橼5g。煎服法同1，每天1剂。

● 4. 主治：牙痛。

高良姜、铜绿、白芍各8g，雄黄、干姜各7g，细辛4g，冰片0.3g。共研磨为极细末，放瓷瓶中收存，防止潮解。使用时先将鼻涕拭净，将黄豆大小的药物吸入。左齿痛吸入左鼻，右齿痛吸入右鼻。牙疼痛剧烈者可两鼻同吸。眼泪出，疼痛即止。

药膳养生

◎ 高良姜酒

高良姜15g。用火炙，使高良姜焦香，每次用200g，以酒600ml，煮3～4沸。适量服。▶适用于霍乱吐痢，霍乱致腹痛气恶。

◎ 高良姜粳米粥

高良姜20g，南粳米50g，大枣2个，白糖适量，葱白2根。高良姜晒干研粉，大枣、南粳米、葱白、白糖放入砂锅内，加水煮成粥，取高良姜粉5g，调入粥中，再煮片刻，视粥稠为最佳。每天早晚温热服食，5天为1个疗程。▶适用于脾胃中寒，脘腹冷痛，呕吐清水，胃寒气逆等。肝胃火郁所致的胃痛呕吐者忌服。

◎ 高良姜炖鸡块

高良姜、陈皮、草果、胡椒各4g，公鸡1只，调料适量。各味药装入纱布袋内，扎口；公鸡去毛及内脏，洗净，切块，放入锅内，加水、药袋和适量葱、姜、盐、酱油及少量醋。小火煨炖至熟烂，任意食用。▶温中益气补虚。用于体虚瘦弱，腹部冷气窜痛等。

花 椒

PERICARPIUM ZANTHOXYLI

【花 椒】

别名: 秦椒,蜀椒,南椒,巴椒,陆拔,汉椒,川椒,点椒。

◎《本草纲目》记载花椒:

"散寒除湿,解郁结,消宿食,通三焦,温脾胃,补右肾命门,杀蛔虫,止泄泻。"

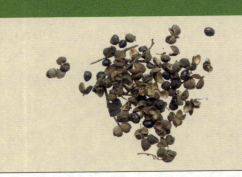

【科 属】为芸香科植物花椒或青椒的成熟干燥果皮。

【地理分布】1. 花椒 生长在阳光充足的地方,温暖肥沃处较适合栽培。分布于西南、中南,以及河北、辽宁、陕西、甘肃、山东、安徽、江苏、江西、浙江、西藏等地。2. 青椒 生于林缘、灌木丛或坡地石旁。分布于辽宁、河南、河北、江苏、山东、浙江、安徽、湖南、江西、广西、广东等地。

【采收加工】秋季采收成熟果实,晒干后,除去种子及杂质。

【药理作用】抗胃溃疡;双向调节肠平滑肌;镇痛;抗腹泻;局部麻醉;抗肝损伤;抗炎;杀螨虫、抗菌等。

【性味归经】辛,温。归脾、胃、肾经。

【功能主治】杀虫止痒,温中止痛。对脘腹冷痛,呕吐,泄泻,蛔虫病,虫积腹痛有疗效;外治湿疹瘙痒。

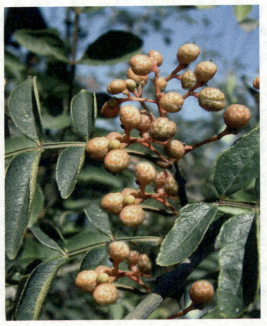

本草药方

◎ 1. 主治:虫蚀牙痛。

花椒2个,巴豆仁1个。捣烂,用纱布包裹,咬在牙齿患处即可。

◎ 2. 主治:风热牙痛。

花椒5g,细辛、白芷各2g。加水3碗,煎剩2碗,徐徐含漱。

◎ 3. 主治:热痹。

花椒、葱根、蒜秧各180g。水煎,熏洗患处,每天1剂。

◎ 4. 主治:软组织损伤。

花椒、苏木、地龙、血竭、乳香、川乌头、连翘各2g,红花、樟脑各8g。一同制成粗末,浸泡在500ml白酒中,3天后,用毛笔蘸药水,涂于患处,每天4次。

药膳养生

◎ 花椒火腿汤

花椒6g,火腿150g。火腿切成薄片,和花椒加水一起煮汤,撇去浮油,加适量葱、姜、盐、酱油,调味食用。▶温中止痛,健脾开胃。适用于腹中冷痛,脾胃虚寒,呃逆呕吐等。

◎ 花椒绿豆汤

花椒6g,绿豆50g。水煎温服。▶温中止呕。适用于反胃呕吐,胃气上逆等。

◎ 花椒红糖水

花椒6g,红糖50g。加水500ml,煎至250ml,放入红糖调匀至溶化。于断奶当天趁热服用1次,每天1次,连用3天。▶具有回乳的功效。

止血

【概念】

在中医药理论中凡以制止体内外出血为主要作用，用于治疗各种出血症的药物，称为止血药。

【功效】

止血药均入血分，因肝藏血、心主血、脾统血，故本类药物以归肝、心、脾经为主，尤其以归肝、心二经者为多，均具有止血作用。

【药理作用】

中医科学研究表明，止血药主要具有促进血液凝固，收缩局部血管，缩短凝血时间，促进血小板凝集，降低血管脆性，改善血管壁功能，抑制毛细血管通透性，抗病原微生物，抗炎，镇痛的作用。

【适用范围】

止血药主要用于治咳血、咯血、吐血、衄血、尿血、便血、紫癜、崩漏以及外伤出血等体内外各种出血病症。对现代临床的支气管扩张、慢性支气管炎、肺结核、支气管结核、肺炎、尘肺引起的咳血，胃及十二指肠溃疡、食管及胃底静脉曲张、血液病等引起的呕血、鼻出血、牙龈出血、舌出血、耳道出血、紫癜所导致的衄血病症，肾肿瘤、肾炎、肾损伤等引起的尿血，功能性子宫出血、子宫癌、子宫肌瘤、盆腔炎及流产引起的崩漏下血等有一定的治疗作用。

【药物分类】

根据止血药的药性和功效的不同，主要分为凉血止血药、化瘀止血药、收敛止血药和温经止血药4类。

凉血止血药：味多甘苦，性属寒凉，入血分，能清泄血分的热而止血，主要用于血热妄行所导致的各种血证。大蓟、小蓟、槐花、地榆、白茅根、侧柏叶、苎麻根、羊蹄为中医药方常用的凉血止血药。

化瘀止血药：既能止血，又能化瘀，具有止血而不留瘀的特点，主要用于血不循经的出血、瘀血内阻病症。部分药物还能止痛、消肿，还可用治跌打损伤、瘀滞心腹疼痛、经闭等病症。中医药方常用的化瘀止血药有茜草、三七、花蕊石、蒲黄、降香等。

收敛止血药：大多味涩，或为炭类，或为质黏，因此能收敛止血，广泛用于各种出血病症。中医药方常用的收敛止血药有白及、紫珠、仙鹤草、棕榈炭、藕节。

温经止血药：性属温热，能益脾阳，温内脏，固冲脉而统摄血液，具有温经止血的功效。主要用于冲脉失固、脾不统血的虚寒性出血病症。艾叶、炮姜等为中医药方常用的温经止血药。

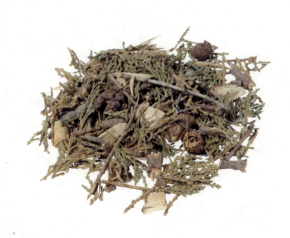

‖凉血止血‖

刺儿菜

HERBA CIRSII

【小蓟】

别名：青刺蓟，干针草，刺蓟菜，刺儿菜，青青菜，刺角菜，刺萝卜，小蓟姆。

◎《本草纲目》记载小蓟：

"破宿血，生新血，暴下血血崩，金疮出血，呕血等。"

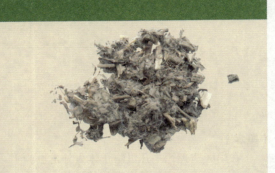

【科 属】为菊科植物刺儿菜的干燥地上部分。

【地理分布】野生于河旁、山坡或田间、荒地。分布于除广西、广东、西藏、云南外的全国各地区。全国大部分地区均有出产。

【采收加工】每年 5 ~ 6 月盛花期，割取全草，晒干后使用。

【药理作用】增强心肌收缩力；止血；抗菌等。

【性味归经】甘、苦，凉。归心、肝经。

【功能主治】祛瘀消肿，凉血止血。用于吐血，衄血，尿血，崩漏下血，便血，痈肿疮毒，外伤出血。

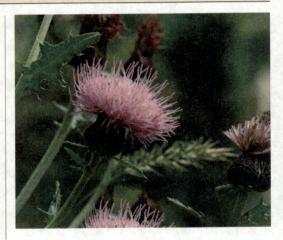

本草药方

◎ **1. 主治：血小板减少性紫癜，属血虚热型。**

小蓟、大蓟、牡丹皮、侧柏叶、玄参、沙参、当归、党参、仙鹤草、白茅根、旱莲草各10g，生地黄20g，甘草5g。加水煎沸15分钟，滤出药液，再加水煎20分钟，去渣。两煎药液调兑均匀，分服，每天1剂。

◎ **2. 主治：血小板减少性紫癜。**

小蓟、大蓟、藕节各30g，大枣、白茅根各60g，栀子、黄芩、当归各10g。煎服法同1，每天1剂。

◎ **3. 主治：肾盂肾炎。**

小蓟、马兰根各15g。煎服法同1，每天2剂。

◎ **4. 主治：尿血。**

小蓟、大蓟、紫花地丁各30g，赤芍、牡丹皮、地榆、皂角刺、土茯苓、旱莲草各20g，竹叶、木通、生地黄、玄参各10g。煎服法同1，每天1剂。

药膳养生

◎ **小蓟根汁**

鲜小蓟根150g。洗净、捣烂，绞取汁液后服用，或用沸水冲服。▶祛瘀消肿，凉血止血。适用于血热导致的衄血、便血、吐血，或血热所引发的月经先期、月经过多等。

◎ **小蓟根茶**

小蓟根 30 ~ 60g。研磨成粗末，煎水取汁。代茶多次饮用。▶祛瘀消肿，凉血止血。适用于咳血、吐血、尿血等。

◎ **小蓟饮**

小蓟全草、益母草各60g。洗净，加水煎汤，去渣，再煎至浓稠时服用。▶祛瘀止血。适用于胎堕后或者产后瘀血不尽。

蓟

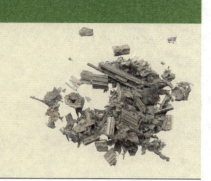

HERBA CIRSII JAPONICI RADIX CIRSII JAPONICI

【大 蓟】

别名：刺蓟，山牛蒡，鸡项草，野红花，牛触嘴。

◎《全国中草药汇编》记载大蓟：

"凉血止血，散瘀消肿。主治衄血，咯血，吐血，尿血，功能性子宫出血，产后出血，肝炎，肾炎，乳腺炎，跌打损伤，外伤出血，痈疖肿毒。"

【科 属】为菊科植物蓟的干燥地上部分或根。

【地理分布】在山坡、草地、路旁有野生。全国大部分地区都有出产，河北、陕西、山东、浙江、江苏、福建、江西、湖北、台湾、广东、湖南、广西、四川、贵州、云南等地有分布。

【采收加工】于夏、秋两季盛花时割取地上部分，鲜用或晒干。秋季挖掘根部，除去泥土、残茎，洗净后，晒干。

【药理作用】降压；止血；抗菌等。

【性味归经】甘、苦，凉。归心、肝经。

【功能主治】祛瘀消肿，凉血止血。用于吐血，衄血，便血，尿血，外伤出血，崩漏下血，痈肿疮毒。

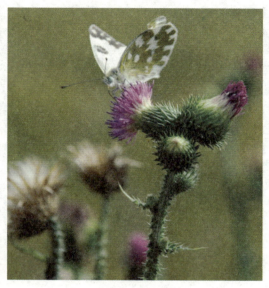

本草药方

◉ **1. 主治：血小板减少性紫癜。**

　　大蓟、熟地黄、枸杞子、何首乌、山药、党参、桑葚子、龟板各15g，鸡血藤30g，黄芪、菟丝子各20g，仙茅、菊花各10g，大枣5个。加水煎沸15分钟，滤出药液，再加水煎20分钟，去渣。两煎药液调兑均匀，分服，每天1剂。

◉ **2. 主治：肺结核，见咳嗽吐痰，低热盗汗。**

　　大蓟、小蓟、棕炭、酒炒大黄、牡丹皮、栀子、川贝母、藕节、白及、黄芩、蒲黄（包）、桔梗、天门冬、白芍、甘草、麦门冬、阿胶各8g，代赭石30g，牡蛎、龙骨、白茅根各15g，三七（为末，冲服）3g。煎服法同1，每天1剂。

药膳养生

◉ **大蓟胡桃枝茶**

　　鲜大蓟、鲜胡桃枝各50～100g，冰糖适量。水煎取汁，放冰糖使溶解。代茶多次饮。▶对瘰疬有效。

◉ **大蓟速溶饮**

　　鲜大蓟2500g，白糖500g。大蓟洗净、切碎，中火水煮1小时，去渣取汁，小火浓缩成浸膏。待温，加入白糖，冷却后晾干，轧粉装瓶。每次10g，用开水冲开，温服，每天4次。▶具有清热凉血止血的功能。适用于血热妄行的衄血、吐血、尿血、便血、崩漏等。若非因血热导致失血，则不宜食用。

◉ **大小蓟饮**

　　鲜大、小蓟根茎各30～60g。洗净，捣取汁。分2次服用。▶清热，凉血，止血。适用于因热所致的吐血、尿血、便血等。

槐

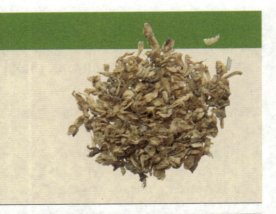

FLOS SOPHORAE

【槐花】

别名: 槐蕊。

◎《本草纲目》记载槐花:
"炒香频嚼,治失音及喉痹,又疗吐血、衄血,崩中漏下。"

【科 属】为豆科植物槐的干燥花及花蕾。
【地理分布】于屋边、路边多有栽种。全国各地普遍栽培,以华北平原和黄土高原为多。
【采收加工】夏季花蕾形成或开放时采收,及时干燥,除去枝、梗和杂质。前者称"槐米",后者习称"槐花"。
【药理作用】止血,凝血;利尿;抗菌等。
【性味归经】苦,微寒。归肝、大肠经。
【功能主治】清肝泻火,凉血止血。用于痔血,便血,血痢,崩漏,衄血,吐血,头痛眩晕,肝热目赤。

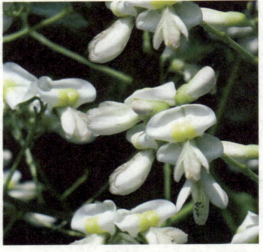

本草药方

◎ **1. 主治:** 蚕豆病,因食新鲜蚕豆导致的溶血性贫血,表现为黄疸明显和贫血症状。

槐花、茵陈各15g,艾叶60g,党参30g,大黄8g。加水煎沸15分钟,滤出药液,再加水煎20分钟,去渣。两煎药液调兑均匀,分服,每天1剂。

呕吐加藿香、竹茹、半夏各10g;腹泻去大黄,加茯苓、山药各10g。

◎ **2. 主治:** 过敏性紫癜,见皮肤紫斑,常伴衄血、齿龈出血、月经过多、口渴发热、舌红苔黄、心烦。

槐花25g,生地黄、金银花、大枣、白茅根各20g,白芍、地榆、鸡内金、玄参各15g,神曲、山楂、麦芽各10g。煎服法同1,每天2剂。

◎ **3. 主治:** 眩晕。

槐花、茶叶各10g,菊花、决明子各20g,甘草5g。一同研磨成粗末,泡水代茶多饮,每天1剂。

药膳养生

◎ **槐花酒**

鲜槐花110g,黄酒500ml。将槐花微炒黄,趁热入酒,煎十余沸,去渣。热服取汗。▶清肝泻火,适用于疮毒已成或未成,但焮痛者。

◎ **槐花薏粳粥**

槐花10g,冬瓜仁20g,薏苡仁30g,粳米60g。槐花、冬瓜仁加水煮汤,去渣后再放入薏苡仁、粳米煮粥。每天1剂,连服8剂。▶适用于实热所致的慢性盆腔炎。

◎ **槐花糕**

鲜槐花100g,鲜茅根30g,玄参20g,玉米面1000g,白糖适量。茅根、玄参水煎,取药液2次;槐花清水洗净。用药液调和玉米面,加槐花和白糖,拌匀后摊在蒸锅屉上,蒸成发糕。食用。▶清肝泻火,补中健胃,凉血化斑。适用于血热内蕴之皮肤发斑,伴有大便干结,咽喉疼痛,小便色黄等。

白茅

RHIZOMA IMPERATAE

〖白茅根〗

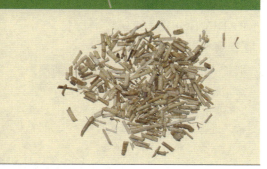

别名: 茅根, 兰根, 茹根, 地菅, 地筋, 白茅菅, 白花茅根, 茅草根。

◎《本草纲目》记载白茅根:
"止吐衄诸血, 伤寒哕逆, 肺热喘急, 水肿黄疸, 解酒毒。"

【科 属】为禾本科植物白茅的干燥根茎。

【地理分布】野生于路旁向阳干草地或山坡上。东北、华东、华北、西南、中南, 以及陕西、甘肃等地都有分布。全国大部分地区均产, 以华北地区产量最多。

【采收加工】春、秋季节采挖, 除去鳞片状的叶鞘和地上部分, 洗净, 鲜用或扎把晒干。

【药理作用】利尿; 促凝血; 抗炎。

【性味归经】甘, 寒。归肺、胃、膀胱经。

【功能主治】清热利尿, 凉血止血。用于衄血, 血热吐血, 尿血, 黄疸, 热病烦渴, 热淋涩痛, 水肿。

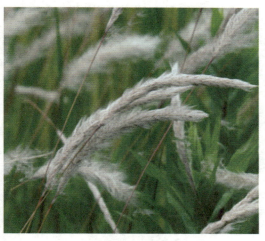

本草药方

◎ 1. 主治: 溃疡性结肠炎。

白茅根、白芍、黄连、地榆各30g, 广木香、槟榔、槐花炭、侧柏叶炭、牡丹皮各10g, 罂粟壳5g。加水煎沸15分钟, 滤出药液, 再加水煎20分钟, 去渣。两煎药液调兑均匀, 分服, 每天1剂。

◎ 2. 主治: 慢性支气管炎。

白茅根、生石膏各16g, 苇茎22g, 瓜蒌、沙参各15g, 厚朴12g, 半夏、杏仁、苏子、黄芩、苏叶、橘红各8g, 麻黄、川贝母、甘草各5g。煎服法同1, 每天1剂。

◎ 3. 主治: 支气管扩张, 见干咳、咯血、颧红。

白茅根、旱莲草、仙鹤草各30g, 茜草、沙参各15g, 生地黄、麦门冬、黛蛤散各12g, 牡丹皮、百合各8g。煎服法同1, 每天1剂。

◎ 4. 主治: 肺结核, 见午后身热。

白茅根150g, 蛤蚧2对, 红人参30g, 三七25g, 白及100g, 百部250g, 麦门冬、天门冬各60g。一同研磨成细末, 每天3次, 每次冲服5g。

药膳养生

◎ 白茅根茶

鲜白茅根250g。加水2000ml, 煎成1200ml, 加糖适量。每天分3次服用或代茶饮, 不限时, 多饮。连服10天为1个疗程。▶具有清热解毒的功效。适用于乳糜尿。

◎ 白茅根炖猪皮

白茅根60g, 猪皮500g, 冰糖适量。白茅根布包水煎, 取汁, 再用汁代水, 煎煮去毛洗净的猪皮, 炖到汤汁黏稠时, 放冰糖调拌均匀。每天1剂, 分4～5餐食, 连服数剂。▶清热解毒, 凉血止血。适用于血小板减少性紫癜属热毒郁营型者, 皮肤出现紫斑, 或有牙衄、鼻衄、便血、尿血、小便黄赤等。

◎ 茅根鸡

鲜白茅根60g, 母鸡1只。将母鸡宰杀后去毛及内脏, 洗净, 和白茅根一起放入锅内, 加水炖煮至烂熟, 加入少许食盐调味。▶具有安胎的功效。适用于胎动不安, 胎漏等。

苎麻

RADIX BOEHMERIAE

【苎麻根】

别名： 家苎麻，野麻，白麻，园麻，青麻。

◎《本草纲目拾遗》记载苎麻根：

"治诸毒，活血，止血。功能发散，止渴，安胎，通盅胀，崩淋，哮喘，白浊，滑精，牙痛，喉闭，疝气，跌打损伤。"

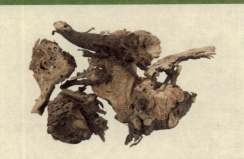

【科 属】为荨麻科植物苎麻的干燥根茎及根。

【地理分布】江苏、浙江、山东、安徽、陕西、福建、广东、四川、云南、湖北、湖南等地均有出产。

【采收加工】冬、春两季采挖，除去地上的茎和泥土，晒干。

【药理作用】抑菌；止血等。

【性味归经】甘，寒。归心、肝经。

【功能主治】凉血止血，清热解毒，安胎。用于咯血，吐血，衄血，胎动不安，便血，热毒痈肿，胎漏下血。

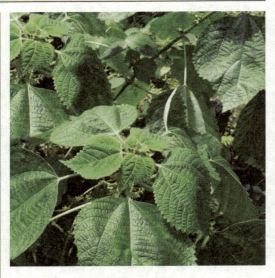

本草药方

◎ **1. 主治：习惯性流产。**

苎麻根、太子参、黄芪、当归、白芍、生地黄、白术、杜仲、川断、桑寄生、菟丝子各10g，每天1剂，水煎服。

◎ **2. 主治：习惯性流产。**

苎麻根、生地黄、椿皮、菟丝子、续断、杜仲、山萸肉各10g，桑寄生12g，升麻6g，山药、芡实、制首乌各15g。先用清水浸泡30分钟，再煎煮30分钟，每剂煎2次，每天1剂，分2次温服。

身体不健者，排卵后第7天服5剂，若基础体温高16天，服8剂，以预防流产。或妊娠后每月服13剂，服2个月，或服至每次流产日期。

◎ **3. 主治：孕妇久咳。**

苎麻根30g，柿饼3个，川贝母12g。川贝母研成细末，柿饼切开夹进川贝末，置饭上蒸熟，吃柿饼。另以苎麻根煎汤送服。

药膳养生

◎ **苎麻根煲鸡**

干苎麻根30g（鲜根60g），雌鸡1只。鸡杀后去毛、内脏、头爪；苎麻根放入鸡腹中，加水炖汤，调味后吃肉喝汤。▶具有滋阴养血安胎、调经止带的功效。适用于习惯性流产，带下，崩漏等病症。

◎ **苎麻麦仁粳米粥**

鲜苎麻根30g，陈皮（炒）10g，大麦仁、粳米各50g，细盐少许。先煎苎麻根、陈皮，去渣取汁，然后放入粳米及大麦仁煮粥，放入少许盐，分为2次服用，空腹趁热食用。▶凉血，止血，安胎。适用于血热崩漏，妊娠胎动下血，以及尿血、便血等。

◎ **苎麻根饮**

鲜苎麻根250g，黄糖30g。苎麻根洗净捣绒绞取汁，放入黄糖溶化服食。▶凉血止血。适用于血色深红，血热崩漏，口干喜饮，烦躁不安，苔黄舌红等。

▎化瘀止血▎

七叶树

RADIX NOTOGINSENG

【三七】

别名: 山漆,金不换,血参,参三七,田三七,田漆,田七,滇三七。

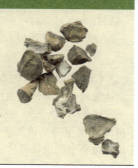

◎《本草纲目》记载三七:

"止血,散血,定痛。金刃箭伤,跌仆杖疮;血出不止者,嚼烂涂,或为末掺之,其血即止。亦主吐血,衄血,下血,血痢,崩中,经水不止,产后恶血不下,血晕,血痛,赤目,痈肿,虎咬蛇伤诸病。"

【科 属】为五加科植物三七的干燥根。

【地理分布】海拔 400～1800 米的山坡或森林下的人工荫棚下有种植。主产于云南和江西;广西、贵州、广东、湖北等地也有少量种植。

【采收加工】夏末、秋初开花前,选生 3～6 年以上者,挖取根部,洗净,分开主根、支根及茎基,干燥。

【药理作用】止血;溶栓;抑制血小板凝集;促进造血干细胞增殖;有负性频率作用;抗心律失常;降压;抗动脉粥样硬化;提高耐缺氧能力;抗休克;抗脑缺血;镇痛;抑制中枢;增强免疫;抗炎;抗肝损伤;延缓衰老;抗肿瘤;降血脂;降血糖;促进蛋白合成等。

【性味归经】甘、微苦,温。归肝、胃经。

【功能主治】消肿定痛,散瘀止血。用于衄血,咯血,便血,外伤出血,崩漏,跌打损伤,胸腹刺痛,瘀血肿痛。

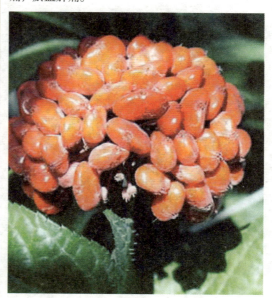

▎本草药方▎

◎ **1. 主治:眼底出血。**

三七粉(冲服)3g,丹参30g,郁金、赤芍、生山楂、川芎、当归、防风、黄芪各10g。加水煎沸15分钟,滤出药液,再加水煎20分钟,去渣。两煎药液兑匀,分服,每天1剂。

◎ **2. 主治:胃脘痛。**

三七8g,海螵蛸、丹参、甘草各30g。一同研磨成细末。每次冲服2g,每天3次。

◎ **3. 主治:慢性支气管炎。**

三七粉(冲服)2g,枇杷叶、矮地茶、菊花、岗梅根、桔梗、陈皮、淡竹叶、白花蛇舌草各8g。煎服法同1,每天1剂。

▎药膳养生▎

◎ **三七蒸鸡**

三七25g,母鸡1只,料酒、葱、姜、食盐、味精各适量。将鸡褪去毛、剁爪、去内脏,洗净,剁成小块,装入盆中;把三七放入鸡盆中,葱、姜摆在鸡上,注入适量清水,加入盐、料酒,上笼蒸约2小时取出,趁热食用。▶补血。适用于贫血,面色萎黄,久病体弱等。

茜草

RADIX RUBIAE

【茜草】

别名：血见愁，地苏木，活因丹，八仙草，锯子草，四轮草，红茜根。

◎《本草纲目》记载茜草：
"通经脉，治骨节风痛。活血行血。"

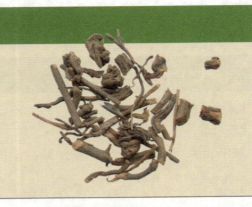

【科　属】为茜草科植物茜草的干燥根及根茎。
【地理分布】在山坡路旁、田边、沟沿、灌丛及林缘多有生长。分布于全国大部分地区。
【采收加工】于11月挖取根部，洗净后，晒干。

【药理作用】抑制血小板凝集；止血；祛痰，镇咳；升高白细胞水平；抗肿瘤；抗菌等。
【性味归经】苦，寒。归肝经。
【功能主治】祛瘀通经，凉血止血。用于吐血，衄血，崩漏，经闭瘀阻，外伤出血，跌打损伤，关节痹痛，瘀血肿痛。

本草药方

◎ 1. 主治：肝瘟。
茜草、甘草、牡丹皮各10g，桂枝、砂仁各5g，水红花子30g。加水煎沸15分钟，滤出药液，再加水煎20分钟，去渣。两煎药液调兑均匀，分服，每天1剂。黄疸加姜黄、茵陈、鸡内金、郁金各10g；肝脾肿硬加三棱、柴胡、莪术各10g。

◎ 2. 主治：肠结核。
茜草15g，沙参、沙氏鹿茸草（六月霜）各30g，薏苡仁、山药各22g，百部、百合、白扁豆各20g，熟地黄10g，甘草5g。煎服法同1，每天1剂。

◎ 3. 主治：胆汁淤积症，黄疸。
茜草20g，赤芍80g，葛根、丹参各40g。煎服法同1，分服，每天1剂。

◎ 4. 主治：风湿痛，关节炎。
鲜茜草根200g，白酒500ml。将茜草根洗净捣烂，浸入酒内1周，取酒炖温，空腹饮。第一次要饮到8分醉，然后睡觉，覆被取汗，每天1次。服药后7天不能下水。

◎ 5. 主治：荨麻疹。
茜草根25g，阴地蕨15g。水煎，加黄酒100ml冲服。

◎ 6. 主治：妇女经水不通。
茜草50g。黄酒煎，空腹服。

◎ 7. 主治：脱肛。
茜草根、石榴皮各1把，加酒1碗，煎至酒剩七成，温服。

◎ 8. 主治：跌打愈后，筋骨酸痛。
干茜草头40g，合猪脚1只炖服。

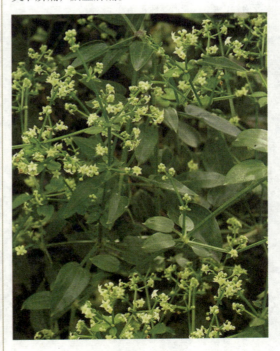

药膳养生

◎ 茜草酒
鲜茜草根40g，高粱白酒1000ml。茜草根洗净，浸于白酒中，6天后服用。每天1次，空腹热服。第一次喝七八分醉，盖被取汗。以后的量减少。▶ 适用于关节疼痛。

降香檀

LIGNUM DALBERGIAE ODORIFERAE

〖降香〗

别名: 降真香,紫藤香,降真,花梨母。

◎《本草纲目》记载降香:

"疗折伤、金疮,止血定痛,消肿生肌。"

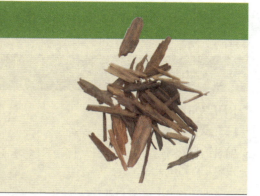

【科 属】为豆科植物降香檀的树干和根的干燥心材。

【地理分布】在山地林中生长。分布于海南、云南。

【采收加工】全年均可采收,除去边材,阴干后使用。

【药理作用】镇痛,镇静;抑制血栓形成等。

【性味归经】辛,温。归肝、脾经。

【功能主治】止痛,行气活血,止血。用于肝郁胁痛,脘腹疼痛,跌扑损伤,胸痹刺痛,外伤出血。

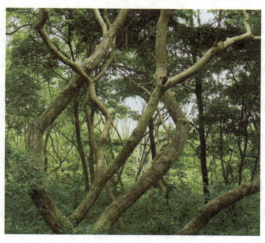

本草药方

1. 主治: 鼻出血。

降香、甘草各15g,茜草、侧柏叶、白及各150g,仙鹤草100g,荆芥穗炭80g,牛膝50g,三七(研、冲服)8g。加水煎沸15分钟,滤出药液,再加水煎20分钟,去渣。两煎药液调兑均匀,分服,每天1剂。

2. 主治: 病态窦房结综合征,见乏力短烦躁,胸闷心悸。

降香、桂枝、附子各10g,黄芪35g,淫羊藿、地龙各25g,狗脊、薤白各20g,丹参、白术各15g,细辛、五味子各5g。煎服法同1,每天1剂。

3. 主治: 阵发性室性早搏,心动过速。

降香、川芎、五味子各10g,黄芪50g,党参、丹参各30g,牡蛎、龙骨、当归各20g,赤芍、麦门冬、玄参各15g,琥珀(冲)2g。煎服法同1,每天1剂。

4. 主治: 心房颤动,心悸,胸闷。

降香、川芎、五味子各10g,黄芪50g,丹参、党参各30g,牡蛎、龙骨、当归各20g,赤芍、麦门冬、玄参各15g,琥珀末(冲)2g,大枣10个。煎服法同1,每天1剂。

药膳养生

猪脊红枣莲子汤

降香、生甘草各15g,猪脊骨1具,大枣120g,莲子90g。一同加水,以小火烧烂,加姜、盐调味。分多次饮。▶用于骨折中、后期。

降香止痛精

降香、两面针各30g,细辛14g,豆豉姜、广藿香、香附各150g,花椒、石菖蒲、香加皮、鸡骨香、九里香各100g,小叶双眼龙15g,荆三棱、高良姜、莪术各50g,黑老虎250g,黄芩、栀子各25g,樟脑15g,薄荷脑2g。将上20味捣碎,以30%75度白酒,密封浸泡7天,全部取出,置蒸馏器中进行蒸馏,收集含醇量20%以上的蒸馏液。黄芩、栀子各以3倍量的75度白酒浸渍1天,取出过滤取用。再将蒸馏液与浸渍液合并混匀,以白酒量65%,加入樟脑、薄荷脑搅拌溶解,过滤即得。分装瓶。口服。每次服5ml,每天服2次。亦可外用,涂擦患部。▶行气止痛。对于跌打肿痛、吐泻腹痛、风湿骨痛及风火牙痛有效。

收敛止血

白及

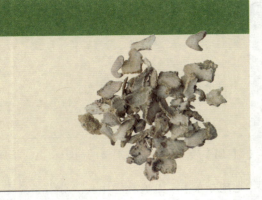

RHIZOMA BLETILLAE

《白及》

别名: 甘根,连及草,羊角七,千年棕,君求子,白鸡儿,利知子。

◎《本草纲目》记载白及:

"性涩而收,得秋金之令,故能入肺止血,生肌治疮也。"

【科 属】为兰科植物白及的干燥块茎。

【地理分布】野生于山野、山谷较潮湿处。分布于河北、山西、河南、甘肃、陕西、江苏、山东、浙江、安徽、福建、江西、湖北、台湾、广东、湖南、四川、广西、贵州、云南等地。主产于贵州、湖南、四川、安徽、湖北、浙江、河南、陕西。

【采收加工】8~11月采挖,将块茎浸入水中1小时左右,洗净泥土,除去须根,经蒸煮到内面无白心时取出,晒或炕至表面干硬不黏结时,用硫黄熏后,炕干或晒干,然后撞去残须,使表面呈光洁、淡黄白色,筛去杂质。

【药理作用】缩短出血及凝血时间;抗肿瘤;保护胃黏膜;抗菌等。

【性味归经】苦、甘、涩,微寒。归肺、肝、胃经。

【功能主治】收敛止血,消肿生肌。用于吐血、咳血,外伤出血,皮肤皲裂,疮疡肿毒;以及溃疡出血、肺结核咳血。

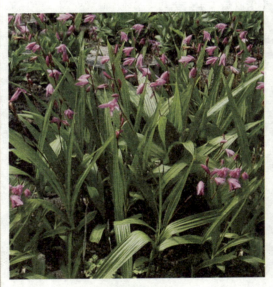

本草药方

◉ **1. 主治:外伤出血。**

白及、枪花果、止血树各适量。晒干后一起碾磨成极细粉末,装净瓶备用。将药粉适量撒涂在出血处,加压包扎,胶布固定。

◉ **2. 主治:外伤,小血管破裂出血。**

白及2g,白矾1g,向阳花5g。将各药研磨成极细粉末,混合均匀,贮瓶内备用。将药粉撒在创面上止血。

药膳养生

◉ **白及蛋花**

白及粉6g,鸡蛋1个。鸡蛋去壳,放入白及粉搅匀,早起用沸水冲成蛋花服用。▶滋阴养血,收敛止血。适用于肺痨咳嗽,痰中带血等。

◉ **白及牛奶**

白及粉5g,牛奶250ml,蜂蜜40g。将牛奶煮沸后,调入蜂蜜、白及粉。顿服。▶补虚益胃,收敛止血。适用于胃及十二指肠溃疡。

莲

NODUS NELUMBINIS RHIZOMATIS

〖藕节〗

别名： 光藕节，藕节巴。

◎《本草纲目》记载藕节：
"能止咳血，唾血，血淋，溺血，下血，血痢，血崩。"

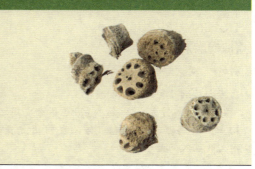

【科 属】为睡莲科植物莲的干燥根茎节部。
【地理分布】水泽、湖沼、池塘或水田内有生长，野生或栽培。全国大部分地区均有生产。
【采收加工】秋、冬或春初挖取根茎（藕），洗净后，切下节部，除去须根后，晒干。
【药理作用】缩短凝血时间。
【性味归经】甘、涩，平。归肝、肺、胃经。
【功能主治】消瘀，止血。用于咯血，吐血，尿血，衄血，崩漏。

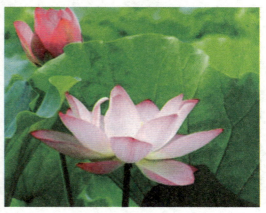

本草药方

⊙ **1. 主治：** 眼眶神经痛。
藕节、荷蒂各5个，半夏、白芷、防风、僵蚕各10g，天麻、白附子、川芎各5g，细辛2g。加水煎沸15分钟，滤出药液，再加水煎20分钟，去渣。两煎药液兑匀，分服，每天1剂。

⊙ **2. 主治：** 高热汗出，鼻衄，烦渴，舌苔黄，脉数。
藕节、旱莲草、仙鹤草各15g，生甘草2g，生石膏30g，葛根15g，淡竹叶、连翘、白茅根、钩藤各10g。煎服法同1，每天2剂。

⊙ **3. 主治：** 钩端螺旋体病，咳嗽带血，胸闷胸痛。
藕节、川贝母、牡丹皮、白及、杏仁各10g，水牛角（为末，冲服）1g，生地黄15g。煎服法同1，每天2剂。

⊙ **4. 主治：** 血瘀气滞型功能性子宫出血。
藕节炭、红花、桃仁、蒲黄炭、血余炭各10g，山楂炭、乌梅各20g，当归15g，赤芍、炒香附各12g，三七粉（冲服）3g。煎服法同1，每天1剂。

药膳养生

⊙ **藕节茅根茶**
藕节9枚，白茅根、桑叶各15g。洗净晒干，研制成粗末，煎汤，取汁。代茶多饮。▶消瘀止血。适用于咳血，吐血等出血症。

⊙ **藕节茶**
藕节10枚。水煎，取汁。代茶多饮。▶适用于各种出血症。

⊙ **藕粥**
藕粉30g，粳米50g，白糖少量。米煮粥，临熟时，放入藕粉和糖，调匀食。▶养血，调中，止血，开胃。适用于虚损失血，泄泻食少等。

⊙ **藕冬瓜菜**
生藕节100g，白冬瓜1个。加水煎汤。代茶常饮。▶消瘀止血。对血淋，尿道刺痛，尿血有效。

⊙ **藕汁**
藕适量。将藕洗净、切片，放砂锅中水煮取汁，浓缩。每服20ml，每天3次，宜常服。▶清热凉血，散瘀止血。适用于阴虚火旺及诸失血症。忌用铁器煮。

棕 榈

TRACHYCARPUS

【棕榈炭】

别名： 棕毛，棕皮。

◎《本草纲目》记载棕榈炭：
"棕灰性涩，若失血去多，瘀滞已尽者，用之切当，所谓涩可去脱也。与乱发同用更良。年久败棕入药尤妙。"

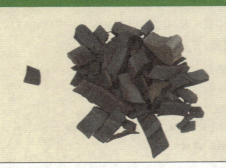

【科 属】为棕榈科常绿植物棕榈的叶鞘纤维（即叶柄基部之棕毛）。

【地理分布】栽培或野生。丘陵或山地有野生。栽培于村边、田边、庭院。江苏、江西、浙江、安徽、福建、广东、四川、广西、贵州、云南等地有分布。

【采收加工】割取叶柄下延部分及鞘片，除去纤维状棕毛，晒干，切成小片，煅制成炭。

【药理作用】缩短凝血时间。

【性味归经】苦、涩，平。归肝、肺、大肠经。

【功能主治】收涩止血。用于衄血，吐血，便血，尿血，崩漏下血。

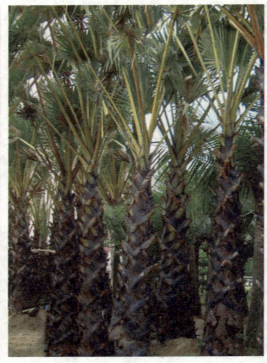

本草药方

⊛ **1. 主治：功能性子宫出血，属脾肾两虚型。**

棕榈炭、阿胶、白术、荆芥、当归各10g，海螵蛸、伏龙肝各18g，黄芪15g，党参、熟地黄各12g，天门冬8g，茜草、续断、莲房炭、甘草各5g。加水煎沸15分钟，滤出药液，再加水煎20分钟，去渣。两煎药液调兑均匀，分服，每天1剂。

⊛ **2. 主治：功能性子宫出血。**

棕榈炭、续断、白术各15g，党参、黄芪、海螵蛸各30g，阿胶、当归各12g。煎服法同1，每天1剂。

⊛ **3. 主治：子宫出血过多，属脾肾两虚型。**

棕榈炭、白及、旱莲草、女贞子、红茜草各8g，黄芪、川续断各15g，桑寄生12g。煎服法同1，每天1剂。

⊛ **4. 主治：子宫出血过多，属肾虚型。**

棕榈炭、红茜草、菟丝子各8g，龙齿30g，杜仲炭15g，桑寄生、川续断、海螵蛸各12g。煎服法同1，每天1剂。

药膳养生

⊛ **棕榈叶茶**

鲜棕榈叶30g，槐花15g。热水冲泡，代茶饮，每天饮用2次。▶对于高血压病，预防脑卒中有疗效。

⊛ **棕榈槐花茶**

鲜棕榈叶30g，槐花10g。一起研磨为粗末，煎水，取汁代茶饮用。▶对高血压病，头痛有疗效。

⊛ **棕榈花茶**

棕榈花30g。沸水冲泡15分钟，代茶多饮，连用3天。▶治细菌性痢疾之赤多白少，亦用于肠风出血、妇女功能性子宫出血。

‖温经止血‖

裸花紫珠

FOLIUM CALLICARPAE FORMOSANAE

【紫珠】

别名: 紫珠草,紫荆。

◎《本草纲目》记载紫珠:
"活血行气,消肿解毒,治妇人血气疼痛,经水凝涩。"

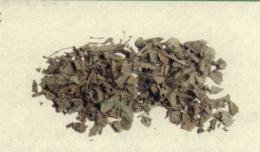

【科 属】为马鞭草科植物裸花紫珠、杜虹花或白棠子树及同属多种紫珠的地上部分。

【地理分布】**1. 裸花紫珠** 野生于1200米以下的山坡谷地和溪旁灌木丛中。安徽、江苏、江西、浙江、河南、福建、广西、广东、贵州、四川、云南有分布。江西、江苏、广东、广西、贵州、云南为其主产区。**2. 杜虹花** 野生于海拔1590米以下的平地、山坡、溪边树林中或灌木丛中。江西、浙江、台湾、福建、广西、广东、云南多有分布。主产于浙江、福建、江西、广东、广西。**3. 白棠子树** 海拔600米以下的低山丘陵灌丛中有野生。分布于华东、华南及河北、台湾、湖北、河南、贵州。江苏、山东、浙江、安徽、福建、江西、湖北、河南、广东是其主产区。

【采收加工】7~8月份采收,晒干后使用。

【药理作用】抗菌;止血等。

【性味归经】苦、涩,凉。归肝、肺、胃经。

【功能主治】清热解毒,收敛止血。用于衄血,咯血、呕血、便血、尿血、烧烫伤,外伤出血,热毒疮疡。

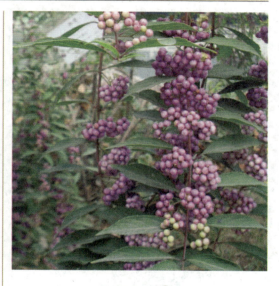

本草药方

◉ **1. 主治:** 肺癌;肺癌引起的咯血。
  紫珠叶50g,化血丹20g。研为细末,每天3次,每次服5g,用鸡蛋清兑温开水调服。一般服用3天即可见效。

◉ **2. 主治:** 消化道出血,血络内伤,循行失调。
  紫珠草、白茅根各30g,白及粉12g,云南白药1g,大黄粉2g。将白及粉、云南白药、大黄粉混合分成两份,以白茅根、紫珠草煎汤早晚送服。每天1剂。

药膳养生

◉ **紫珠茶**
  干紫珠末2g。加冷开水冲泡,每4小时1次。
  ▶适用于肠胃出血。

◉ **紫珠草茶**
  紫珠草8g。研磨成粗末,煎煮,取汁,代茶多饮。▶对肝硬化、食道静脉曲张破裂出血有疗效。

◉ **益气凉血汤**
  紫珠草、乌贼骨粉各30g,炙黄芩15g,党参、全当归、地榆炭、槐花炭各12g,蒲黄、炒阿胶各20g,生大黄末3g,参三七末6g。三味药末和匀分3次温水调服。其余药物水煎服。每天1剂。▶补气摄血,祛瘀收敛。

活血化瘀

【概念】

在中医药理论中凡以促进血行，通利血脉，消散瘀血为主要功效，用于治疗瘀血病症的药物，称活血化瘀药，或活血祛瘀药，简称"活血药"，或"化瘀药"。

【功效】

活血化瘀药性味多为苦、辛、温，部分动物类药味咸，主入心、肝两经。味辛则能散、能行，味苦则通泄，且均入血分，故能行血活血，使血脉通畅、瘀滞消散。活血化瘀药通过活血化瘀的作用而产生多种不同的功效，包括活血消肿、活血止痛、活血消痈、活血疗伤、破血消癥等。

【药理作用】

中医科学研究表明，活血化瘀药主要具有改善血液循环，抗血栓形成，改善微循环，加强子宫收缩，镇痛，抗炎，抗菌，调节机体免疫功能的作用。

【适用范围】

活血化瘀药主要用于治胸、腹、头痛，痛如针刺，痛有定处，症瘕积聚，中风不遂，肢体麻木以及关节痹痛日久，跌扑损伤，疮疡肿痛，瘀肿疼痛，闭经，月经不调，痛经，产后腹痛等瘀血阻滞之病症。对现代临床的冠心病、心绞痛、心肌梗死、脑血栓形成、缺血性脑血管病、脑血管意外后遗症、血栓闭塞性脉管炎、视网膜血管阻塞、月经不调、子宫肌瘤、宫外孕、流产、痛经、子宫内膜异位、盆腔感染、胎盘滞留等有一定的治疗作用。部分药物用治癌肿、慢性肝炎、肝硬化、胃溃疡、类风湿性关节炎、失眠、硬皮病等。

【药物分类】

活血化瘀药，按其作用特点和临床应用的不同，可分为活血止痛药、活血调经药、活血疗伤药、破血消癥药4类。

活血止痛药：多具辛味，能行能散，既入血分有活血之功，又入气分而兼行气之能，且有良好的止痛作用。主要用于气血瘀滞所致的各种痛证，如头痛、胸胁痛、心腹痛、痛经、产后腹痛、肢体痹痛、跌打损伤之瘀痛等。延胡索、川芎、姜黄、郁金、没药、乳香、夏天无、五灵脂等为中医药方常用的活血止痛药。

活血调经药：性味多辛散、苦泄，主归肝经血分，具有活血散瘀之功，尤善通畅血脉而调经水。主要用于血行不畅所致的月经不调、痛经、闭经及产后瘀血腹痛；亦常用于瘀血阻滞所致的心腹疼痛、症瘕积聚、跌打损伤、疮痈肿毒等病症。红花、丹参、益母草、桃仁、牛膝、泽兰、月季花、王不留行、鸡血藤、凌霄花等为中医药方常用的活血调经药。

活血疗伤药：性味多辛、苦、咸，主归肝、肾经，功善活血化瘀、消肿止痛、续筋接骨、止血生肌敛疮，主要用于跌打损伤、瘀肿疼痛、骨折筋损、金疮出血等伤科病症，也可用于其他血瘀病症。中医药方常用的活血疗伤药有土鳖虫、自然铜、苏木、骨碎补、血竭、儿茶、刘寄奴、马钱子等。

破血消癥药：味多辛苦，虫类药多，兼有咸味，均主归肝经血分。药性峻猛，走而不守，能破血逐瘀、消癥散积，主要用于症瘕积聚、瘀肿疼痛、血瘀闭经、偏瘫等。三棱、莪术、虻虫、水蛭、斑蝥等为中医药方常用的破血消癥药。

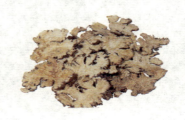

▌活血止痛▐

川芎

RHIZOMA CHUANXIONG

《川芎》

别名：芎䓖，香果，胡蓉，台芎，西芎，杜芎。

◎《本草纲目》记载川芎：
"燥湿，止泻痢，行气开郁。"

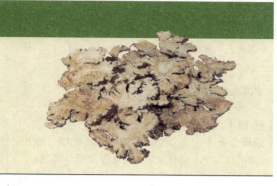

【科 属】为伞形科植物川芎的干燥根茎。

【地理分布】为著名栽培中药材，未见野生，主要栽培于四川（灌县），贵州、云南、湖北、广西、江西、湖南、江苏、浙江、陕西、甘肃等地均有引种栽培。

【采收加工】栽后第2年5月下旬至6月上旬，挖出根茎，抖掉泥土，除去茎叶，炕干。

【药理作用】抗心肌缺血缺氧；扩张血管，抗脑缺血；降血压；抑制血栓形成；加速骨折局部血肿吸收；镇静；抑制支气管平滑肌收缩；增强免疫功能；抗炎；抗肿瘤。

【性味归经】辛，温。归肝、胆、心包经。

【功能主治】祛风止痛，活血行气。用于经闭痛经，月经不调，胸胁刺痛，癥瘕腹痛，头痛，跌扑肿痛，风湿痹痛。

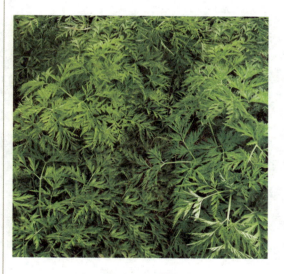

▌本草药方▐

◉ 1. 主治：慢性阑尾炎。

川芎、当归各10g，赤芍50g，泽泻25g，白术、茯苓各12g，败酱草30g。加水煎沸15分钟，滤出药液，再加水煎20分钟，去渣。两煎药液调兑均匀，分服，每天1剂。

◉ 2. 主治：乳腺小叶增生。

川芎、赤芍、当归、枳壳、牛膝、郁金各12g，丹参25g，鸡血藤20g，延胡索15g，柴胡、桃仁各10g。煎服法同1，每天1剂。

◉ 3. 主治：乳腺增生，属气滞血瘀型。

川芎、红花、桃仁各10g，橘核、丹参各30g，露蜂房20g，赤芍、当归、熟地黄各12g。煎服法同1，每天1剂。

▌药膳养生▐

◎ 川芎芥穗露

川芎100g，荆芥穗200g。一起研磨成粗末，加水共煮，蒸馏，收集煮的芳香水1000ml，每服20ml，每天3次。▶解表散风。对外感风寒，偏头痛等有效。

◎ 川芎煮鸡蛋

川芎8g，鸡蛋2个，大葱5根。同入砂锅中水煮，鸡蛋熟后剥壳，再煮片刻。吃蛋饮汤。每天1次，连用数日。▶疏风，散寒，止痛。对于外感风寒之头痛，有效。

姜黄

Jianghuang

《姜黄》

别名: 宝鼎香, 黄姜, 毛姜黄, 川姜黄, 广姜黄。

◎《本草纲目》记载姜黄:

"治风痹臂痛。"

【科 属】为姜科植物姜黄的干燥根茎。

【地理分布】多为栽培, 种植于土壤肥厚、质松、向阳的田园中, 也有野生; 分布于福建、江西、广东、四川等地, 主产于福建、四川、江西等地。此外, 湖北、陕西等地也有出产。

【采收加工】冬季或早春季时, 选择茎叶枯萎时采挖, 洗净, 煮或者蒸至透心, 晒干, 除去须根。

【药理作用】促进胆汁分泌; 抗肝损伤; 抗凝血, 抑制血小板凝集; 抗胃溃疡; 降血脂; 降血压; 抗生育; 抗氧化; 抗突变; 抗肿瘤; 抗病原体等。

【性味归经】辛、苦, 温。归脾、肝经。

【功能主治】通经止痛, 破血行气。对胸胁刺痛, 闭经, 症瘕, 跌打损伤, 风湿肩臂疼痛, 瘀血肿痛有疗效。

本草药方

◉ **1. 主治: 胃脘痛。**

姜黄、海螵蛸、郁金各30g。为末。每次冲服8g, 每天4次。

◉ **2. 主治: 阑尾炎。**

姜黄、乳香、吴茱萸、没药各5g, 白术、党参、川楝子、延胡索、槟榔、荔枝核、菊花、龟板、牡丹皮各10g, 大黄15g, 甘草、木香各2g, 冬瓜仁30g。加水煎沸15分钟, 滤出药液, 再加水煎20分钟, 去渣。两煎药液调兑均匀, 分服, 每天1剂。

药膳养生

◉ **姜黄鸡蛋**

姜黄25g, 鸡蛋2个, 米酒300ml。鸡蛋水煮后去壳, 和姜黄同煮, 取鸡蛋和米酒同服。行经期服3次。▶理气, 活血, 止痛。适用于气滞血瘀, 见经前或经期少腹疼痛, 血色紫黑挟块, 月经淋漓不断, 胸胁等。

没药树

MYRRHA

〖没药〗

别名：末药。

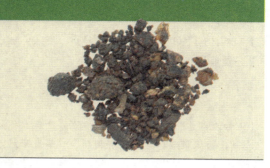

◎《本草纲目》记载没药：
"散血消肿，定痛生肌。"

【科　属】为橄榄科植物没药树或其他同属植物皮部渗出的油胶树脂。

【地理分布】海拔500～1500米的山坡地有生长，热带非洲和亚洲西部多有分布，索马里、埃塞俄比亚以及阿拉伯半岛南部为主产地，以索马里所产质量最佳。

【采收加工】11月至次年2月采集，由树皮裂缝外渗出的汁液，在空气中变成红棕色坚块的油胶树脂。

【药理作用】降血脂；解热镇痛；抗菌；抗炎；有甲状腺素样作用；有收敛作用等。

【性味归经】辛、苦，平。归心、肝、脾经。

【功能主治】消肿生肌，活血止痛。对瘀滞疼痛，跌打损伤，疮溃疡后久不收口，痈疽肿痛，痛经，胸痹心痛，产后瘀血腹痛，闭经，风湿痹痛有效。

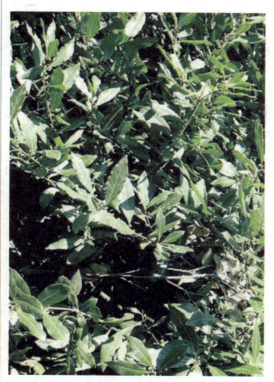

本草药方

● 1. 主治：多头痈溃烂，见疮溃后不收口。

没药、牛膝各120g，藤黄15g，松香1000g。一同研磨成细末，再放生姜1000g、大葱2000g绞汁和20具猪胆的汁共入砂锅烧开，再加入药末和匀，并加入凡士林及苯甲酸钠收膏，敷患处，每天1次。

● 2. 主治：蛇头疔。

没药、白矾、乳香各10g，雄黄20g，藤黄6g，蟾酥、冰片各2g，蜈蚣1条。一同研磨细末，贮瓶备用。使用时先用3%碘酊消毒患指，取药末放入猪胆中搅匀，然后将患指伸进猪胆汁内，外用丝线扎口，每天2次。

● 3. 主治：溃疡性结肠炎，腹痛，面晦，舌紫黯，有斑点。

当归、桃仁、赤芍、丹参、杏仁、滑石、白豆蔻、厚朴各10g，木通5g。加水煎沸15分钟，滤出药液，再加水煎20分钟，去渣。两煎药液兑匀，分服，每天1剂。另用乳香、没药、莪术、白及、丹参各20g，煎汤灌肠，每天1次。

药膳养生

◉ 没药酒

没药（研末）20g，高粱酒3小杯。每次服用1小杯，煎沸温服。▶适用于腹痛，产后血晕。

◉ 没药鸡子酒

没药（研末）20g，生鸡子3枚，绍兴黄酒700ml。鸡子开破，取白去黄，盛入碗内，放入没药，酒暖令热，放于碗中使其均匀。不计时候温服。▶活血化瘀。适用于坠落车马，筋骨疼痛不止。

复齿鼯鼠

FAECES TROGOPTERORUM

〖五灵脂〗

别名: 寒号虫粪,寒雀粪,灵脂。

◎《本草纲目》记载五灵脂:

"止妇人经水过多,赤带不绝,胎前产后血气诸痛;男女一切心腹、胁肋、少腹诸痛,疝痛,血痢,肠风腹痛;身体血痹刺痛,肝疟发寒热,反胃,消渴及痰涎挟血成窠,血贯瞳子,血凝齿痛,重舌,小儿惊风,五痫,癫疾;杀虫,解药毒及蛇蝎蜈蚣伤。"

【科 属】 为鼯鼠科动物复齿鼯鼠的干燥粪便。

【地理分布】 我国特有,分布于山西、河北、陕西及四川、云南、西藏等地。

【采收加工】 全年都可采收,除去杂质后,晒干。

【药理作用】 缓解平滑肌痉挛;抑制血小板凝集;改善微循环;抗应激性损伤;提高机体免疫力;抗炎、抗菌等。

【性味归经】 苦、咸、甘,温。归肝经。

【功能主治】 化瘀止血,活血止痛。用于胸痹心痛,脘腹胁痛,痛经,产后崩漏,瘀血腹痛,便血,吐血。

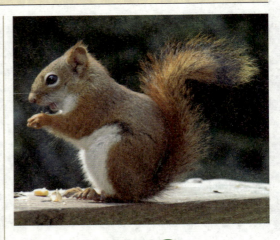

本草药方

◎ **1. 主治:胃下垂,胃脘堵闷,腹胀纳差。**

　　五灵脂、桔梗、知母、乌药、丹参、延胡索、香附、桃仁、蒲黄、没药、乳香、浙贝母、甘草各8g,黄芪30g,海螵蛸12g,柴胡、升麻各5g。加水煎沸15分钟,滤出药液,再加水煎20分钟,去渣。两煎药液兑匀,分服,每天1剂。

◎ **2. 主治:十二指肠炎,胃脘疼不移、如锥如刺,舌质紫黯。**

　　五灵脂、桃仁、蒲黄、当归、红花、川芎、赤芍各10g,甘草5g。煎服法同1,每天1剂。

◎ **3. 主治:郁热型胃脘痛。**

　　五灵脂、乌药、青皮各10g,百合、蒲公英各30g。煎服法同1,每天1剂。

　　食少纳呆加鸡内金、神曲各10g;胃脘胀痛加沉香、莱菔子各10g,恶心呕吐加竹茹、半夏各10g;泛酸烧心加黄连6g,吴茱萸3g,海螵蛸30g;大便干燥难解加大黄5g;呕血便血加白及、地榆各10g。

药膳养 生

◎ **五灵脂红花蒸墨鱼**

　　五灵脂、桃仁各9g,红花6g,墨鱼200g,姜、葱、盐各5g,绍兴黄酒15ml。把五灵脂、红花、桃仁洗净;墨鱼洗净,切5厘米长、3厘米宽的块;姜切片,葱切段。把墨鱼放在蒸盆内,加入盐、绍兴黄酒、姜、葱和五灵脂、桃仁、红花,注入清水160ml。把蒸盆置蒸笼内蒸30分钟即可。每天1次,每次吃墨鱼50g。▶活血祛瘀,消肿止痛。对于病毒性肝炎属气郁而血络瘀滞者有效。

◎ **降气镇痛汤**

　　五灵脂、白芍、延胡索、生蒲黄各9g,乳香(后下)、广木香、厚朴各6g,沉香15g,猪瘦肉适量。以上各药洗净,同猪瘦肉共置瓦煲,加清水8碗,煲存2碗,早晚饭后饮服。▶理气、消积、祛瘀、止痛。对于肠癌进行辅佐治疗有疗效。

◎ **百合镇痛汤**

　　五灵脂、乌药、炒青皮各10g,百合、蒲公英各25g。每天1次,水煎服,晚饭后顿服。剧痛者上、下午各服1次。▶主治郁热型胃脘痛。

卡氏乳香树

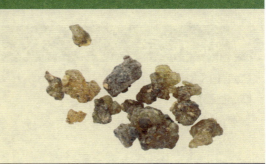

OLIBANUM

〖乳香〗

别名： 熏陆香，乳头香，天泽香，摩勒香，浴香，滴乳香。

◎《本草纲目》记载乳香：

"消痈疽诸毒，托里护心，活血定痛伸筋，治妇人产难，折伤。"

本草药方

◉ **1. 主治：毒气攻心，疔疮发背，狂言谵语，神志不清。**

乳香（炒去油）、净轻粉、铜绿、胆矾、枯矾、没药（炒去油）各3g，雄黄、蟾酥各6g，蜗牛（去壳）20个，白丁香（即麻雀屎）2g。先将蟾酥用酒化开，再将蜗牛捣烂，其余药研成细末，各匀为丸，像绿豆般大小，阴干。每次服6丸，葱白煎汤送下。如牙关紧闭，可将药九化开用鼻饲法送下，服后发汗。儿童用量酌减。该药属于抢救用药，以后另用他药收功。孕妇忌服。

◉ **2. 主治：发背已溃。**

乳香、没药各2g，冰片1g，煅露蜂房、白胡椒、黄连各15g。一同研磨成细末，撒于患处，每天2次。

◉ **3. 主治：髋部肤痛或刺痛，痛有定处，固定不移，久坐久卧后疼痛加重，适当活动后减轻或消失。**

乳香、藏红花、川芎、没药、赤药各10g，当归、地龙、桃仁、柴胡、延胡索各15g。水煎服，每天1剂。

◉ **4. 主治：急心痛。**

胡椒49粒，乳香1钱。为末，男用生姜汤下，女用当归汤下。

◉ **5. 主治：产后瘀滞不清，攻刺心腹作痛。**

乳香、没药（俱瓦上焙出油）各3钱，五灵脂、延胡索、牡丹皮、桂枝（俱炒黄）各5钱，黑豆（炒成烟炭）50g。共为末，每服3钱，生姜汤调下。

◉ **6. 主治：鱼肚痛及翻花起肛，久烂不堪。**

乳香、没药（各去油）各50g，麝香1钱半，雄精5钱（各研极细），黄米饭100g。捣烂为丸，如菜菔子大，忌火烘，晒干。每服陈酒送下3钱，醉盖取汗。

◉ **7. 主治：化脓性指头炎，乳腺炎。**

乳香5钱，白矾、花椒各6钱，葱白数根。水煎外洗，每天数次。

【科 属】 为橄榄科植物卡氏乳香树的油胶树脂。

【地理分布】 热带沿海山地有生长，红海沿岸至利比亚、土耳其、苏丹等地有分布，主产于埃塞俄比亚、索马里以及阿拉伯半岛南部。

【采收加工】 春、夏两季采收。将树干皮部由下向上的顺序切割，使树脂渗出，多天后凝成固体，即可采收。

【药理作用】 抗炎；镇痛；抗胃及十二指肠溃疡；降低胆固醇等。

【性味归经】 辛、苦，温。归心、肝、脾经。

【功能主治】 消肿生肌，活血行气止痛。对跌打损伤，疮疡痈肿，痛经，胸痹心痛，风湿痹痛，产后瘀血腹痛有效。

药膳养生

◉ **皂荚乳香酒方**

乳香6g，皂荚6g（如芡实大）。皂荚制作十余片，用乳香银石器内炒令烟起，放入皂荚一起炒，候香缠在刺上，便放入醇酒1盏，同煎令沸，滤去滓。一次服完，肿未成者便消，已成者则脓毒自破。▶消肿生肌，活血行气止痛。主治痈疽、疮疡、发背、肿毒。

◉ **莴苣籽乳没方**

白莴苣籽30克，粟米6克，乌梅肉5克，乳香5克，没药5克，蜂蜜少许。先将白莴苣籽及粟米分别炒熟，然后与乌梅肉及乳香、没药共研细末，加少许蜂蜜做成丸，每丸重约6克，每嚼1丸，温酒送下。▶适用于腰扭伤。

活血调经

密花豆

CAULIS SPATHOLOBI

【鸡血藤】

别名： 血风藤，活血藤，大血藤，血龙藤。

◎《广西本草选编》记载鸡血藤："活血补血，通经活络。"

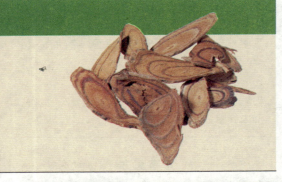

【科 属】为豆科植物密花豆的干燥藤茎。

【地理分布】山谷林间、溪边及灌丛中多有生长，福建、广东、云南、广西等地多有分布。

【采收加工】秋季采收茎藤，除去枝叶，锯成段，晒干；或新鲜的时候切成片，晒干。

【药理作用】抑制血小板凝集；扩张血管；抗炎等。

【性味归经】苦、甘，温。归肝、肾经。

【功能主治】活血，补血，通络。用于血虚萎黄，月经不调，风湿痹痛，麻木瘫痪。

本草药方

◎ 1. 主治：牛皮癣。

鸡血藤、白茅根、生地黄、槐花各50g，紫草、丹参、赤芍各25g，牡丹皮、乌蛇各20g，全蝎15g，蜈蚣3条。加水煎沸15分钟，滤出药液，再加水煎20分钟，去渣。两煎药液调兑均匀，分服，每天1剂。

◎ 2. 主治：牛皮癣。

鸡血藤、槐花、白茅根、生地黄各30g，紫草12g，赤芍、丹参、苦参各15g，蜂房10g。煎服法同1，每天1剂。

◎ 3. 主治：慢性支气管炎。

鸡血藤、柴胡、黑木耳各5g，木通、杏仁、桃仁各10g，白胡椒25个，炒白扁豆30个，木香5g，木鳖子15g，巴豆、沉香、甘草、陈皮各2g。研磨成细末，每用5g，用蛋清调敷双侧足心，每天换1次。

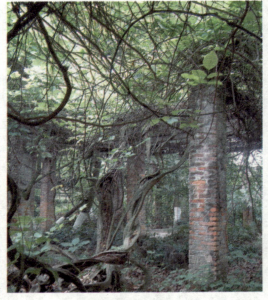

药膳养生

◎ 鸡血藤糖浆

鸡血藤2000g，白糖800g。鸡血藤切碎，水煎取2次汁，合并药液，浓缩至500ml，趁热加白糖，烧沸至溶解后，趁热过滤，将所得汁液加蒸馏水至1000ml。每服10ml，每天3次。▶补血通经，活络行血。适用于月经不调，血虚经闭，肢体麻木，痛经，以及营养不良性贫血，再生障碍性贫血，失血性贫血，放射反应引起的白细胞减少等。

◎ 鸡血藤炖猪蹄

鸡血藤30g，猪蹄1只。猪蹄去毛，洗净，和鸡血藤加水共炖，熟后吃肉喝汤。▶通经下乳。适用于产后乳汁不通。

丹 参

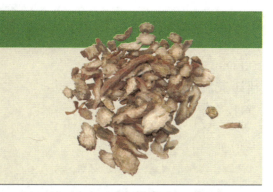

RADIX SALVIAE MILTIORRHIZAE

【丹参】

别名: 赤参, 奔马草, 山参, 紫丹参, 红根, 活血根, 大红袍, 血参根, 红丹参。

◎《本草纲目》记载丹参:
"活血, 通心包络, 治疝痛。"

【科属】为唇形科植物丹参的干燥根及根茎。

【地理分布】海拔120～1300米的林下草地、山坡或沟边多有生长, 主产于安徽、四川、山西、江苏、河北等地, 湖北、辽宁、陕西、河南、江西等地也有出产。

【采收加工】每年春、秋季节采挖, 除去泥沙, 干燥。

【药理作用】强心; 降血压, 扩张血管; 抑制血栓形成; 改善微循环; 抗动脉粥样硬化; 降血脂; 促进组织修复与再生; 抑菌; 抗肝损伤; 抗炎等。

【功能主治】活血通经, 祛瘀止痛, 清心除烦。用于月经不调, 经闭痛经, 胸腹刺痛, 症瘕积聚, 疮疡肿痛, 肝脾肿大, 心烦不眠, 心绞痛。

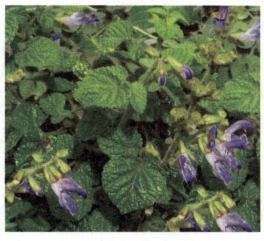

本草药方

◎ **1. 主治:** 视网膜炎, 糖尿病性视网膜病变, 症见视网膜出血, 久不吸收, 血色黯红, 有较为严重的玻璃体积血, 脉细涩。

丹参、麦门冬、白芍、玄参各15g, 生地黄30g, 牡丹皮10g, 三七粉3g, 水牛角2g(或水牛角15g)。加水煮沸15分钟, 滤出药液, 再加水煎20分钟, 去渣。两煎药液调兑均匀, 分服, 每天1剂。

◎ **2. 主治:** 眼底出血。

当归、生地黄各20g, 桔梗、赤芍、陈皮、夏枯草各10g, 酒黄芩、川芎、蝉蜕、木贼、密蒙花各8g, 柴胡5g, 酒大黄2g。加水煮沸15分钟, 滤出药液, 再加水煎20分钟, 去渣。两煎药液兑匀, 分早晚2次服, 每天1剂。瘀血阻络严重加桃仁、醋三棱各9g, 红花6g, 丹参1.5g; 阴虚内热加银柴胡、麦门冬、天花粉各9g, 栀子12g; 肝阳上亢加代赭石、刺蒺藜各12g, 生龙骨、生牡蛎各30g; 血热妄行加炒蒲黄15g, 焦栀子12g, 荆芥炭9g, 三七粉(冲服)1.5g。

药膳养生

◎ **丹参糯米粥**

丹参30g, 大枣6个, 糯米60g, 红糖20g。丹参加水煎汤, 去渣后入大枣、糯米、红糖煮粥。温热食, 每天2次, 10天为1个疗程, 隔3天再服。▶适用于月经不调, 血滞闭经, 产后恶露不尽, 瘀滞腹痛, 胸胁疼痛, 温病热入营血等。用于高血压病、冠心病等, 要长期服食。

◎ **丹参鸡蛋**

丹参30g, 鸡蛋2个。同煮蛋熟后去皮, 再入丹参汤内煮1小时, 吃蛋喝汤。每天1次, 连续服用数天。▶理气行滞, 活血化瘀。适用于气滞血瘀, 月经数月不行, 甚至经年不至, 烦躁易怒, 精神抑郁, 胸胁胀满不舒, 少腹胀痛拒按等。

◎ **丹参蜜饮**

丹参15g, 炙甘草3g, 檀香9g, 蜂蜜30g。丹参、檀香、炙甘草加水煎煮后, 去渣取汁, 调入蜂蜜, 再煎几沸。顿饮。▶行气活血, 补益脾胃。适用于胃脘隐痛, 胃及十二指肠溃疡, 饥饿、劳倦就痛, 食后缓解等。

红 花

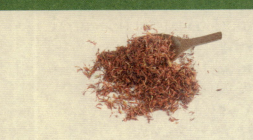

FLOS CARTHAMI

【红花】

别名: 红蓝花, 刺红花, 草红花。

◎《本草纲目》记载红花:

"活血, 润燥, 止痛, 散肿, 通经。"

【科 属】为菊科植物红花的干燥花。

【地理分布】分布于我国东北、西北、华北, 以及山东、浙江、四川、贵州、西藏; 河南延津、封丘, 浙江慈溪、余姚, 四川简阳、遂宁等地为其主产区。现各地多有栽培。

【采收加工】夏季当花由黄变红的时候采摘, 阴干或晒干均可。

【药理作用】增加冠脉流量和心肌营养性血流量, 兴奋心脏; 抗心肌缺血; 降血压、扩张血管, 改善微循环; 降血脂; 抗凝血; 提高耐缺氧能力; 兴奋子宫平滑肌; 镇痛; 抗炎。

【性味归经】辛, 温。归心、肝经。

【功能主治】散瘀止痛, 活血通经。用于痛经, 经闭, 症瘕痞块, 恶露不尽, 跌打损伤, 疮疡肿痛。

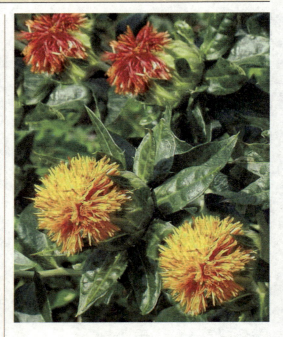

本草药方

◎ **1. 主治:** 精神病, 妄见神鬼, 哭闹骂詈, 昼夜不眠, 奔走号叫。

红花、当归、牡丹皮、水牛角、丹参各8g, 木通5g, 生地黄30g, 赤芍、黄芩各12g。加水煎沸15分钟, 滤出药液, 再加水煎20分钟, 去渣。两煎药液兑匀, 分服, 每天1剂。

◎ **2. 主治:** 胼胝。

红花、地骨皮各40g, 甘油100ml。先将红花、地骨皮研磨末, 再加甘油调匀, 慢慢敷于患处, 并包扎, 每天2次。

◎ **3. 主治:** 扭伤。

红花、乳香、桂枝、没药各15g, 川芎、栀子各30g, 大黄20g。一同研磨成细粉, 加适量凡士林, 调成糊状, 敷于患处, 外加绷带包扎, 每天1次。

◎ **4. 主治:** 跌伤后肿胀。

红花3g, 生山栀子30g, 姜黄15g, 黄柏12g, 生大黄12g。以上各味药一同研磨成极细末, 用食油调成稠糊, 贴敷在患处, 5天换药1次。

药膳养生

◎ **红花蕺菜汤**

红花30g, 蕺菜30g。二者洗净, 煎汤。每天服2次。▶具有清肺解毒的功效。适用于咽喉肿痛, 肺热咳嗽等。

◎ **红葵酒**

红花2kg, 天天果4.5kg, 白酒(65度)7.5L。天天果浸入65度酒(6L)中, 放一个容器, 红花浸入1.5L酒, 放另一个容器; 1个月后, 压榨, 过滤, 取上两种浸酒的澄清液合并在一起, 加2kg糖, 装瓶密封。每次15ml, 每天3次, 或每晚1次服用。不习惯饮酒者, 开水稀释后饮用。▶服药后20分钟, 喉胸初有热感, 以后气喘渐平稳, 痰易咳出, 渐有舒适感。寒喘型支气管哮喘者在易发季节来临之前服用此酒, 可防止或减轻发作症状。

益母草

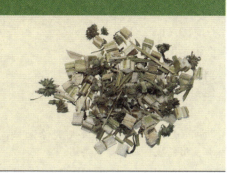

HERBA LEONURI

〖益母草〗

别名: 益母, 茺蔚, 坤草, 月母草, 地母草。

◎《本草纲目》记载益母草:

"活血破血, 调经解毒。治胎漏, 产难, 胎衣不下, 血晕, 血风, 血痛, 崩中漏下, 尿血, 泻血, 疳, 痢, 痔疾, 打扑内损, 瘀血, 大便、小便不通。"

【科 属】为唇形科植物益母草的新鲜或干燥的地上部分。

【地理分布】田埂、溪边、路旁或山坡草地多有生长, 尤其以向阳地带最多, 生长地可达海拔 3000 米以上。全国各地都有分布。

【采收加工】鲜品春季幼苗期至初夏花前期采割; 干品夏季茎叶茂盛、花未开时采割, 晒干, 或者切段晒干。

【药理作用】抑制血小板凝集; 抑制血栓形成; 兴奋子宫平滑肌; 利尿; 减慢心率, 增加冠脉血流量; 增强免疫功能等。

【性味归经】苦、辛, 微寒。归肝、心经。

【功能主治】利尿消肿, 活血调经。用于月经不调, 痛经, 闭经, 水肿尿少, 恶露不尽; 以及肾炎性水肿。

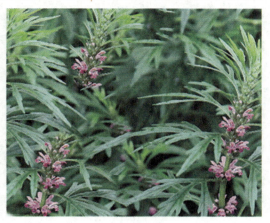

本草药方

◎ 1. 主治: 肝癌。

益母草、两面针、算盘子、青蒿、韩信草各 30g。加水煎沸 15 分钟, 滤出药液, 再加水煎 20 分钟, 去渣。两煎药液调兑均匀, 分服, 每天 1 剂。

◎ 2. 主治: 白细胞减少症, 属脾肾阳虚。

益母草、熟地黄、黄芪、鸡血藤各 30g, 党参 12g, 补骨脂、山萸肉、何首乌、仙茅、当归、淫羊藿、桂枝、菟丝子各 10g。煎服法同 1, 每天 1 剂。有瘀血加赤芍、红花各 10g。

◎ 3. 主治: 过敏性紫癜。

益母草、丹参、茜草、赤芍、生地黄、鸡血藤、牡丹皮各 15g, 白茅根、紫草各 30g, 甘草 5g。煎服法同 1, 每天 1 剂。

◎ 4. 主治: 血小板减少性紫癜。

益母草、党参、鸡血藤、川芎、当归各 30g, 黄芪 60g, 赤芍 20g, 红花 10g。煎服法同 1, 每天 1 剂。

药膳养生

◎ 益母糖茶

益母草 8g, 茶叶 2g, 红糖 15g。开水泡 15 分钟。代茶饮。▶活血化瘀。对产后小腹隐隐作痛、喜按, 头晕耳鸣, 恶露量少、色淡, 面色白, 苔薄, 舌质淡红, 脉虚细有效。

◎ 益母草汁粥

益母草汁 10ml, 藕汁、生地黄汁各 40ml, 生姜汁 2ml, 蜂蜜 10g, 粳米 100g。粳米煮粥, 加入各汁及蜂蜜。每天 2 次, 温热服食。▶滋阴养血, 解渴除烦, 化瘀调经。适用于消渴, 阴虚发热, 各种血证(吐、衄、便、崩), 瘀血腹痛等。病愈即止。不宜久服。忌用铁器煎煮。脾虚便溏者不宜用。忌食薤白、葱白、韭菜。

◎ 益母草煮鸡蛋

益母草 50g, 鸡蛋 2 个。益母草洗净和鸡蛋一起煮, 待蛋熟去壳, 复煮片刻。每天 1 剂, 分 2 次吃蛋饮汤。▶利水消肿, 活血调经。适用于产后恶露不尽, 气血瘀滞引起的月经不调, 功能性子宫出血, 慢性肾炎性水肿等。

毛叶地瓜儿苗

HERBA LYCOPI

【泽 兰】

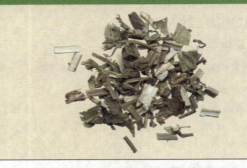

别名： 虎兰，水香，虎蒲，地瓜儿苗，红梗草，蛇王菊，接古草，草泽兰。

◎《本草纲目》记载泽兰：

"泽兰走血分，故能治水肿，涂痈毒，破瘀血，消症瘕，而为妇人要药。"

【科 属】为唇形科植物毛叶地瓜儿苗的干燥地上部分。

【地理分布】海拔 2100 米以上的山野低洼地、沼泽地、水边等潮湿处多有生长，分布于华北、东北、西南，以及甘肃、陕西等地。全国大部分地区有产。

【采收加工】夏、秋季茎叶茂盛的时候采割，晒干。

【药理作用】改善血液循环；促进微循环；增强心肌收缩力；抗凝血等。

【性味归经】苦、辛，微温。归肝、脾经。

【功能主治】行水消肿，活血化瘀。用于经闭，月经不调，痛经，产后瘀血腹痛，水肿。

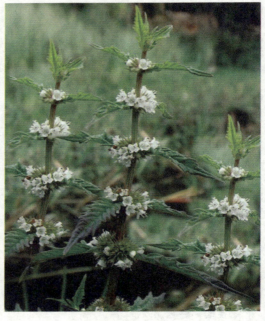

本草药方

◎ **1. 主治：缺乳，属肝郁型。**

泽兰、王不留行、鹿角片、路路通各10g，蒲公英、丹参各30g，当归、赤芍各12g，细辛1g。加水煎沸15分钟，滤出药液，再加水煎20分钟，去渣，两煎药液调兑均匀。分数次服。每天1剂。

◎ **2. 主治：牙周炎。**

泽兰、没药、乳香、白芷、连翘各8g，黄芪、金银花各22g，丹参、白芍、天花粉各12g，生甘草5g，京三棱4g。煎法同1，分早晚2次服，每天1剂。

◎ **3. 主治：月经不调，周期延长，属血瘀型。**

泽兰、赤芍、当归、卷柏、熟地黄、牛膝、柏子仁、桃仁、丹参各8g，川芎、香附各5g，红花2g。煎服法同3，每天1剂。

药膳养生

◎ **泽兰蒸团鱼**

泽兰叶10g，团鱼1条。将鱼杀死，去除内脏。将泽兰叶纳入团鱼腹腔中，加清水适量，放砂锅中，隔水清蒸，肉熟烂后加放少许米酒服食。隔天1次，连用6次。▶软坚散结，滋阴凉血。适用于妇女闭经，肝脾肿大，骨结核，肺结核，以及体虚的疟疾患者。孕妇不宜食用。

◎ **泽兰米酒**

泽兰30g，米酒300ml。水煎泽兰，饮时再加少量米酒。视酒量大小，以不醉为适度。▶具有活血化瘀的功效。适用于拒按，产后少腹疼痛，恶露量少、滞涩，舌有紫点或瘀斑，面色青紫，脉弦涩。

牛膝

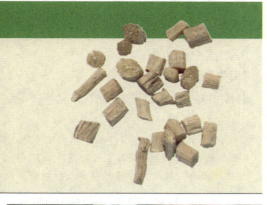

RADIX ACHYRANTHIS BIDENTATAE

【怀牛膝】

别名： 脚斯蹬，铁牛膝，怀膝，土牛膝，红牛膝，淮牛膝，牛磕膝，接骨丹。

◎《本草纲目》记载怀牛膝：
"治久疟寒热，五淋尿血，茎中痛，下痢，喉痹，口疮，齿痛，痈肿恶疮，伤折。"

【科　属】为苋科植物牛膝的干燥根。

【地理分布】生于屋旁、山坡、林缘草丛中，分布于除东北以外的全国广大地区，主产于河南温县、武陟、沁阳、孟县、辉县等地，山西、河北、江苏、山东等地也有出产。

【采收加工】冬季茎叶枯萎时采挖，除去须根及泥沙，捆成小把，晒到干皱后，将顶端切齐，晒干。

【药理作用】提高机体免疫力；镇痛；抗炎；延缓衰老；扩张血管，降血压；抑制心肌收缩力；兴奋子宫平滑肌；促进胆汁分泌；抗生育；降血糖；降血脂等。

【性味归经】苦、酸，平。归肝、肾经。

【功能主治】强筋骨，补肝肾，引血下行，逐瘀通经。用于腰膝酸痛，经闭症瘕，筋骨无力，肝阳眩晕。

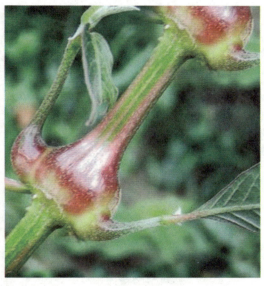

本草药方

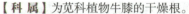

◎ 1. 主治：回乳方。

怀牛膝15g，炒麦芽60g，生大黄6g，炙甘草5g。加水煎沸15分钟，滤出药液，再加水煎20分钟，去渣。两煎药液调兑均匀，分早晚2次服，每天1剂。

◎ 2. 主治：肝硬化腹水。

怀牛膝、苍术、川牛膝、防己、白术、大腹皮各30g。煎服法同1，每天1剂。

◎ 3. 主治：胆石症。

怀牛膝、鸡内金各25g，金钱草60g，橘核30g，大黄、郁金、枳壳、川楝子、延胡索各20g，三棱、莪术各15g。煎服法同1，每天1剂。

药膳养生

◎ 牛膝酒

牛膝（去苗）60g、虎胫骨（酥炙黄）30g。上药锉如麻豆般大小，用酒5000ml，瓶中密封，重汤煮6小时，取出放冷，随即温服1小杯，不限时，常令酒力相续。▶强筋骨，补肝肾。适用于风冷伤腰，筋骨疼痛，不可屈伸。

◎ 牛膝酒

牛膝茎叶1把。切细，以酒3000ml渍浸1夜。服，稍微有酒气。▶适用于疟疾。

◎ 牛膝酒

牛膝（去苗）、虎胫骨（酥炙黄）、羚羊角（镑屑）、枳壳（去瓤，麸炒）各40g。上4味，锉如麻豆般大小，用酒3500ml，瓶中密封，重汤煮6小时，取出放冷，旋温服1小杯，不限时，常令酒力相续。▶对风寒伤腰、筋骨疼痛、不可屈伸有效。

川牛膝

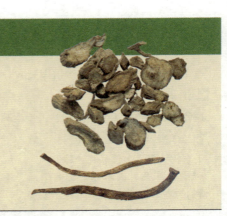

RADIX CYATHULAE

《川牛膝》

别名： 牛膝，天全牛膝，都牛胶，米心牛膝，大牛膝。

◎《四川中药志》（1979年版）记载川牛膝："活血祛瘀，通经，引血下行。用于血滞经闭，痛经，牙痛，吐血，衄血，关节肿痛和跌打损伤。"

【科 属】为苋科植物川牛膝的干燥根。

【地理分布】海拔1500米以上的地区多有生长，分布于四川、云南、贵州等地，且多有出产。

【采收加工】于10～11月植株枯萎后挖掘根部，去掉泥土、须根和芦头，割下侧根，使侧根、主根成单支，烘炕或曝晒，半干时堆置回潮，扎成小把，晒干或再烘至全干。

【药理作用】兴奋子宫平滑肌；提高机体免疫力；抗凝血；促进机体能量代谢；促进胆汁分泌；降血脂等。

【性味归经】味甘、微苦，性平。归肝、肾经。

【功能主治】通利关节，逐瘀通经，利尿通淋。用于经闭症瘕，关节痹痛，胞衣不下，尿血血淋，足痿筋挛，跌扑损伤。

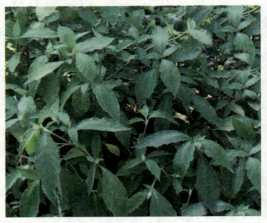

本草药方

● **1. 主治：回乳。**

川牛膝、赤芍、当归各8g，红花5g。加水煎沸15分钟，滤出药液，再加水煎20分钟，去渣。两煎药液调兑均匀，分服，每天1剂。

● **2. 主治：回乳。**

川牛膝12g，当归尾、赤芍、红花、泽兰各10g。煎服法同1，每天1剂。

● **3. 主治：泌尿系结石。**

川牛膝、皂角刺、白芷、王不留行、青皮、桃仁、枳壳各8g，没药、乳香、厚朴、薏苡仁各5g。煎服法同1，每天2剂。

● **4. 主治：泌尿系结石。**

川牛膝、莪术、三棱、桃仁、乌药、红花各10g，黄芪60g，丹参、续断、益母草各30g，桑寄生、地龙各15g。煎服法同1，每天2剂。

药膳养生

● **牛膝粟米粥**

牛膝叶（切）30g，粟米100g，淡豆豉10g，生姜、葱各适量。先煎淡豆豉，去渣取汁，后入牛膝叶及粟米，煮粥，并少加葱、姜等佐料，空腹食用。▶具有祛风湿，利关节，强腰膝的功效。适用于腰膝无力，风湿下注，膝盖疼痛。

● **牛膝粳米粥**

牛膝苗叶、生地黄（切焙）、龙葵叶各10g，粳米100g。前3味煎汤，去渣后放粳米煮粥，空腹食用。▶适用于热病后期，四肢烦疼，虚劳羸瘦，口干壮热。

● **牛膝浸酒**

牛膝、秦艽、独活、薏苡仁各40g，天门冬（去心）60g，细辛20g，附子（炮裂，去皮脐）40g，五加皮40g，桂心40g，丹参40g，杜仲（去粗皮）40g，酸枣仁40g，淫羊藿40g，晚蚕沙（微炒）80g。上细锉，用生绢袋盛，加入酒15L，浸7天。每天不计时候温饮1小杯，令有酒气为佳。▶适用于中风偏枯，筋脉拘急，不能运动等。

月季

FLOS ROSAE CHINENSIS

【月季花】

别名：四季花，月月红，月月开，长春花，月月花。

◎《本草纲目》记载月季花：
"活血消肿，散毒。"

【科 属】为蔷薇科植物月季的干燥花。

【地理分布】全国普遍栽培，江苏、山东、湖北、北京、河北等地为其主产区，河南、四川、安徽、湖南、贵州等地亦产。

【采收加工】夏、秋两季采收半开放的花朵，晾干，或用微火烘干。

【药理作用】抗病原体；抗真菌。

【性味归经】甘，温。归肝经。

【功能主治】活血调经，消肿止痛。用于月经不调，痛经。

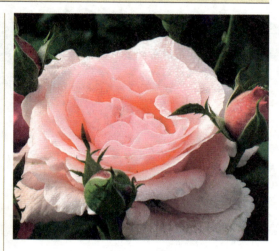

本草药方

◉ 1. 主治：不孕症，属肝郁气滞。

月季花、柴胡各5g，白芍12g，蒲公英、茯苓、石斛、旱莲草各10g，白术、当归、香附各5g，甘草2g。加水煎沸15分钟，滤出药液，再加水煎20分钟，去渣。两煎药液调兑均匀，分服，每天1剂。

◉ 2. 主治：闭经、痛经等，属气滞血瘀。

月季花5朵，黄酒10ml，冰糖适量。将月季花洗净，加水150ml，小火煎至100ml，去渣取汁，加冰糖及黄酒适量。温热服用，每天1次。

◉ 3. 主治：跌打损伤。

月季花、红花各5g，黄酒100ml。上药一起放入杯中，置有水的蒸锅中，隔水加热蒸20分钟。每次温饮30ml，每天1次。

◉ 4. 主治：痛经。

月季花3g，红茶2g，红糖25g。加水300ml，煮沸5分钟后，分3次饭后服用。月经前5天起，每天服1剂，至月经来潮时止，可连用4个月经周期。

药膳养生

◉ 月季鲫鱼汤

月季、芫花（炒）各6g，沉香10g，鲫鱼1条。月季花、芫花、沉香搓碎后，装入鲫鱼腹中，用线缝合；锅内加猪油，烧到七成热时，将鱼稍微炸后，放入开水中去油；汤勺中放入鸡汤、葱、鲫鱼、白糖、姜、黄酒各适量，炖煮30分钟左右。随意聚食鱼肉。▶利水解毒。适用于瘰疬未破，皮色不变，按之坚硬等。

◉ 月季花茶

鲜月季花20g，夏、秋季采收半开放的花朵，以气味清香，不散瓣为佳。开水冲泡，每天1次，代茶徐徐饮用。▶活血化瘀。适用于月经不调，经来腹痛，筋骨疼痛，跌打损伤，瘀血肿痛。

◉ 月季花酒

月季花12g，黄酒适量。月季花烧灰存性。黄酒送服。▶适用于经来量少，紫黑有块，少腹胀痛、拒按，舌边可见紫黯瘀点，血块排出后疼痛减轻，脉沉涩。

‖ 活血疗伤 ‖

苏木

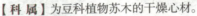

LIGNUM SAPPAN

〖苏木〗

别名：苏方，棕木，赤木，红柴，红苏木。

◎《本草纲目》记载苏木：
"乃三阴经血分药。少用则和血，多用则破血。"

【科 属】为豆科植物苏木的干燥心材。

【地理分布】海拔 200～1050 米的山谷丛林中有生长，也可栽培。分布于红河河谷和云南金沙江河谷，福建、台湾、海南、广东、四川、广西、云南、贵州等地有栽培，台湾、广西、广东、贵州、云南等地为其主产区。

【采收加工】全年可采，大多在秋季采伐，除去白色边材，锯成 10～100 厘米的小段，粗壮的对半剖开，干燥。

【药理作用】增加冠脉流量；改善微循环；抑制血小板凝集；抗菌；抗肿瘤等。

【性味归经】甘、咸，平。归心、肝、脾经。

【功能主治】消肿止痛，行血祛瘀。用于经闭痛经，产后瘀阻，外伤肿痛，胸腹刺痛。

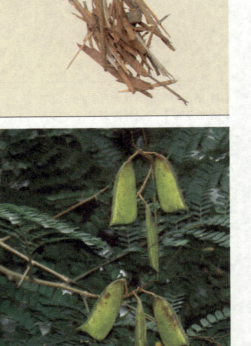

本草药方

⊙ **1. 主治：**肱骨外上髁炎，桡骨茎突炎。

苏木、艾叶、苍耳子、没药、乳香、七叶莲、大黄、穿破石各 10g，石楠藤、海风藤、宽筋藤、青风藤、四方藤、鸡血藤、十大功劳叶各 15g，桑枝 12g。加水煎，熏洗患处，每天 4 次。

⊙ **2. 主治：**关节扭伤。

苏木、丹参、川芎、鸡血藤、赤芍、金银花、木瓜、连翘各 30g，牛膝 20g，大黄、红花、当归、甘草各 15g，地鳖虫 10g。加水共煎，再加硫酸镁 200g，浸洗患处，每天 2 次。

药膳养生

⊙ **苏木行瘀酒**

苏木 60g，捣碎成细末，用水、酒各 500ml，煎取 500ml，每服适量。每天早、午、晚，临睡空心各 1 服。▶具有活血化瘀的功效。适用于跌打损伤、肿痛。孕妇忌服。

槲蕨

RHIZOMA DRYNARIAE

【骨碎补】

别名：猴姜，过山龙，石良姜，猴掌姜，申姜，爬岩姜，岩姜。

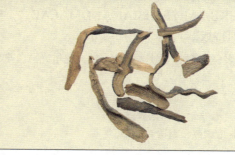

◎《本草纲目》记载骨碎补："治耳鸣及肾虚久泄，牙痛。"

【**科 属**】为水龙骨科植物槲蕨的干燥根茎。

【**地理分布**】附生于海拔200～1800米的林中岩石或树干上，西南及浙江、福建、江西、湖南、湖北、广西、广东、贵州、四川有分布，主产于浙江、湖南、江西、广西、四川、福建等地，以湖南产量最大。

【**采收加工**】全年都可采挖，除去泥沙，干燥，或再燎去茸毛（鳞片）。

【**药理作用**】促进骨钙化和骨质的形成，促进骨对钙的吸收，促进钙磷沉积；增强心肌收缩力；降血脂；抑制链霉素的耳毒性等。

【**性味归经**】苦，温。归肾、肝经。

【**功能主治**】续伤止痛，补肾强骨。用于肾虚腰痛，耳鸣耳聋，跌扑闪挫，牙齿松动，筋骨折伤；外治白癜风、斑秃。

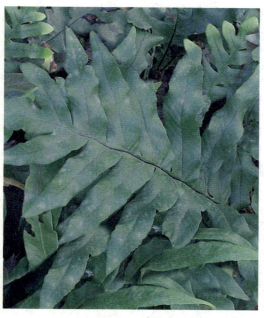

本草药方

◉ **1.主治：再生障碍性贫血。**

骨碎补、紫草、漏芦、阿胶、人参、肉苁蓉各15g，黄芪、白花蛇舌草、鸡血藤各30g。加水煎沸15分钟，滤出药液，再加水煎20分钟，去渣。两煎药液调兑均匀，分服，每天1剂。

◉ **2.主治：骨折扭伤。**

骨碎补根、水冬瓜根、野葡萄根各60g。将上述鲜药加白酒适量，捣烂备用。使用时，先行复位，再将药外敷于患处，用杉树皮小夹板固定，每天酒精浸湿1次，7天换药1次。

药膳养生

◎ **骨碎补煲猪腰**

骨碎补10g，猪腰1个。先将猪腰洗净切开，去除掉中间的筋膜，再把骨碎补研磨成细末，放入猪腰内，用线扎紧，加水煮熟。饮汤吃肉。▶补肾强腰。适用于肾虚腰痛及肾虚久泻等。

◎ **骨碎补茶**

蜜炙骨碎补30g。研磨成粗末，水煎，取汁，代茶多饮。▶润肺止咳。适用于咳嗽痰多，慢性支气管炎。

◎ **骨碎补酒**

骨碎补60g，白酒500ml。骨碎补放入酒中浸泡6天。每服30ml，每天2次。▶补肾接骨，活血生发。适用于筋伤骨折，跌打疼痛。

奇蒿

HERBA ARTEMISIAE ANOMALAE

〖刘寄奴〗

别名: 金寄奴, 六月霜, 六月雪, 九里光, 白花尾, 细白花草, 九牛草。

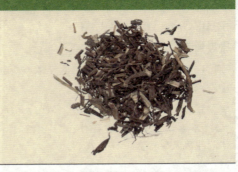

◎《本草纲目》记载刘寄奴:
"小儿尿血, 新者研末服。"

【科 属】为菊科多年生草本植物奇蒿的干燥地上部分。

【地理分布】生于灌丛中、林地、河岸旁, 我国中部至南部各地区都有分布, 主产于浙江、江苏、江西等地。

【采收加工】夏、秋季花开时采收, 连根拔起, 洗净, 鲜用或者晒干, 防夜露雨淋变黑。

【药理作用】提高耐氧能力; 增加冠脉流量。

【性味归经】苦, 温。归心、肝、脾经。

【功能主治】疗伤止血, 散瘀止痛, 消食化积, 破血通经。用于跌打损伤, 肿痛出血, 血瘀经闭, 产后瘀滞腹痛, 泻痢腹痛, 食积不化。

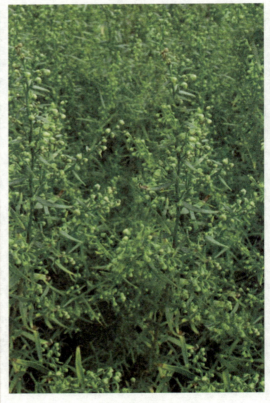

本草药方

◉ **1. 主治: 闭经。**

刘寄奴12g, 山楂(生)40g, 党参、鸡内金、白术、当归、陈皮、白芍、制半夏、茯苓、甘草各8g。加水煎沸15分钟, 滤出药液, 再加水煎20分钟, 去渣。两煎药液调兑均匀, 分服, 每天1剂。

◉ **2. 主治: 闭经, 神疲乏力, 头晕腰酸。**

刘寄奴12g, 生山楂40g, 紫石英15g, 石楠叶10, 肉苁蓉、枸杞子、淫羊藿、续断、菟丝子、巴戟天、黄芪各8g, 鸡内金6g, 肉桂3g。煎服法同1, 每天1剂。

◉ **3. 主治: 闭经, 急躁多梦, 心烦, 苔少舌红, 脉细数。**

刘寄奴、生地黄、石斛、牛膝、瞿麦、益母草各12g, 生山楂40g, 全瓜蒌15g, 麦门冬、玄参、车前子各8g, 鸡内金6g, 黄连3g。煎服法同1, 每天1剂。

◉ **4. 主治: 血滞型闭经。**

刘寄奴、桃仁各12g, 生山楂40g, 赤芍、当归、川芎、生地黄各8g, 鸡内金6g, 红花5g。煎服法同1, 每天1剂。

药膳养生

◉ **刘寄奴茶**

刘寄奴40g。水煎浓汁, 代茶饮用, 每次2碗。服多次有效。▶适用于乳腺炎。

◉ **刘寄奴酒**

刘寄奴、甘草各40g。共碎细, 每份使用10g, 先以水2小杯, 入药煎至剩1小杯, 再放入酒1小杯, 再煎至剩1小杯, 去渣。1次温服。▶活血化瘀。适用于女子产后胞宫瘀阻, 血滞难出。

化痰止咳平喘

【概念】

在中医药理论中凡以消痰或祛痰为主要作用的药物，称为化痰药；以制止或减轻咳嗽和喘息为主要作用的药物，称止咳平喘药。由于化痰药多数兼能止咳，而止咳平喘药也多兼有化痰作用，故常统称"化痰止咳平喘药"。

【功效】

化痰药主要具有消痰或祛痰的作用，止咳平喘药主要具有止咳平喘的作用。

【药理作用】

中医科学研究表明，化痰止咳平喘药主要具有镇咳、祛痰、抑菌、平喘、消炎、抗病毒、利尿等作用，部分药物还有镇痛、镇静、改善血液循环、抗惊厥、调节免疫功能的作用。

【适用范围】

化痰止咳平喘药主要用于痰阻于肺的咳喘痰多，痰蒙心窍的昏厥、癫痫，肝风夹痰的中风，痰蒙清阳的眩晕、惊厥，痰阻经络的肢体麻木、口眼㖞斜、半身不遂，痰火互结的瘰疬、瘿瘤，痰凝肌肉、流注骨节的阴疽流注等，以及外感、内伤所导致的各种咳嗽和喘息。对现代临床的急慢性支气管炎、支气管扩张、肺气肿、慢性淋巴结炎、皮下肿块、冠心病、心绞痛、单纯性甲状腺肿、心力衰竭、高血压病、脑血管意外、癫痫等病症有一定的治疗作用。

【药物分类】

根据功效和临床应用的不同，主要分为化痰药和止咳平喘药两类。

化痰药：又分为温化寒痰药和清化热痰药两类。温化寒痰药药性多温燥，有燥湿化痰、温肺祛痰的功效；清化热痰药药性多寒凉，有清化热痰的功效。部分药物质润，兼能润燥；部分药物味咸，兼能软坚散结。温化寒痰药主要用于湿痰、寒痰所导致的咳嗽气喘、痰多色白、苔腻等，以及由寒痰、湿痰所致的肢体麻木、眩晕、阴疽流注等。清化热痰药主治热痰所致的痰黄质稠、咳嗽气喘，其中痰干稠难咳、唇舌干燥的燥痰证，宜选质润的润燥化痰药，其他如痰热痰火所致的癫痫、瘿瘤、中风惊厥、瘰疬等，均可以清化热痰药治疗。中医药方常用的化痰药有天南星、半夏、芥子、白附子、猪牙皂、旋覆花、桔梗、猫爪草、白前、川贝母、瓜蒌、前胡、浙贝母、天竺黄、竹茹、海浮石、竹沥、瓦楞子、海蛤壳、昆布、海藻、胖大海、黄药子、礞石、猴枣等。

止咳平喘药的药味或辛，或苦，或甘，药性或温或寒，其止咳平喘的功效有清肺、宣肺、降气、润肺、敛肺及化痰的分别，而有的药物偏于平喘，有的两种药性都有。中医药方常用的止咳平喘药有苦杏仁、百部、紫菀、款冬花、紫苏子、满山红、桑白皮、枇杷叶、葶苈子、白果、马兜铃、华山参、矮地茶、罗汉果、洋金花、牡荆子等。

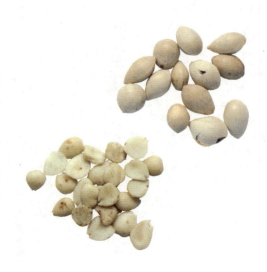

┃ 化痰 ┃

白芥

SEMEN SINAPIS

【芥子】

别名：白芥子，辣菜子，苦芥子，白芥，芥菜子。

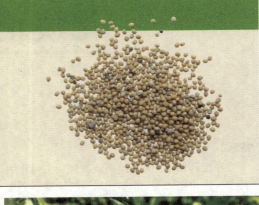

◎《本草纲目》记载芥子：

"利气豁痰，除寒暖中，散肿止痛。治咳嗽反胃，痹木脚气，筋骨腰节诸痛。"

【科　属】为十字花科植物白芥或芥的干燥成熟种子。

【地理分布】原产于欧洲。我国山西、山东、辽宁、新疆、安徽、四川、云南多有栽培。

【采收加工】夏末秋初果实成熟时采割植株，晒干后，打下种子，除去杂质。

【药理作用】抗真菌；祛痰等。

【性味归经】辛，温。归肺、胃经。

【功能主治】散结通络止痛，温肺豁痰利气。用于寒痰喘咳，痰滞经络，胸胁胀痛，关节疼痛麻木，痰湿流注，阴疽肿毒。

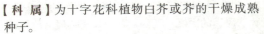

本草药方

◎ **1. 主治：化脓性心包炎，高热寒战。**

白芥子10g，当归、党参、桃仁、赤芍、茯苓各15g，桂枝5g。加水煎沸15分钟，滤出药液，再加水煎20分钟，去渣。两煎药液调兑均匀，分服，每天2剂。

◎ **2. 主治：心包积液，心包炎，心悸，咳嗽喘满，浮肿。**

白芥子、桂枝、白术、半夏、猪苓各10g，葶苈子20g，桑白皮、大枣各15g，泽泻、茯苓、冬瓜皮各12g，甘草3g。煎服法同1，每天2剂。

◎ **3. 主治：血栓闭塞性脉管炎。**

白芥子、麻黄、干姜、玄参、生地黄、党参、麦门冬、鸡血藤、白术、赤芍、牛膝各10g，桂枝、附子（先煎30分钟）、鹿角霜、黄芪各30g，乳香、没药各5g。煎服法同1，每天1剂。

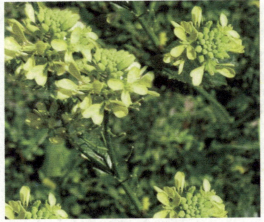

药膳养生

◎ **白芥子三七酒**

白芥子20g，三七30g，白酒1L。把白芥子、三七泡入酒中30天后即可去药饮酒，每天2次，每次20ml。▶化痰通络，活血通经。对于痰湿内阻之闭经有效。

◎ **辛味莴苣**

白芥子10g，莴笋200g，杏仁6g。将莴苣切成条，白芥子（磨碎）粉用开水焖好，杏仁泡透、去皮、切成末。将莴苣、焖好的芥子粉、杏仁末放在一起，加入香油及味精，调拌均匀即可。随意食用。▶利气化痰，润肠止咳。适用于急慢性支气管炎及便秘。

桔 梗

RADIX PLATYCODONIS

【桔梗】

别名：荠苨，梗草，苦梗，苦桔梗，大药，苦菜根。

◎《本草纲目》记载桔梗：
"主口舌生疮，赤目肿痛。""伏砒。"

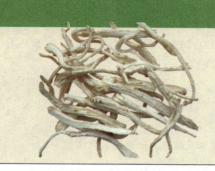

【科属】为桔梗科植物桔梗的干燥根。

【地理分布】生于山地草坡、林缘，或有栽培。全国各地普遍有分布。

【采收加工】春、秋两季采挖，洗净，除去须根，趁鲜剥去外皮或不去外皮，干燥。

【药理作用】抗炎；祛痰，镇咳；抗消化性溃疡；提高机体免疫力；降血糖；增加冠脉流量；镇静、镇痛、解热；利尿等。

【性味归经】苦、辛，平。归肺经。

【功能主治】利咽，宣肺，排脓，祛痰。用于咳嗽痰多，胸闷不畅，音哑，咽痛，疮疡脓成不溃，肺痈吐脓。

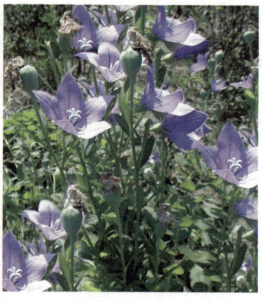

本草药方

◎ **1. 主治：乳痈，寒热作痛。**

桔梗12g，天花粉18g，金银花24g，瓜蒌60g，皂角刺、王不留行、浙贝母、知母、半夏、白及、乳香（去油）、没药（去油）各8g，通草5g。加水煎沸15分钟，滤出药液，再加水煎20分钟，去渣。两煎药液调兑均匀，分服，每天1剂。用白酒作为药引。

◎ **2. 主治：缺乳症。**

桔梗、木通各3g，党参、黄芪各20g，白术、当归、麦门冬、王不留行各10g。煎服法同1，每天1剂。用猪蹄作为药引，炖汤食用。气滞或炎症缺乳者，参芪减半，加赤芍、柴胡、黄芩各8g，陈皮5g。

◎ **3. 主治：乳汁不足。**

桔梗、通草各5g，上党参30g，王不留行15g，麦门冬8g。煎服法同1，每天1剂。

药膳养生

◎ **桔梗甘草茶**

桔梗、甘草各100g。研磨为粗末，调和均匀后过筛，分包，每包10g，用时沸水冲泡。代茶饮，每次1包。▶适用于支气管炎咳嗽。

◎ **桔梗鱼腥草汤**

桔梗20g，冬瓜仁15g，鱼腥草30g，甘草6g。水煎服。▶清热解毒，祛痰排脓。对肺痈咳唾脓痰，大叶性肺炎有疗效。

◎ **玉露绿豆糕**

桔梗、葛根、天花粉各15g，绿豆粉500g，白糖150g。桔梗、葛根、天花粉切片，烘干后打成细末，与绿豆粉、白糖调和，加清水调湿，放入饭盒内，大火蒸30分钟，取糕，切成重约25g的块。酌量食用。▶润肺止咳，清热生津。适用于肺燥致干咳痰少，以及胃热致口渴喜饮等。

柳叶白前

RHIZOMA CYNANCHI STAUNTONII

〖白前〗

别名: 石蓝, 嗽药, 鹅管白前, 竹叶白前, 草白前, 毛白前, 鹅白前, 土白前。

◎《本草纲目》记载白前:
"降气下痰。"

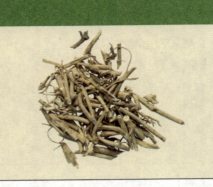

【科 属】为萝藦科植物柳叶白前或者芫花叶白前的干燥根茎及根。

【地理分布】两者生于溪滩、江边沙碛处,以至半浸于水中。江苏、浙江、安徽、福建、江西、湖南、湖北、广西、广东、贵州等地均有分布。

【采收加工】秋季采挖,洗净,晒干。

【药理作用】镇咳,祛痰,平喘;抗炎。

【性味归经】辛、苦,微温。归肺经。

【功能主治】止咳,降气,消痰。用于咳嗽痰多,肺气壅实,胸满喘急。

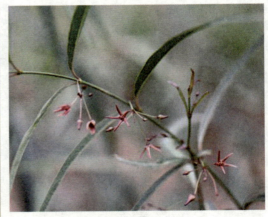

本草药方

1. 主治:膈肌痉挛。

白前、干姜各5g,生地黄30g,阿胶(烊化)20g,炙甘草20g,党参、麦门冬、旋覆花各15g,肉桂2g,大枣10个。加水煎沸15分钟,滤出药液,再加水煎20分钟,去渣。两煎药液调兑均匀,分服,每天1剂。

2. 主治:各型哮喘。

白前、茯苓、橘红、地龙各15g,桂枝、炙甘草各12g,杏仁、五味子、炙麻黄、粟壳各9g,桔梗6g。水煎服,每天1剂,服2次。20剂为1个疗程。

3. 主治:感冒伴随的咳嗽。

白前、杏仁、桃仁、前胡各6g,牛蒡子、冰片、薄荷各3g,蜂蜜适量。将以上材料共研细末,用蜂蜜调成膏状,将膏药贴于脐部,每天换药1次,5天基本痊愈。

4. 主治:咳嗽。

白前、紫菀、百部、陈皮、杏仁、贝母各10g,荆芥、甘草各5g,桔梗6g。水煎取汁150ml频服,每天1剂。以上为3岁药量,3岁以下或3岁以上者适当加减。

药膳养生

白前酒

白前100g,白酒0.5L。将白前捣成粗末,用纱布袋盛之,置于净器中,放入白酒浸泡,封口。7天后开启,去掉药袋,澄清备用。每天3次,每次15ml,空心温饮。▶泻肺降气,止咳消痰。对于肺实喘满,咳嗽,多痰,胃脘疼痛有疗效。

牛蒡汤

白前、紫菀、桑白皮、知贝母、杭白芍、炙牛蒡各9g,射干、远志肉各5g,杏仁15g,甘草6g,枇杷叶(去毛,包煎)3片。水煎服,每天早晚各1次。▶化痰宣肺止咳,下痰止嗽。对于气管炎有效。

二前瘦肉汤

白前、前胡各10g,猪瘦肉250g,调味品适量。将二前洗净,布包;猪瘦肉洗净,切块,同诸药放入锅中,加清水适量,小火煮至猪瘦肉熟后,去药包,加调味品,再煮二沸即可。每天1次。▶祛痰,降气,止咳。对于慢性喘息性支气管炎,咳嗽咳痰,气逆喘促等有效。

川贝母或湖北贝母

BULBUS FRITILLARIAE CIRRHOSAE

《川贝母》

别名：空草，青贝，炉贝，松贝。

◎《本草纲目》记载川贝母：
"消痰，润心肺。末和砂糖为丸含，止嗽；烧灰油调，傅人畜恶疮，敛疮口。"

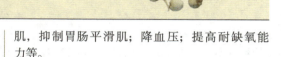

【**科 属**】为百合科植物川贝母、暗紫贝母、甘肃贝母或者棱沙贝母的干燥鳞茎。前三者被习称为"炉贝"。此外，药典还收录了平贝母、伊犁贝母和湖北贝母。平贝母为百合科植物平贝母的干燥鳞茎。伊犁贝母为百合科植物伊犁贝母或新疆贝母的干燥鳞茎。湖北贝母为百合科植物天目贝母的干燥鳞茎。

【**地理分布**】**1.川贝母** 生于林中、草地、灌丛下、山谷、河滩等湿地或者岩缝中。分布于云南、四川、西藏等地。**2.暗紫贝母** 海拔 3200～4500 米的草地上有生长。分布于四川、青海。**3.棱沙贝母** 海拔 3800～4700 米的流沙滩上的岩石缝隙中多有生长。分布于四川、青海、云南、西藏等地。**4.甘肃贝母** 海拔 2800～4400 米的灌丛中或者草地上多有生长。分布于青海、甘肃、四川。

【**采收加工**】夏、秋两季或者积雪融化时采挖，除去须根、粗皮及泥沙，晒干或者低温干燥。

【**药理作用**】祛痰，镇咳，平喘；兴奋子宫平滑肌，抑制胃肠平滑肌；降血压；提高耐缺氧能力等。

【**性味归经**】苦、甘，微寒。归肺、心经。

【**功能主治**】化痰止咳，清热润肺。对肺热燥咳，干咳少痰，阴虚劳嗽，咳痰带血有效。

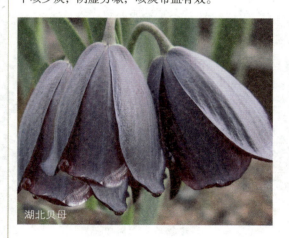
湖北贝母

本草药方

● **1.主治：瘰疬，颈项部淋巴结结核。**

川贝母、白芍、海藻各 12g，当归 18g，川芎、生地黄、柴胡、黄芩、夏枯草、乳香、没药各 9g，牡丹皮 6g。加水煎沸 15 分钟，滤出药液，再加水煎 20 分钟，去渣。两煎药液调兑均匀，分早晚 2 次服，每天 1 剂。忌食辛辣等物。

● **2.主治：咽喉炎，疼痛，张口困难。**

川贝母、牡丹皮、白芍（炒）各 12g，生地黄 30g，玄参 24g，麦门冬 18g，薄荷叶 8g，甘草 6g。煎服法同 1，每天 2 剂，重者 3 剂。咽喉肿痛严重者，加生石膏 12g；大便燥结数天不通，加清宁丸 6g，玄明粉 6g；面赤身热或者舌苔黄色，加金银花 12g、连翘 6g。

药膳养生

● **川贝雪梨炖猪肺**

川贝母 15g，猪肺 40g，雪梨 2 个，冰糖 20g。雪梨切成方丁，猪肺洗净，切成 3 厘米长、1 厘米宽的块，挤去泡沫；川贝母洗净。3 味同置砂锅内，加适量水及冰糖，烧沸后转小火炖 1 小时。每天 1 次，分 3 次服。▶具有化痰、润肺、镇咳的功能。适用于肺结核咳嗽、咯血，老年人燥热、无痰干咳等。

● **川贝母炖蜜糖**

川贝母 12g（末则用 6g），蜜糖约 15g。川贝母打碎，和蜜糖一起放到炖盅内，隔水炖服。1 次服完。▶具有润肺、清热、止咳的功效。适用于肺燥咳嗽和小儿痰核等。

浙贝母

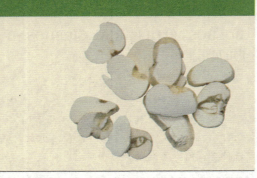

BULBUS FRITILLARIAE THUNBERGLL
【浙贝母】

别名: 大贝, 浙贝, 象贝, 大贝母, 元宝贝, 珠贝。

◎《本草纲目拾遗》记载浙贝母: "解毒利痰, 开宣肺气, 凡肺家夹风火有痰者宜此。"

【科 属】为百合科植物浙贝母的干燥鳞茎。

【地理分布】海拔较低的山丘荫蔽处或竹林下多有生长。分布于安徽、江苏、湖南和浙江。浙江宁波地区有大量栽培。

【采收加工】初夏植株枯萎时采挖, 洗净, 按大小分开。一般直径在3.5厘米以上者分成2瓣, 摘出新芽, 这种制成品称为"大贝"; 直径3.5厘米以下者不分瓣, 不摘除新芽, 这种制成品称为"珠贝", 晒干或烘干后使用。

【药理作用】扩张支气管平滑肌; 镇咳; 镇痛, 镇静; 兴奋子宫平滑肌; 增加冠脉血流量, 加快心率; 降血压等。

【性味归经】苦, 寒。归肺、心经。

【功能主治】化痰止咳, 清热散结。用于风热犯肺, 痰火咳嗽, 乳痈, 肺痈, 疮毒, 瘰疬。

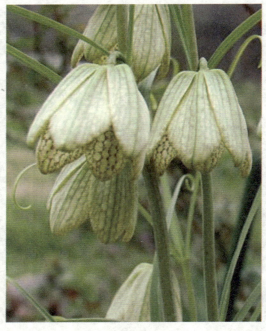

本草药方

◉ **1. 主治:头疽初起, 红肿疼痛。**

浙贝母、天花粉、知母、没药、乳香、王不留行、白及、皂角刺、金银花各5g。加水煎沸15分钟, 滤出药液, 再加水煎20分钟, 去渣。两煎药液调兑均匀, 分服, 每天1剂。

◉ **2. 主治:疔。**

浙贝母、陈皮、川芎各8g, 紫花地丁、蒲公英、牡蛎、白茅根各30g, 黄芪20g, 赤芍、当归、昆布、海藻各12g。煎服法同1, 每天1剂。

◉ **3. 主治:咽喉炎, 高热, 灼热疼痛, 咽部干燥, 声音嘶哑, 咳痰黄稠, 舌红苔黄, 脉数。**

浙贝母、玄参各12g, 金银花、牛蒡子、连翘各15g, 防风、荆芥、赤芍、桑白皮、花粉、黄芩、桔梗各10g, 甘草3g。煎服法同1, 每天1剂。

药膳养生

◉ **浙贝母粳米粥**

浙贝母10g, 粳米60g, 白糖15g。将浙贝母洗净, 烘干, 研成末。将粳米淘净, 放入锅内, 加水适量, 置大火上煮沸, 继用小火熬煮成粥, 放入白糖、贝母粉调匀, 再煮3分钟即可。▶清肺化痰止咳, 养阴生津。对于支气管炎中期, 肺热较甚之咳嗽, 痰多黄稠, 口苦等有疗效。

◉ **贝母菊花茶**

浙贝母、菊花各50g, 桑叶100g。将上述原料研为粗末, 用纱布袋分装, 每袋15g, 每次用1袋, 放入杯中, 用沸水冲泡饮用。▶疏风清热, 解表宣肺。对于发热头痛、鼻塞咳嗽患者有效。

白花前胡

RADIX PEUCEDANI

《前 胡》

别名：信前胡，射香菜。

◎《本草纲目》记载前胡：
"清肺热，化痰热，散风邪。"

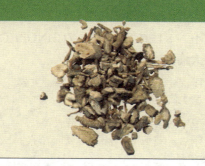

【科 属】为伞形科植物白花前胡或紫花前胡的干燥根。

【地理分布】1. **白花前胡** 海拔250～2000米的山坡林缘、半阴性或路旁的山坡草丛中多有生长。分布于河南、江苏、甘肃、浙江、安徽、福建、江西、湖南、湖北、四川、广西、贵州等地。

2. **紫花前胡** 溪沟边、山坡林缘或杂木林灌丛中多有生长。分布于河北、辽宁、陕西、河南、安徽、江苏、江西、浙江、湖北、台湾、广西、广东、四川等地。

【采收加工】冬季到次年春节茎叶枯萎或者未抽花茎时采挖，除去须根，晒干，洗净或者低温干燥。

【药理作用】抗炎；祛痰；增加冠脉流量；抑菌；抑制心肌收缩力；扩张血管；抗心律失常等。

【性味归经】苦、辛，微寒。归肺经。

【功能主治】降气化痰，散风清热。用于风热咳嗽痰多，咳痰黄稠，痰热喘满。

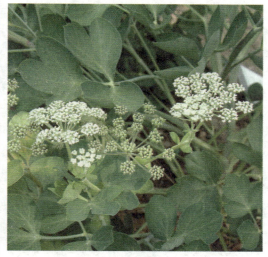

本草药方

◎ 1. **主治：风湿性关节炎。**

前胡、独活、茯苓、羌活、党参、川芎、甘草、玄参、薄荷、生姜、紫苏梗、大枣各3g，柴胡、桔梗、枳壳各5g。加水煎沸15分钟，滤出药液，再加水煎20分钟，去渣。两煎药液调兑均匀，分服，每天1剂。

◎ 2. **主治：咳嗽。**

前胡、杏仁、荆芥、桔梗、苏子、法半夏、陈皮、桂枝、百部、白前各5g，麻黄、甘草各3g。水煎服，每天1剂。

药膳养生

◎ **二母鱼**

前胡、贝母、知母、柴胡、杏仁各6g，鱼500g，食盐少许，葱、生姜等调料少许。取出鱼内脏，将鱼洗净切块；将5味药放入锅中，入调料，加水没过鱼肉，置锅中蒸1小时，即可食用。▶对于治疗系统性红斑狼疮，见长期发热不退，而致阴虚内热者有效。

◎ **梨膏糖**

前胡、杏仁、川贝母、橘红、制半夏、茯苓各30g，鸭梨1000g，百部50g，款冬花20g，生甘草、香橼各15g，白糖300g，绵白糖200g。先将橘红、香橼焙干，研成细粉备用，取鸭梨去核切碎，将以上药材一起加水适量，煎取药汁，再加水煎取药汁；共4次，合并药汁，小火浓缩至较稠时，加入白糖拌匀，续煎至稠厚时，加入橘红粉、香橼粉拌匀，煎至用铲挑起成丝时离火；趁热倒入表面涂过食用油的瓷盘中，稍冷后分割成80块，任意食用。▶散风清热，降气化痰。对于咳嗽痰多有效。

胖大海

SEMEN STERCULIAE LYCHNOPHORAE

【胖大海】

别名: 安南子, 大洞果, 胡大海, 大发, 大海子, 膨大海, 通大海, 大海榄。

◎《全国中草药汇编》记载胖大海:
"清肺热, 利咽喉, 清肠通便。治慢性咽炎, 热结便秘。"

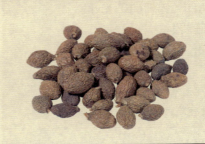

【科 属】为梧桐科植物胖大海的干燥成熟种子。

【地理分布】生于热带地区。分布于印度、越南、马来西亚、泰国及印度尼西亚等国。我国广东湛江、云南西双版纳、海南已有引种。

【采收加工】果实成熟开裂时, 采收种子, 晒干, 生用。

【药理作用】降血压; 增强肠道蠕动; 镇痛; 利尿等。

【性味归经】甘, 寒。归肺、大肠经。

【功能主治】利咽解毒, 清热润肺, 润肠通便。用于肺热声哑, 咽喉干痛, 干咳无痰, 头痛目赤, 热结便秘。

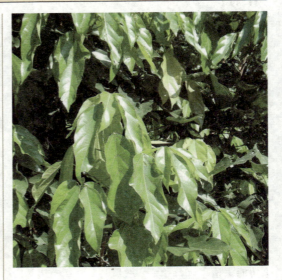

本草药方

◉ **1. 主治:** 咽喉炎。

　　胖大海7枚, 苦桔梗12g, 玉蝴蝶15g, 炙甘草8g。上药用净水1碗半(中等碗), 煎取半碗, 饭后1次温服, 最后1口含漱。

◉ **2. 主治:** 声音嘶哑。

　　胖大海、千张纸、甘草各5g, 冰糖15g, 蝉蜕2g。加水煎沸15分钟, 滤出药液, 再加水煎20分钟, 去渣。两煎药液调兑均匀, 分服, 每天1剂。

◉ **3. 主治:** 骤然声音嘶哑。

　　胖大海3枚, 蝉蜕2g。煎服法同2, 每天1剂。

◉ **4. 主治:** 食管炎。

　　胖大海5g, 麦门冬、沙参、金银花、桔梗、连翘、甘草各8g。煎服法同2, 每天2剂。

药膳养生

◉ **胖大海茶**

　　胖大海2～3枚, 白糖适量。用开水泡沏胖大海, 饮时澄汁, 加入白糖, 代茶再饮再沏, 此为1天量, 不隔夜。▶清热利咽。适用于声音嘶哑, 喉干肿痛, 大便干燥, 咳嗽不爽等。

◉ **胖大海冰糖茶**

　　胖大海5枚, 冰糖适量。胖大海洗净, 和冰糖一同放入杯中饮用, 冲入沸水, 加盖浸泡30分钟(天冷可用保温杯)。代茶饮。▶清肺化痰。适用于风热失音, 语声重浊, 发声不扬, 口燥咽干或咽痛, 咳痰黄稠等。

◉ **胖大海蜂蜜饮**

　　胖大海2枚, 蜂蜜(或白糖)适量。胖大海洗净, 和蜂蜜(或白糖)同放杯内, 加入开水闷泡4分钟。代茶饮。▶清利咽喉。适用于声音嘶哑, 喉干肿痛, 大便干燥, 咳嗽不爽等。

青秆竹

CAULIS BAMBUSAE IN TAENIA

〖竹茹〗

别名: 竹皮, 淡竹皮茹, 青竹茹, 淡竹茹, 竹二青, 竹子青。

◎《本草纲目》记载竹茹:

"淡竹茹: 治伤寒劳复, 小儿热痫, 妇人胎动;
苦竹茹: 水煎服, 止尿血。竹茹: 治劳热。"

【科 属】为禾本科乔木或灌木植物淡竹、青秆竹或者大头典竹的茎秆的干燥中间层。

【地理分布】1. 淡竹 通常栽植于庭院, 分布于山东、河南, 以及长江流域及以南各地。2. 青秆竹多生于丘陵、平地。分布于广东、广西。3. 大头典竹 生于平地、山坡或路旁。分布于海南、广东及广西。

【采收加工】全年都可采制, 取新鲜茎, 除去外皮, 将稍带绿色的中间层刮成丝条, 或者捆扎成束, 削成薄片, 阴干。

【药理作用】抗菌。

【性味归经】甘, 微寒。归肺、胃经。

【功能主治】除烦止呕, 清热化痰。用于痰热咳嗽, 胆火夹痰, 惊悸失眠, 烦热呕吐, 舌强不语, 中风痰迷, 妊娠恶阻, 胃热呕吐, 胎动不安。

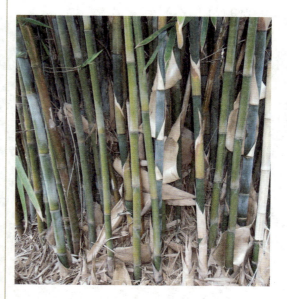

本草药方

◉ **1. 主治: 金黄色葡萄球菌肺炎。**

竹茹15g, 蒲公英、金银花、败酱草各30g, 陈皮、黄连、茯苓各10g, 枳实、半夏、甘草各5g。加水煎沸15分钟, 滤出药液, 再加水煎20分钟, 去渣。两煎药液调兑均匀, 分服, 每天1剂。

◉ **2. 主治: 慢性胰腺炎。**

柴胡、大黄(后下)、黄芩各15g, 白芍12g, 枳实、半夏、生姜各10g。煎服法同1, 每天1剂。便秘不通加玄明粉(冲)10g; 呕吐重加代赭石、竹茹各20g; 腹胀加莱菔子、厚朴各10g; 发热加蒲公英、金银花、栀子各10g; 黄疸加茵陈20g, 龙胆草10g; 吐蛔加槟榔、使君子仁各10g; 血瘀加桃仁、丹参各10g; 腹痛严重者加延胡索、川楝子、木香各10g。

◉ **3. 主治: 慢性胰腺囊肿, 食欲不振。**

竹茹、陈皮、半夏、枳壳、茯苓、大腹皮、佛手各10g, 神曲、山楂、麦芽各15g, 白豆蔻3g。煎服法同1, 每天1剂。

药膳养生

◉ **竹茹粳米粥**

竹茹15g, 生姜3片, 南粳米60g。竹茹煎汤, 去渣取汁; 南粳米和生姜加水煮稠粥, 待粥将熟时入竹茹汁, 再煮1沸。每天2次, 温服食。▶适用于咳痰黄稠, 肺热咳嗽, 胃虚呃逆, 胃热呕吐, 妊娠呕吐, 产后虚烦, 病后体弱, 虚热烦渴等。凡胃寒呕吐者忌服。

◉ **竹茹芦根茶**

竹茹、芦根各30g, 生姜3片。水煎, 取汁。代茶饮用。▶清胃热。适用于胃热呃逆, 病后哕逆等。

◉ **竹茹蜜**

竹茹15g, 蜂蜜30g。竹茹水煎取汁, 放入蜂蜜服。▶养阴降逆。适用于胃气不降, 胃阴虚, 妊娠恶阻等。

文蛤或青蛤

CONCHA MERETRICIS SEU CYCLINAE

〖海蛤壳〗

别名: 蛤壳, 海蛤, 蛤蜊壳。

◎《本草纲目》记载海蛤壳:
(文蛤)"能止烦渴, 利小便, 化痰软坚, 治口鼻中蚀疳。"(海蛤)"清热利湿, 化痰饮, 消积聚, 除血痢, 妇人血结胸, 伤寒无汗, 搐搦, 中风瘫痪。"

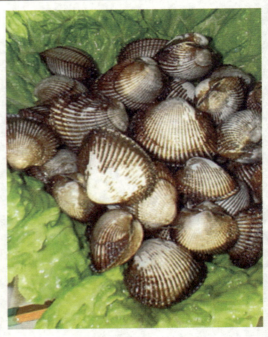

【科 属】为帘蛤科动物文蛤或者青蛤的贝壳。

【地理分布】1.文蛤 生活在浅海泥沙中, 我国沿海都有分布。2.青蛤 生活在近海的泥沙质海底, 我国沿海地区都有分布。

【采收加工】夏、秋两季捕捞, 去肉, 洗净, 晒干。

【药理作用】抗炎; 延缓衰老。

【性味归经】苦、咸, 寒。归肺、肾、胃经。

【功能主治】软坚散结, 清热化痰, 制酸止痛。用于痰火咳嗽, 痰中带血, 胸胁疼痛, 胃痛吞酸, 瘰疬瘿瘤; 外治湿疹、烫伤。

本草药方

◉ **1. 主治: 甲状腺肿大。**

海蛤粉、陈皮、青木香各15g, 海带、海藻、昆布、海螵蛸各60g。一同制成细末, 每次服8g, 每天3次。

◉ **2. 主治: 乳腺小叶增生, 防乳癌。**

大蓟12g, 淫羊藿10g, 肉苁蓉、海藻(洗去盐分)各15g, 鹿角霜18g, 橘核(或黄皮核、柚子核均可)、淮山药各20g, 甘草5g, 蜜枣3枚。加水煎成400ml, 每天分2次温服。如肿块较硬加莪术、三棱各10g, 生牡蛎(先煎)、海蛤壳(生煎)各30g。

◉ **3. 主治: 阵发性痉挛性咳嗽, 伴咯血、鼻出少血、舌苔黄而干燥、指纹青紫等。**

海蛤壳20g, 青黛5g。加水100ml, 待煎至20ml后去渣取汁, 再将药渣加水100ml, 待煎至20ml时熄火。之后将2次煎得的药液合并, 每天1剂, 7岁以上患儿分2次服下。7岁以下患儿可酌情减量, 分服。

药膳养生

◉ **昆布炖羊靥**

海蛤壳、昆布、海藻、马尾藻各30g, 通草5g, 羊靥2具。海藻、昆布、马尾藻用清水浸泡1天, 漂洗干净。上述各药与羊靥共炖熟烂, 调味食。▶软坚散结。适用于气瘿, 颈项渐粗, 胸膈满闷等。忌与生菜、蒜、热面、笋等同服。

◉ **五瘿酒**

海蛤壳、木通、白蔹、松萝各60g, 海藻、昆布、肉桂各90g, 白酒20ml。将上7味药共加工成细末, 盛瓶备用; 每次取12g, 用适量白酒调匀。分成2份。每天早晚各1次, 每次用白酒送服1份。▶消肿、化痰, 散结。对于五瘿有效。

毛蚶或魁蚶

CONCHA ARCAE

【瓦楞子】

别名: 蚶壳,瓦屋子,瓦垄子,蚶子壳,花蚬壳,血蛤皮,毛蚶皮。

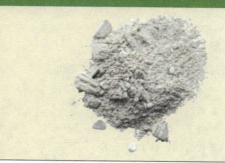

◎《本草纲目》记载瓦楞子:
"连肉烧存性,研敷小儿走马牙疳。"

【科 属】为蚶科动物毛蚶、泥蚶或魁蚶的贝壳。

【地理分布】**1. 毛蚶** 生活于潮间带至水深 4~20 米的泥沙质海底,喜栖息于稍有淡水流入的河口附近。广布于我国沿海,尤以渤海产量最大。**2. 泥蚶** 生活于潮湿带中、下区的软泥海滩,潜栖泥内深约 70 毫米,我国沿海广有分布。**3. 魁蚶** 生活于潮下带 5~30 米深的软泥海滩或者泥沙质海底。我国沿海都有分布,以山东、辽宁产量较多。

【采收加工】秋、冬季至第二年春天捕捞,洗净,放置于沸水中略煮,去肉,干燥。

【药理作用】抗胃溃疡;中和胃酸。

【性味归经】咸,平。归肺、胃、肝经。

【功能主治】软坚散结,消痰化瘀,制酸止痛。用于顽痰积结,瘰疬,症瘕痞块,痰黏稠难咳,胃痛泛酸。

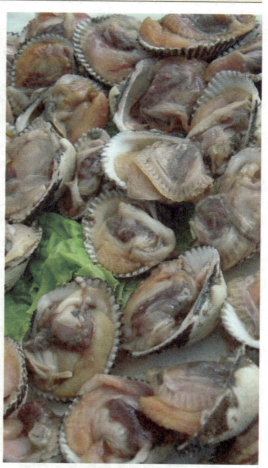

本草药方

◎ **1. 主治:** 肝癌。

瓦楞子、菝葜、白花蛇舌草各30g,薜荔果15g,王不留行、夏枯草、海藻各12g,干蟾皮、川楝子各8g,广木香5g。加水煎沸15分钟,滤出药液,再加水煎20分钟,去渣。两煎药液调兑均匀,分服,每天1剂。

◎ **2. 主治:** 系统性红斑狼疮。

瓦楞子、凌霄花、牡蛎各30g,海藻15g,青蒿、黄芩、柴胡、赤芍、牡丹皮、枳壳、橘叶、浙贝母各10g。煎服法同1,每天1剂。

◎ **3. 主治:** 贲门失弛缓症。

瓦楞子、赤芍、刀豆子、白芍各30g,木瓜、当归、藕节各12g,旋覆花、杏仁、代赭石、橘红、香附、红花、玫瑰花各10g,砂仁、生姜各5g。煎服法同1,每天1剂。

药膳养生

◎ **瓦楞子蒸鸡肝**

煅瓦楞子15g,鸡肝1具,调料适量。瓦楞子研磨成细粉,鸡肝切片,二者和生姜、葱、黄酒、盐一起放入碗内拌匀,上笼蒸至鸡肝熟食用。▶补肝养血,化痰消积。适用于肺痨及小儿疳积等。

栝楼

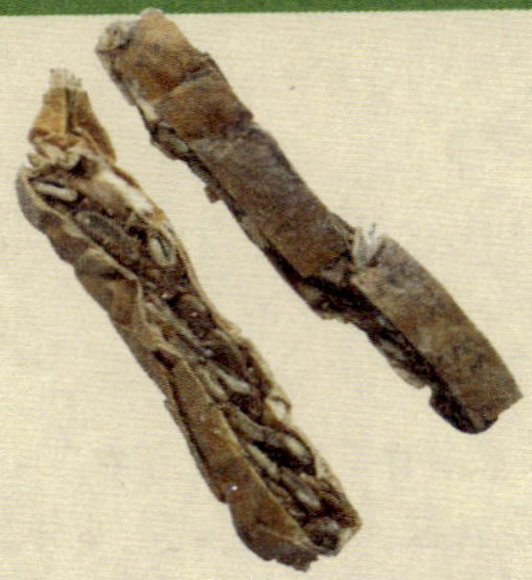

Snakegourd Fruit

【瓜蒌】

别名：地楼，柿瓜，药瓜，吊瓜，糖瓜蒌。

◎《本草纲目》记载瓜蒌：

“润肺燥，降火，治咳嗽，涤痰结，利咽喉。”“利大肠，消痈肿疮毒。”

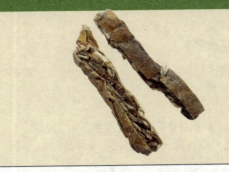

【科　属】为葫芦科植物栝楼或双边栝楼的干燥成熟果实。

【地理分布】1. 栝楼　海拔 200 ~ 1800 米的山坡林下、草地、灌丛中和村旁田边多有生长，在自然分布区内，广为栽培。分布于华北、华东、中南，以及辽宁、甘肃、陕西、贵州、四川、云南。**2. 双边栝楼**　分布于甘肃东南部、陕西南部、江西、四川东部、湖北西南部、贵州、云南东北部。

【采收加工】秋季果实成熟时，连果梗剪下，放于通风处阴干。

【药理作用】祛痰；扩张冠状动脉；泻下；抗心肌缺血；改善微循环；抗心律失常；抑制血小板凝集等。

【性味归经】甘、微苦，寒。归肺、胃、大肠经。

【功能主治】清热涤痰，润燥滑肠，宽胸散结。用于肺热咳嗽、痰浊黄稠，结胸痞满，胸痹心痛，胸痈肿痛，乳痈，肺痈，大便秘结。

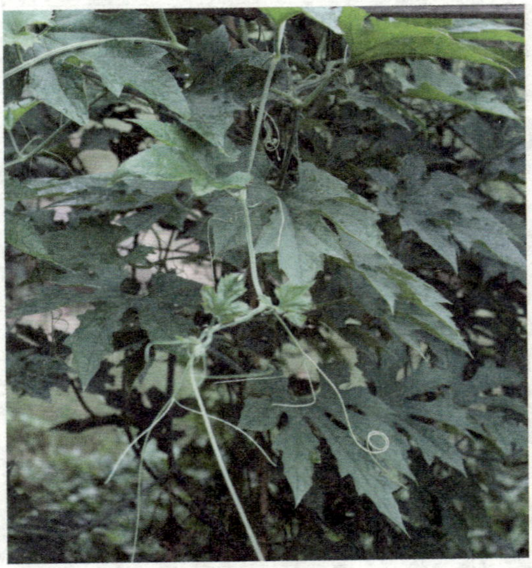

本草药方

◎ 1. 主治：肝脓肿并发黄疸。

瓜蒌、桑白皮、连翘、金银花、青蒿、天花粉、地骨皮各 15g，赤芍、柴胡、黄芩、黄连、栀子、丹参各 8g，甘草 5g。加水煎沸 15 分钟，滤出药液，再加水煎 20 分钟，去渣。两煎药液调兑均匀，分服，每天 1 剂。

◎ 2. 主治：甲状腺瘤。

瓜蒌 15g，海蛤壳、牡蛎各 30g，白花蛇舌草、八月札各 18g，郁金、香附、莪术、三棱、白芥子、山慈菇、青皮各 8g。煎服法同 1，每天 1 剂。大便燥结重用瓜蒌并加大黄 9g；甲状腺瘤随喜怒而消长加川楝子、木香各 8g；瘤体坚硬、病程久加桃仁、皂角刺、鬼箭羽、海螵蛸、王不留行、瓦楞子各 8g；妇女经期去三棱、莪术，加丹参、赤芍各 9g。

药膳养生

◎ 瓜蒌茶

全瓜蒌 30g。洗净，蒸熟，压扁，晒干，切成丝状，煎水。代茶饮。▶清热涤痰，润燥滑肠，宽胸散结。具有化痰止咳的功效。适用于支气管炎，肺炎，肺痈等引起的肺热咳嗽、咳吐黄痰等。

◎ 瓜蒌饼

瓜蒌瓤 250g，面粉 800g，白糖 100g。瓜蒌瓤去种子，和白糖加水一起煨熬，拌匀，压成馅备用；另将面粉制成发酵面团，加馅包制成面饼，烙熟或蒸熟食用。▶宽胸散结。适用于肺热咳嗽、痰少黄稠，胸痛，便秘等。

◎ 瓜蒌薏苡仁粥

全瓜蒌、冬瓜仁各 15g，草河车 30g，煎汤，去渣后加鱼腥草、薏苡仁各 30g 煮粥，放入白糖调食。每天 1 次，常食。▶适用于肺热痰阻型肺癌。

礞石

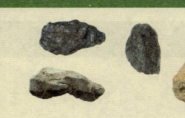

LAPIS CHLORITI

〖礞石〗

别名： 金礞石，青礞石。

◎《本草纲目》记载礞石：
"治积痰惊痫，咳嗽喘急。"

【科 属】本品分为金礞石和青礞石。金礞石为变质岩类蛭石片岩或者水黑云母片岩。青礞石为变质岩类绿泥石化云母碳酸盐片岩或黑云母片岩。

【地理分布】1.金礞石 产于河南、河北、陕西、山西等地。2.青礞石 产于江苏、河南、湖北、浙江、四川、湖南等地。

【采收加工】采挖后，除去杂石及泥沙。

【药理作用】泻下；祛痰。

【性味归经】甘、咸，平。归肺、心、肝经。

【功能主治】平肝镇惊，坠痰下气。用于咳逆喘急，顽痰胶结，烦躁胸闷，癫痫发狂，惊风抽搐。

本草药方

◎ **主治：狂症，精神病，见狂妄高歌。**

礞石、牡蛎、龙齿、珍珠母、石决明各30g，黄芩、石菖蒲、龙胆草、旋覆花、郁金、代赭石各8g，大黄5g，沉香3g。加水煎沸15分钟，滤出药液，再加水煎20分钟，去渣。两煎药液调兑均匀，分服，每天1剂。同时冲服甘遂末、朱砂粉各0.3g。

药膳养生

◎ **礞石滚痰丸**

礞石20g，黄芩、大黄各200g，沉香10g。做成水丸。每服4g，每天服1～2次。▶平肝镇惊，坠痰下气。对湿热顽痰而致的胸膈痞闷，大便秘结，或发为癫狂惊悸，或为怔忡昏迷，或头晕痰多有效。

海浮石

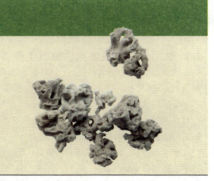

PUMEX   Haifushi

〖海浮石〗

别名： 水花，浮海石，浮石，海石，水泡石，浮水石，石花。

◎《本草纲目》记载海浮石：
"消瘤瘿结核疝气，下气，消疮肿。""浮石，入肺除上焦痰热，止咳嗽而软坚，清其上源，故又治诸淋。"

【科 属】为胞孔科动物脊突苔虫的干燥骨骼或火山喷出的岩浆凝固形成的多孔石块。

【地理分布】1.苔虫 常附着于海滨岩礁上。我国分布于南部沿海。2.火山岩浆 分布于山东、辽宁、广东、浙江、海南、广西等地。

【采收加工】1.苔虫 夏、秋两季从海中捞出，用清水漂洗，除去盐质及泥沙，晒干。2.火山岩浆 因其多附着在海岸边，故需用镐刨下，清水漂去盐质及泥沙，晒干。

【药理作用】利尿；祛痰等。

【性味归经】咸，寒。归肺经。

【功能主治】软坚散结，清肺化痰。用于咳喘，痰稠色黄，瘰疬痰核。

本草药方

◎ **主治：老年性哮喘，口吐白痰。**

海浮石、侧柏叶、甘草、麻黄各9g，大枣4个。煎服法同1，每天1剂。

‖ 止咳平喘 ‖

紫 菀

RADIX ASTERIS

【紫 菀】

别名：青菀，返魂草根，夜牵牛，紫菀茸。

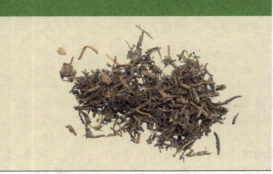

◎《本草纲目》记载紫菀：

"咳逆上气，胸中寒热结气，去蛊毒痿蹶，安五脏。"

【科 属】为菊科植物紫菀的干燥根及根茎。

【地理分布】低山阴坡湿地、低山草地和山顶及沼泽地多有生长。东北、华北地区，以及陕西、河南西部、甘肃南部、安徽北部等地为其分布区。

【采收加工】春、秋两季采挖，除去有节的根茎和泥沙，编成辫状晒干，或者直接晒干。

【药理作用】抑菌；祛痰；镇咳等。

【性味归经】辛、苦，温。归肺经。

【功能主治】具有润肺下气、消痰止咳的功效。用于新久咳嗽，痰多喘咳，劳嗽咳血等病症。

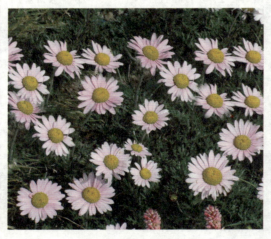

本草药方

◉ **1. 主治：病毒性肺炎，咳嗽乞短，高热。**

紫菀、陈皮、茯苓、桔梗、半夏、杏仁各8g，大青叶、板蓝根、生石膏、贯众、党参各28g，紫草18g。加水煎沸15分钟，滤出药液，再加水煎20分钟，去渣。两煎药液调兑均匀，每天2剂。

◉ **2. 主治：老年慢性支气管炎。**

紫菀、白术、神曲、瓜蒌仁、橘红、五味子、木香、苍术、前胡各10g，山楂、茯苓、桔梗、苏子、川贝母、黄芩、白芍、黄芪各15g，杏仁、香附、牛蒡子、天门冬、百合、桑白皮、阿胶（烊化）、山药、沉香、人参各8g，天南星、半夏、甘草、乌药各5g。一起制成细末，炼蜜为丸。每次服8g，每天3次。

◉ **3. 主治：老年慢性前列腺炎。**

紫菀、黄芪各28g，白术15g，车前子、升麻各8g，肉桂5g。煎服法同1，每天1剂。

药膳养生

◉ **冬花紫菀茶**

紫菀、款冬花各3g，茶叶6g。将上3味共放入热水瓶中，以沸水冲泡至大半瓶，加盖焖10多分钟，即可当茶饮用。▶润肺下气，止咳化痰。对于外感风寒所致的咳嗽痰多、喘逆气急、恶寒发热等有疗效。

◉ **牛蒡汤**

紫菀、白前、杭白芍、桑白皮、知贝母、炙牛蒡各9g，射干、远志各4.5g，杏仁12g，甘草3g，枇杷叶（去毛，包煎）3片。水煎服，早晚各1次。▶润肺下气，化痰宣肺，止咳。对于气管炎有效。

紫苏子

FRUCTUS PERILLAE

〖紫苏子〗

别名: 苏子, 铁苏子, 黑苏子, 香苏子。

◎《本草纲目》记载紫苏子:
"治风, 顺气, 利膈, 宽肠, 解鱼蟹毒。"

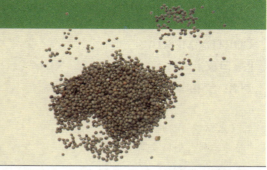

【科 属】为唇形科植物紫苏的干燥成熟果实。

【地理分布】全国各地广泛栽培。

【采收加工】秋季果实成熟时采收, 除去杂质, 晒干。

【药理作用】抗肿瘤; 降血脂。

【性味归经】辛, 温。归肺经。

【功能主治】降气消痰, 平喘, 润肠。用于痰壅气逆, 咳嗽气喘, 肠燥便秘。

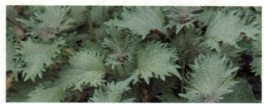

本草药方

● **1. 主治: 肺结核, 咳喘, 痰中带血。**

紫苏子、麦门冬、生地黄、熟地黄、天门冬各12g, 炙百合、当归(酒制)、川贝母、玄参、五爪橘红、款冬花、五味子各9g, 桔梗、白芍、茯苓、清半夏、竹叶各6g, 瓜蒌仁15g, 沉香、粉甘草各3g。加水煎沸15分钟, 滤出药液, 再加水煎20分钟, 去渣。两煎药液调兑均匀, 分服, 每天1剂。

● **2. 主治: 痰凝膈间, 咳嗽气喘, 胸胁闷痛, 呕吐水液, 呼吸困难, 咳吐稀痰。**

紫苏子、茯苓、旋覆花、五味子各9g, 薄荷叶15g, 陈皮12g, 杏仁(炙)、百部草、清半夏、桔梗各6g, 细辛、枳实各3g, 柴胡24g, 生姜3片, 大枣2个。煎法同1, 每天1剂。临卧前2小时服一半, 隔2小时再服另一半, 睡卧取汗。

● **3. 主治: 哮喘。**

紫苏子、莱菔子、白芥子各15g。煎服法同1, 每天1剂。

药膳养生

◎ **紫苏陈皮酒**

紫苏叶15g, 陈皮10g, 适量白酒。紫苏叶、陈皮洗净, 以水、酒各半煎汤, 除去渣, 留汁。分3次温服。▶行气和胃, 解表散寒。对风寒感冒, 胃寒呕吐等均有效。

◎ **紫苏叶茶**

紫苏叶16g, 红糖适量。上药晒干, 揉碎成粗末, 沸水冲泡, 放红糖令溶, 代茶多饮。▶降气消痰, 平喘, 润肠。适用于风寒感冒初期。

◎ **紫苏生姜汤**

紫苏叶30g, 生姜9g。加水适量, 煎汤服。▶解表散寒。适用于风寒外感轻证。加服红糖, 效果更佳。

◎ **紫苏子粥**

紫苏子25g, 粳米100g, 红糖适量。将紫苏子研细, 以水提取汁。粳米淘洗干净。铝锅内加水适量, 放入粳米煮成粥, 加入紫苏子汁煮沸一会儿, 加入红糖搅匀即成。▶具有下气、消痰、润肺、宽肠的功效。适用于老人因肺气较虚, 易受寒邪而引起的胸膈满闷、咳喘痰多、食少, 以及心血管疾病患者食用。

◎ **紫苏子汤团**

紫苏子300g, 糯米粉1kg。白糖、猪油各适量。将紫苏子洗净, 沥干, 炒熟后晾凉研碎, 放入猪油、白糖拌匀成馅。将糯米粉用沸水和匀, 做成一个个粉团, 包入馅即成生汤团, 入沸水锅煮熟, 出锅即成。▶具有宽中开胃、理气利肺的功效。适用于咳喘痰多、胸膈满闷、食欲不佳、消化不良、便秘等病症。

桑白皮

CORTEX MORI

【桑白皮】

别名： 桑根白皮，桑皮，桑根皮，白桑皮。

◎《本草纲目》记载桑白皮：
"泻肺，利大小肠，降气散血。"

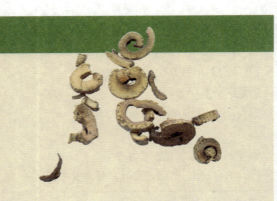

【科 属】为桑科植物桑树的干燥根皮。

【地理分布】丘陵、村旁、山坡、田野等处多有生长，人工栽培较多。分布于全国各地。

【采收加工】秋末叶落时到第二年春季发芽前采挖根部，刮去黄棕色的粗树皮，纵向剖开，剥取根皮，晒干。

【药理作用】降压；利尿；镇痛；镇静；抗惊厥等。

【性味归经】甘，寒。归肺经。

【功能主治】利水消肿，泻肺平喘。对水肿胀满，尿少，肺热喘咳，面目肌肤浮肿有效。

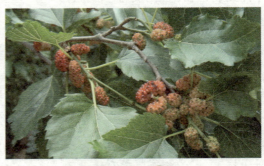

本草药方

◉ **1. 主治：肺结核，伴痰、咳嗽、咳血、胸疼、潮热、盗汗等。**

桑白皮、杏仁、百合、陈皮、白及、知母、麦门冬、黄芩各8g，柴胡、半夏、川贝母、海浮石各5g，甘草3g，竹茹4g。加水煎沸15分钟，滤出药液，再加水煎20分钟，去渣。两煎药液兑匀，每天1剂。夜晚临睡前服。

◉ **2. 主治：高热，头痛，眼眶痛，目赤，腰痛，少尿，咳嗽，胸闷气喘，恶心，呼吸急促，呃逆。**

桑白皮、生地黄、车前子、白茅根、丹参各30g，葶苈子10g，浙贝母15g，枳实、大黄各5g。煎法同1，分服，每天1剂。

药膳养生

◉ **桑白皮粳米粥**

桑白皮15g（鲜者30g，刮去棕色外皮），北粳米50g，冰糖适量。桑白皮加水煎汤，去渣后放北粳米、冰糖，再加水煮到米花汤稠为佳。每天2次，温热服食。▶利水消肿，泻肺平喘。适用于水肿实证。肺寒咳嗽、风寒感冒咳嗽者不宜服食。

◉ **桑白皮煮兔肉**

桑白皮30g，兔肉250g。兔肉切成小块，和桑白皮加水适量煮熟，加食盐少量调味，顿服。▶补中益气，泻热止渴，行水消肿。适用于脾虚水肿，小便不利等。现多用治营养不良性水肿及糖尿病口渴多饮的病症。

◉ **桑白皮茶**

桑白皮30g。桑白皮的表皮刮去，冲洗干净，切成短节；用砂壶盛水煮沸，投入桑白皮，再煮三五沸，离火，盖紧盖，闷几分钟。代茶饮。▶利水消肿，泻肺平喘，利水降压。适用于素有痰饮，身体肥胖，尿量较少，血压偏高，时有浮肿等。

◉ **桑白皮酒**

桑白皮200g，白酒1L。将桑白皮切碎，浸入白酒中封口，置于阴凉处，每天摇动1～2次，7天后开封即成。每天3次，每次饮服15~20ml。▶泻肺平喘。适用于肺热咳喘痰多等。

枇杷

FOLIUM ERIOBOTRYAE

《枇杷叶》

别名: 杷叶,巴叶,芦橘叶。

◎《新修本草》记载枇杷叶:
"主咳逆,不下食。"

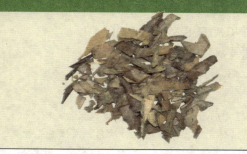

【科 属】为蔷薇科植物枇杷的干燥叶。
【地理分布】平地、村边或坡边多有栽种。分布于中南、西南,以及陕西、江苏、甘肃、浙江、安徽、福建、江西、台湾等地。
【采收加工】全年均可采收,晒至七八成干时,扎成小把,再晒干。
【药理作用】平喘;镇咳;降血糖;抗炎。
【性味归经】苦,微寒。归肺、胃经。
【功能主治】降逆止呕,清肺止咳。对肺热咳嗽,胃热呕逆,气逆喘急,烦热口渴有效。

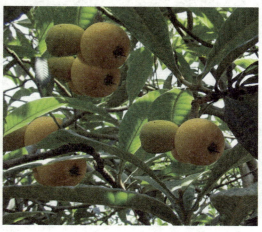

本草药方

◉ **1. 主治: 支气管肺炎,咳嗽。**

枇杷叶、桔梗、杏仁、陈皮、半夏、紫菀、茯苓、桑白皮各15g,连翘、金银花、浙贝母、鱼腥草、半枝莲各18g,防风、荆芥、川芎、桂枝、白芷各8g,甘草5g。加水煎沸15分钟,滤出药液,再加水煎20分钟,去渣。两煎药液调兑均匀,分服,每天2剂。

◉ **2. 主治: 支气管炎,头痛,鼻塞,打喷嚏,咽痛,咳嗽。**

枇杷叶、天门冬、金银花、桑枝、麦门冬、陈皮各15g。煎服法同1,每天1剂。

◉ **3. 主治: 支气管炎,咳嗽痰多,恶寒发热,乏力。**

炙枇杷叶、桔梗、大黄、杏仁各8g,生石膏30g,川贝母15g,炙麻黄、甘草各5,海浮石、山楂各10g。煎服法同1,每天2剂。

◉ **4. 主治: 支气管扩张,咯血。**

枇杷叶、黄芩、桑白皮、黛蛤散各12g,生地黄、地骨皮、地榆、紫菀各15g,麦门冬、甘草各8g。煎服法同1,每天1剂。

药膳养生

◉ **枇杷叶糯米粽**

枇杷叶、糯米各适量。糯米洗净,清水浸泡1夜;枇杷叶去毛洗净,用水浸软,包糯米成粽子,蒸熟食之。每天1次,连服4天。▶补中益气,暖脾和胃,止汗。适用于多汗,产后气血亏虚等。

◉ **枇杷叶粳米粥**

枇杷叶15g,粳米100g,冰糖少量。将枇杷叶用纱布包扎,放入砂锅内,加水煎汤(或将鲜枇杷叶25g洗净叶背面的绒毛,切细后煎汤),去渣后入粳米、冰糖煮成稀薄粥。每天早晚温热服食,4天为1个疗程。▶清肺止咳。适用于肺热咳嗽,咳吐黄色脓性痰或咳血等。因寒凉引起的咳嗽呕吐者不宜服用。

◉ **枇杷叶糖浆**

枇杷叶90g,茄梗150g,单糖浆240ml。枇杷叶、茄梗洗净,加水3L,煎至2L,加入单糖浆拌匀。每服10ml,每天3次,20天为1个疗程。▶清肺止咳。具有止咳祛痰的功效。适用于单纯性支气管炎。

罗汉果

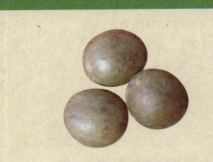

FRUCTUS MOMORDICAE

【罗汉果】

别名: 拉汗果，假苦瓜，光果木鳖，金不换。

◎《广西本草选编》记载罗汉果:
"清肺止咳，润肠通便。治急、慢性支气管炎，急、慢性扁桃体炎，咽喉炎，胃炎，便秘。"

【科 属】为葫芦科植物罗汉果的干燥果实。

【地理分布】海拔 400～1400 米以上的山坡林下及灌丛、河边湿池多有生长。湖南、江西、广西、广东、贵州等地多有分布，广西部分地区已作为重要的经济作物栽培地。

【采收加工】秋季果实由嫩绿变深绿色时采收，晾数天后，低温干燥。

【药理作用】提高免疫功能；镇咳，祛痰；抑菌；抗肝损伤。

【性味归经】甘，凉。归肺、大肠经。

【功能主治】滑肠通便，清热润肺。用于咽痛失音，肺火燥咳，肠燥便秘。

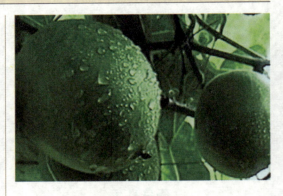

本草药方

◎ 1. 主治：高脂血症。

普洱茶、菊花和罗汉果各等份。研末，每 20g 包成袋泡茶，沸水冲泡饮用。

◎ 2. 主治：肝火犯肺。

罗汉果 1 个，鲜枇杷叶 50g（干品 15g），粳米 45g。取鲜枇杷叶刷去背面绒毛，洗净切细，用布袋装好，缝合。罗汉果洗净打烂。把粳米洗净，与药袋、罗汉果一齐放入锅内，加清水适量，煮成稀粥，去药袋，加冰糖调成甜粥，即可食用。

药膳养生

◎ 罗汉果茶

罗汉果 2 个。打碎，泡水后，代茶多饮。▶滑肠通便，清热润肺。适用于肺热喉痛，有保护发声器官的功效。

◎ 罗汉果速溶饮

罗汉果 250g，白糖 500g。罗汉果洗净，打碎，小火浓缩水煎 3 次，每次 15 分钟，合并煎液，压碎，装瓶。每次 10g，沸水冲饮，次数不限。▶清热润肺，清利咽喉。适用于急慢性咽炎，喉炎等。

◎ 罗汉果肉汤

罗汉果 45g，猪瘦肉 100g。将罗汉果与猪瘦肉均切成片，加水适量，煮熟，稍加食盐调味，服食。每天 2 次。▶适用于久咳肺虚有热及肺痨咳嗽。补虚、润燥、止咳。

◎ 罗汉果柿饼汤

罗汉果 30g，柿饼 15g。加水煎汤饮。▶清热润肺，止咳利咽。用于百日咳，咳嗽咽干，咽喉不利。

◎ 罗汉果猪肺汤

罗汉果 1 个，猪肺 250 克，先将猪肺切成小块，挤出泡沫，与罗汉果一起加清水适量煮汤，调味服食。▶有滋补肺阴、清利咽膈的功效。

半夏

RHIZOMA PINELLIAE

【半夏】

别名：水玉，地文，守田，示姑，羊眼半夏，地珠半夏，麻芋果，老和尚头。

◎《本草纲目》记载半夏：
"除腹胀，目不得瞑，白浊，梦遗，带下。"

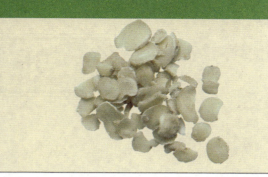

【科 属】为天南星科植物半夏的干燥块茎。

【地理分布】农田、山地、溪边或林下多有生长。我国大部分地区有野生。主产于湖北、四川、安徽、河南、山东等地。

【采收加工】夏、秋季节采挖，洗净后，除去外皮及须根，晒干。

【药理作用】制品镇吐，生品催吐。镇咳，祛痰；抗胃溃疡；抗肿瘤；抗生育；抗心律失常。

【性味归经】辛，温；有毒。归脾、胃、肺经。

【功能主治】降逆止呕，燥湿化痰，消痞散结。用于痰多咳喘，风痰眩晕，痰饮眩悸，呕吐反胃，痰厥头痛，梅核气，胸脘痞闷；生用外治痈肿痰核。

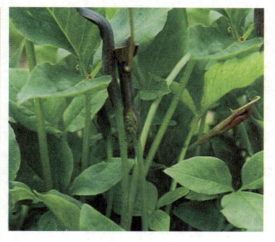

本草药方

◎ **1. 主治：早期胃癌。**
半夏、丹参、党参、枳壳各8g，半枝莲、白茅根各30g，代赭石、鸡内金各15g，川乌头3g，巴豆霜0.15g，白糖50g。加水煎沸15分钟，滤出药液，再加水煎20分钟，去渣，两煎药液调兑均匀，分服，每天1剂。

◎ **2. 主治：早期胃癌。**
半夏、山慈姑、七叶一枝花各10g，黄芪、党参、半枝莲、白术、皂刺、白花蛇舌草、瓜蒌各30g，麦门冬、沙参、石斛各15g，甘草5g。煎服法同1。每天1剂。

◎ **3. 主治：十二指肠炎。**
半夏、吴茱萸、黄连、厚朴、藿香、车前子、茯苓、陈皮、白术各10g。煎服法同1。每天1剂。

◎ **4. 主治：因寒所致胃脘痛。**
半夏、陈皮、炙甘草、生姜各5g，干姜12g，白术8g，香附、茯苓、山药、砂仁各5g，大枣5枚。煎服法同1。每天1剂。

药膳养生

◎ **半夏酒**
半夏20枚。用水煮，再水泡片刻，趁热用白酒（65度）1升浸，密封很久。每次取适量趁热含饮。▶适用于重舌满口。

◎ **半夏人参酒**
半夏、黄芩各30g，人参、干姜、炙甘草各20g，黄连6g，大枣10g，白酒（65度）1升。上药共捣碎，用布包裹，用酒浸泡在净器中，6天后，加冷白开水500毫升，调和均匀，去渣备用。每饮20毫升，早、晚各1次。▶适用于寒热互结，胃气不和，呕恶上逆，心下痞硬，不思饮食，肠鸣下痢，体倦乏力等。

◎ **半夏山药粥**
清半夏、生山药各50g，适量白糖。山药研磨成粉末；半夏水煎汁约700毫升，去渣，调入山药粥，再煎二三沸，调入白糖。空腹服用。▶降逆止呕，燥湿化痰，和胃降逆，健脾益气。适用于呕吐不止，胃气上逆。

开 窍

【概念】

在中医药理论中凡具辛香走窜之性，以通关开窍，苏醒神志为主要作用，治疗闭证神昏的药物，称为开窍药。

【功效】

开窍药味辛，气香，善于走窜，属于心经，具有启闭回苏，通关开窍，醒脑复神的作用。部分开窍药以其辛香走窜的特性，兼有活血、止痛、行气、解毒、辟秽等功效。

【药理作用】

中医科学研究表明，开窍药主要具有兴奋中枢神经系统的作用，有兴奋心脏与呼吸、镇痛、升高血压的作用，某些药物还有抗炎、抗菌的作用。

【适用范围】

开窍药主要用于治疗温病热陷心包、痰浊蒙蔽清窍的神昏谵语，以及癫痫、惊风、中风等所致的卒然昏厥、痉挛抽搐等。又可用于治湿浊中阻的胸脘冷痛满闷；闭经、气滞血瘀疼痛、食少腹胀及目赤咽肿、痈疽疔疮等。

【药物分类】

麝香：科属为鹿科动物林麝、马麝或原麝的成熟雄体香囊中的干燥分泌物。性味归经：辛，温。归心、脾经。功效主治：开窍醒神，消肿止痛，活血通经。用于热病神昏，气郁暴厥，中风痰厥，闭经，中恶昏迷，癥瘕，心腹暴痛，难产死胎，咽喉肿痛，痈肿瘰疬，跌扑伤痛，痹痛麻木。

冰片：科属为龙脑香科植物。性味归经：辛，苦、微寒。归心、脾、肺经。功效主治：清热止痛，开窍醒神。用于热病神昏、痉厥，中风痰厥，中恶昏迷，气郁暴厥，口疮，目赤，耳道流脓，咽喉肿痛。

苏合香：科属为金缕梅科植物苏合香树的树干渗出的香树脂，经加工精制而成的油状液体。性味归经：辛，温。归心、脾经。功效主治：辟秽，开窍，止痛。用于猝然昏倒，中风痰厥，惊痫，胸腹冷痛。

安息香：科属为安息香科植物白花树的干燥树脂。性味归经：辛、苦，平。归心、脾经。功效主治：行气活血，开窍醒神，止痛。用于中风痰厥，气郁暴厥，心腹疼痛，中恶昏迷，产后血晕，小儿惊风。

石菖蒲：科属为天南星科植物石菖蒲的干燥根茎。性味归经：辛、苦，温。归心、胃经。功效主治：开窍豁痰，化湿开胃，醒神益智。用于脘痞不饥，神昏癫痫，噤口下痢，健忘耳聋。

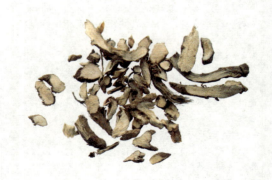

龙脑香

BORNEOLUM SYNTHETICUM

〖冰 片〗

别名: 龙脑,龙脑香,脑子,梅花脑,天然冰片,梅片。

◎《本草纲目》记载冰片:
"疗喉痹,脑痛,鼻息,齿痛,伤寒舌出,小儿痘陷,通诸窍,散郁火。"

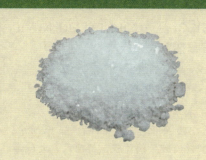

【科 属】为龙脑香科植物龙脑香树脂的加工品,或龙脑香树干、树枝切碎,经蒸馏冷却而得的结晶,称"龙脑冰片",也称"梅片"。由菊科植物艾纳香叶的升华物经加工劈削而成,称"艾片"。现在多用樟脑、松节油等,经过化学方法合成,称"机制冰片"。

【地理分布】**1. 龙脑香** 印度尼西亚的苏门答腊等地为其主产区。**2. 艾纳香** 国内产于贵州、云南、福建、广西和台湾,国外产于巴基斯坦、印度、泰国、缅甸、中南半岛、印度尼西亚、马来西亚和菲律宾。

【采收加工】于龙脑香树干的裂缝处,采取干燥的树脂,进行加工。或砍下树枝及树干,切成碎片,经蒸馏升华,冷却后即成结晶。全年可采,多于秋季采伐,除去白色边材,锯成10～100厘米的小段,粗者对半剖开,干燥。

【药理作用】镇静;耐缺氧;抗炎;抑菌;引产等。

【性味归经】辛、苦、微寒。归心、脾、肺经。

【功能主治】清热止痛,开窍醒神。用于热病神昏、痉厥,中风痰厥,中恶昏迷,气郁暴厥,口疮,目赤,耳道流脓,咽喉肿痛。

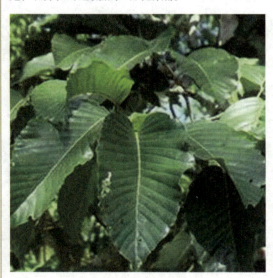

本草药方

◉ **1. 主治:乳头皲裂。**

冰片5g,麻油15g,生石膏20g。将冰片和生石膏研磨成极细粉;麻油熬沸离火,搅拌兑入石膏粉冷却到50℃,缓缓筛入冰片末,搅拌冷却成膏。外用每天2次,用少量涂敷于患处。

◉ **2. 主治:乳头皲裂。**

冰片3g,生大黄末50g,油菜子100g。将油菜子炒熟碾成细粉,和大黄细末、冰片混合均匀,装瓶备用。使用时视患处大小,取药粉适量用香油调成糊状,涂敷患处,每天3次。像渗血、流血者,先用药粉干撒于患处,待血水收敛后再涂药糊。

◉ **3. 主治:乳头皲裂。**

冰片少许,五倍子、五味子各等份,香油(生)适量。将五倍子、五味子研磨成细末,放入冰片以及生香油拌和如糊状,外敷于乳头患处。

药膳养生

◉ **止痛冰片酒**

冰片15克,白酒适量。将上药置容器中,加入白酒浸泡,溶化即成。外用。痛时用棍棒蘸药酒涂擦疼痛部位,反复涂擦10～15分钟见效。▶止痛。适用于晚期肝癌疼痛。

◉ **樟脑冰片**

樟脑3克,冰片0.6克。将药放碗底上,用火点着,鼻嗅其烟,1日闻3次。▶适用于偏头痛多年不愈,时好时犯者。

石菖蒲

RHIZOMA ACORI TATARINOWII

〖石菖蒲〗

别名：菖蒲，阳春雪，望见消，水剑草，苦菖蒲，剑草，剑叶菖蒲。

◎《本草纲目》记载石菖蒲：

"治中恶卒死，客忤癫痫，下血崩中，安胎漏，散痈肿。捣汁服，解巴豆、大戟毒。"

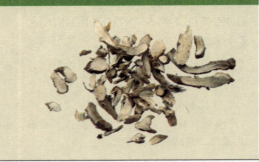

【科 属】为天南星科植物石菖蒲的干燥根茎。

【地理分布】生于海拔 20～2600 米的溪涧旁石上或密林下湿地。分布于黄河以南各地区。

【采收加工】秋、冬两季采挖，除去须根及泥沙，晒干。

【药理作用】改善记忆；镇静，抗惊厥；抗心律失常；解痉等。

【性味归经】辛、苦，温。归心、胃经。

【功能主治】开窍豁痰，化湿开胃，醒神益智。用于脘痞不饥，神昏癫痫，噤口下痢，健忘耳聋。

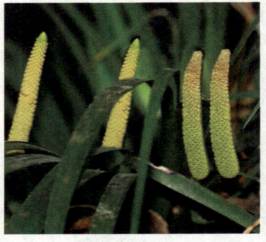

本草药方

◉ **1. 主治：神昏谵语，喉中痰鸣，烦躁不安，肢体抽搐。**

石菖蒲、粳米、郁金、甘草各 10g，生石膏 150g，大青叶 60g，地丁、金银花、板蓝根各 30g，菊花、泽兰各 15g，麦门冬、生地黄各 12g。加水煎沸 15 分钟，滤出药液，再加水煎 20 分钟，去渣，两煎药液兑匀，分服，每天 1 剂。高热不退加水牛角、羚羊角、龙胆草、青黛；烦躁痉厥加羚羊角、地龙、僵蚕、蜈蚣、全蝎、朱砂；阴液枯竭加麦门冬、沙参、西洋参；昏迷加紫雪散、安宫牛黄丸、至宝丹。

◉ **2. 主治：高热，头痛，昏迷。**

石菖蒲、板蓝根、大青叶、远志、郁金各 10g，川贝母 6g，磁石、生石膏各 30g，连翘、金银花、栀子、地龙、钩藤各 15g。煎服法同 1。每天 2 剂。必要时加服安宫牛黄丸 1 粒，每天 2 次。

◉ **3. 主治：病毒性脑炎。**

鲜石菖蒲、鲜生地黄、水牛角粉各 28g，胆南星、天竺黄、淡竹叶、郁金各 8g，木通 2g，羚羊角粉 0.6g（冲），琥珀 1.5g（冲），麝香 0.09g（冲）。煎服法同 1。每天 2 剂。

药膳养生

◉ **菖蒲粳米粥**

石菖蒲 6g，冰糖适量，北粳米 50g。石菖蒲研末；米与冰糖入砂锅内，加水 450 毫升，煮至米开汤未稠时，调入菖蒲末煮稠粥。每天 2 次，温热食。▶开窍宁神，芳香化湿。适用于湿浊阻滞中焦所致的不思饮食，胸脘闷胀及神情呆钝，耳聋不聪等。

◉ **菖蒲羹**

石菖蒲 25g，葱白 2 根，猪肾 1 对。菖蒲用米泔水浸 12 小时，剖去脂膜臊腺，切碎洗净。水 2.5 升煮菖蒲，取汁 2.2 升左右，去渣，放入猪肾片、葱白及五味调料煮做羹，以羹煮粥服食。▶益肾开窍。适用于耳鸣如风水声、肾虚耳聋、腰痛膝软等。

◉ **菖蒲浸酒**

菖蒲 1.2g，木通（锉）80g，磁石（捣碎水淘去赤汁）200g，桂心、防风（去芦头）各 120g，牛膝（去苗）120g。上细锉，用生绢袋盛，用酒 1 瓶入药。浸 6 天。每天食前暖 1 小盏服。▶醒神益智。适用于虚劳耳聋。

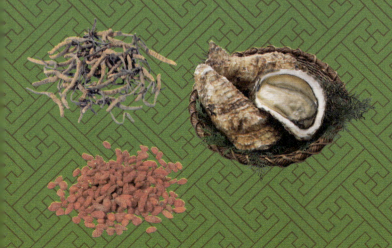

补气安神篇

养心安神
补肾抗癌
补气补血
平肝息风
心悸降压
涩肠止泻

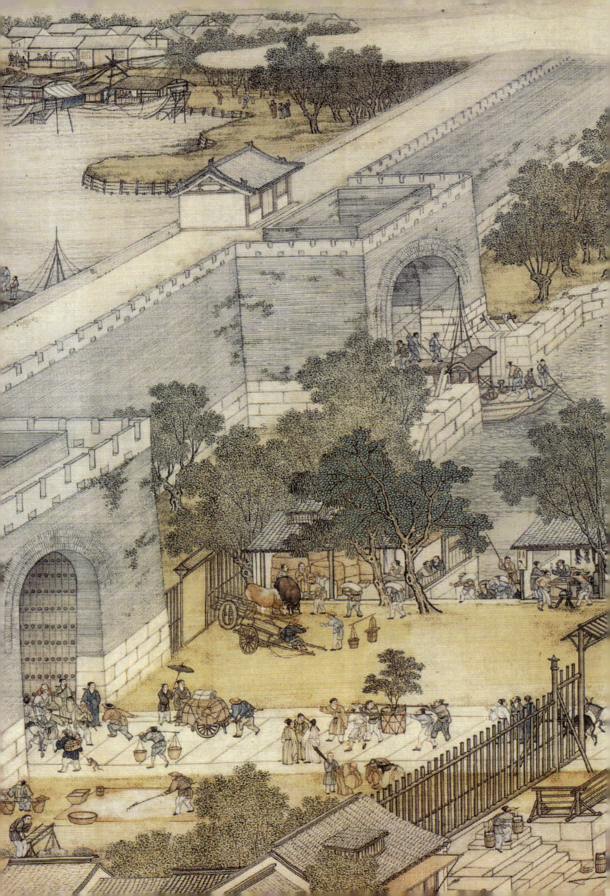

安 神

【概念】

在中医药理论中凡以镇静安神为主要作用，用来治心神不安、失眠、惊痫、狂妄等的药物，统称安神药。

【功效】

本类药物主入心经与肝经。《黄帝内经》曰"心藏神""肝藏魂"，人体的意识、精神、思维活动，与心、肝二脏的功能状态有着密切的关系。心神受扰或心神失养，都会导致神志异常。本类药物有镇惊安神或养心安神的效用，因此能安定神志，使人的精神、意识、思维活动恢复正常。

【药理作用】

中医药科学研究表明，安神药主要具有镇静、催眠、抗惊厥，抑制中枢神经系统等作用。某些药物还有强心、祛痰止咳、改善冠状动脉血循环、抑菌、提高机体免疫力、防腐等作用。

【适用范围】

安神药主要用于治疗心火亢盛、惊则气乱、痰热扰心或心脾两虚、肝郁化火、阴血不足、心肾不交等原因所引起的心悸怔忡、心神不宁、癫狂、失眠多梦及惊风等病症。某些安神药兼有平肝、解毒、敛汗、祛痰、润肠等作用，还可用于治疗肝阳眩晕、热毒疮肿、自汗盗汗、痰多咳喘、肠燥便秘等。

【药物分类】

安神药按性能、药物作用的不同，分为重镇安神药和养心安神药2类。

重镇安神药：属质重的矿石药及介类药，用于心神不宁、躁动不安、心悸易惊、失眠多梦、小儿惊风、癫痫发狂等实证。主要用于痰火扰心、心火炽盛、肝郁化火、惊吓等引起的心神不宁、心悸失眠，以及惊痫、肝阳眩晕、视物昏花、耳鸣耳聋、肾虚气喘等。临床常用的重镇安神药有朱砂、磁石、龙骨、琥珀等。本类药物有镇静安神的功效，能镇定浮阳，但不能消除导致浮阳的其他因素，因此在应用时应考虑配伍适当药物。

养心安神药：多属于植物种子、种仁，具有甘润滋养的性味，因此有滋养心肝、交通心肾的作用。主要用于阴血不足、心脾两虚、心肾不交等所致的心悸怔忡、虚烦不眠、健忘多梦、遗精盗汗、惊悸多梦、体虚多汗、忧郁失眠等。中医验方、奇方、偏方常用的养心安神药有酸枣仁、柏子仁、合欢皮、首乌藤、远志、灵芝、缬草等。

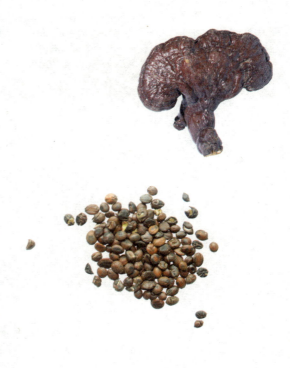

▎重镇安神▎

琥 珀

SUCCINUM

《琥珀》

别名: 虎珀, 琥瑰, 血珀, 红琥珀。

◎《名医明录》记载琥珀:

"安五脏, 定魂魄, ……消瘀血, 通五淋。"

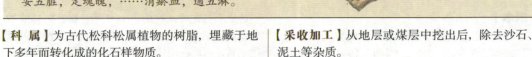

【**科 属**】为古代松科松属植物的树脂, 埋藏于地下多年而转化成的化石样物质。

【**地理分布**】主要分布于白垩纪或第三纪的砂砾岩、煤层的沉积物中。产于河南、辽宁、云南、广西、贵州等地。

【**采收加工**】从地层或煤层中挖出后, 除去沙石、泥土等杂质。

【**药理作用**】抗惊厥; 镇静等。

【**性味归经**】甘, 平。归心、肝、膀胱经。

【**功能主治**】活血散瘀, 镇惊安神, 利尿通淋。用于心神不安, 惊风, 心悸失眠, 癫痫, 心腹刺痛, 痛经闭经, 症瘕积聚, 尿痛, 尿频, 水肿癃闭, 瘰疬瘿瘤, 疮痈肿毒等。

本草药方

◉ **1. 主治:支气管炎, 咳嗽。**

川贝母、半夏各8g, 橘红、僵蚕、杏仁、麦门冬、石膏、南星各5g, 全蝎5个, 白及、琥珀各2g。一同搅碎, 研磨成细末。每次冲服10g, 每天3次。

◉ **2. 主治:泌尿系结石。**

嫩桑枝、金钱草、滑石、海金沙草各28g, 鸡内金(研末、冲)、石韦、冬葵子、草薢各15g, 琥珀末(冲服)2g。加水煎沸15分钟, 滤出药液, 再加水煎20分钟, 去渣。两煎药液调兑均匀, 分服, 每天1剂。

药膳养生

◉ **琥珀酸枣仁冲剂**

琥珀30g, 炒酸枣仁500g。各研为细末, 拌匀, 分包, 每包12g。每晚睡前以开水冲服1包。▶适用于心中焦虑, 入睡困难。

龙骨

OS DRACONIS

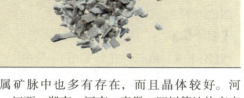

【龙骨】

别名：白龙骨，花龙骨，生龙骨，煅龙骨。

◎《本草纲目》记载龙骨：

"益肾镇惊，收湿气，生肌敛疮。"

【科 属】为古代哺乳动物如象类、三趾马类、犀类、牛类、鹿类等骨骼的化石。由磷灰石、方解石及少量黏土矿物组成。

【地理分布】1. 磷灰石 内蒙古、河南、河北、陕西、山西、湖北、甘肃、四川等地多有出产。

2. 方解石 分布广泛。主产于沉积岩和变质岩中，金属矿脉中也多有存在，而且晶体较好。河北、江西、湖南、河南、安徽、四川等地均有产出。

【采收加工】挖出后，除去泥土及杂质。五花龙骨质酥脆，出土后，放置于露天空气中极易破碎，常用毛边纸粘贴。

【药理作用】促进血液凝固；抗惊厥；降低毛细血管通透性等。

【性味归经】甘、涩、平。归心、肝、肾经。

【功能主治】镇惊安神，收敛固涩，平肝潜阳。可用于心神不宁，惊痫癫狂，心悸失眠，头晕目眩，遗精，滑精，崩漏，带下，遗尿，尿频，自汗，盗汗，外伤出血，疮疡久溃不敛，湿疮痒疹等。

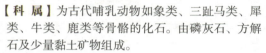

本草药方

◉ **1. 主治**：胃肠神经官能症，自觉食物停滞胃脘而梗阻不下。

龙骨、牡蛎、代赭石各28g，党参、白芍、枳壳、半夏、旋覆花、大红枣各10g，桂枝、甘草、吴茱萸各5g。加水煎沸15分钟，滤出药液，再加水煎20分钟，去渣。两煎药液调兑均匀，分服，每天1剂。

◉ **2. 主治**：烧伤、烫伤。

龙骨、大黄、生石膏、儿茶各等份。一同研制成极细末，用冷茶水调成稀糊状，敷于伤处，用消毒纱布盖好，每天换药1次。

◉ **3. 主治**：更年期综合征，属忧郁型。

龙骨（先煎）、牡蛎（先煎）各18g，酸枣仁、党参各15g，半夏、柴胡、郁金各10g，石菖蒲、黄芩各8g。煎服法同1，每天1剂。

药膳养生

◉ **龙骨粳米粥**

龙骨20g，粳米100g。先以水煎龙骨20分钟，去龙骨，入粳米，熬为稠粥。每晚服1次。▶对于失眠，心悸有效。

▌养心安神▌

柏子仁

SEMEN PLATYCLADI

【柏子仁】

别名: 柏实, 柏子, 柏仁, 侧柏子, 侧柏仁, 侧柏。

◎《本草纲目》记载柏子仁:

"养心气, 润肾燥, 安魂定魄, 益智宁神; 烧沥, 泽头发, 治疥癣。"

【科 属】为柏科植物侧柏的干燥成熟种仁。

【地理分布】生于湿润肥沃地, 石灰岩山地也有生长。东北南部, 内蒙古南部, 经华北向南达广东、广西北部, 西至陕西、甘肃, 西南贵州、四川、云南多有分布。

【采收加工】秋、冬两季采收成熟的种子, 晒干, 除去种皮, 收集种仁。

【药理作用】催眠。

【性味归经】甘, 平。归心、肾、大肠经。

【功能主治】养心安神, 润肠, 止汗。用于虚烦失眠, 心悸怔忡, 肠燥便秘, 阴虚盗汗。

本草药方

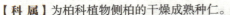

◉ **1. 主治:肝硬化。**

柏子仁、白芍、白术、生地黄、葫芦、车前子各10g, 白茅根、冬瓜皮各30g, 女贞子、鸡内金、旱莲草各15g。加水煎沸15分钟, 滤出药液, 再加水煎20分钟, 去渣。两煎药液调兑均匀, 分服, 每天1剂。

◉ **2. 主治:白细胞减少症。**

柏子仁、黄芪、白术、党参、当归、狗脊、丹参各20g, 菟丝子、酸枣仁、山药各30g, 枸杞子、砂仁、远志各10g。煎服法同1, 每天1剂。

药膳养生

◉ **柏子仁芡实糯米粥**

柏子仁10g, 芡实20g, 糯米28g, 白糖1匙。柏子仁、芡实快速洗净, 滤干, 备用。糯米洗净后倒入小钢精锅内, 柏子仁、芡实一起倒入, 加冷水3大碗, 中火煮粥。食用时加白糖, 做早餐或当点心吃。▶补脾益肾, 固精涩尿, 安眠养心。适用于夜卧不宁, 夜尿次数过多、睡眠不实等病症。

◉ **柏仁菊花蜜**

柏子仁、菊花各15g, 蜂蜜适量。菊花、柏子仁研磨成粉后用蜂蜜水送服。▶养心, 安神, 润肠。适用于肠燥便秘, 心悸失眠等。

酸枣

SEMEN ZIZIPHI SPINOSAE

【酸枣仁】

别名: 枣仁，酸枣核。

◎《本草纲目》记载酸枣仁:

"其仁甘而润，故熟用疗胆虚不得眠、烦渴虚汗之证，生用疗胆热好眠，系足厥阴、少阳药也。"

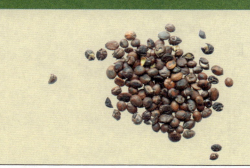

【科属】为鼠李科植物酸枣的干燥成熟种子。

【地理分布】生于干燥的山坡或向阳的丘陵、山谷、平原、路旁及荒地。常形成灌木丛，性耐干旱。分布于华北、西北，以及河南、辽宁、江苏、山东、湖北、安徽、四川。

【采收加工】秋末冬初采收成熟果实，除去果肉及核壳，收集种子，晒干。

【药理作用】镇静；抗惊厥；催眠；抗心律失常，抗心肌缺血；降血脂；降血压；增强免疫功能等。

【性味归经】甘、酸，平。归肝、胆、心经。

【功能主治】宁心，补肝，生津，敛汗。用于惊悸多梦，体虚多汗，虚烦不眠，津伤口渴。

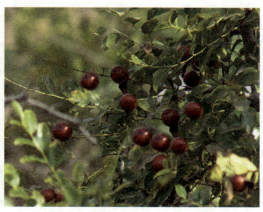

本草药方

◎ **1. 主治：再生障碍性贫血，属心脾两虚。**

杜仲60g，何首乌、地榆各12g，续断、金毛狗脊、阿胶、当归、太子参、黄精、黄芪、丹参、天花粉、葛根、白及、山楂、山药、酸枣仁、麦门冬、生地黄、枸杞子各8g。加水煎沸15分钟，滤出药液，再加水煎20分钟，去渣。两煎药液调兑均匀，分服，每天1剂。

◎ **2. 主治：再生障碍性贫血，属心脾两虚。**

炒酸枣仁、赤茯苓、何首乌各12g，黄芪、党参、熟地黄、当归、生地黄、白芍、白术、鳖甲、阿胶、肉苁蓉各8g，五味子、山茱萸各5g。煎服法同1，每天1剂。

药膳养生

◎ **酸枣仁粳米粥**

酸枣仁(炒黄，研末)15g，粳米100g。粳米煮粥，稍熟，下酸枣仁末，再煮。空腹食用。▶宁心安神。适用于失眠、心悸、心烦、多梦。

◎ **酸枣仁蜂蜜饮**

炒酸枣仁20g，蜂蜜适量。炒酸枣仁研磨成细末，用蜂蜜水送服。▶补阴血、安神魂。适用于肝阴血不足的心悸失眠。

◎ **酸枣仁酒**

酸枣仁120g，干葡萄200g，黄芪120g，天门冬80g，赤茯苓120g，防风(去芦)80g，独活80g，大麻仁300g，桂心80g，羚羊角120g，五加皮120g，牛膝(去苗)200g。上药锉，用生绢袋装，用30L酒浸6天。饭前随意温热饮用。▶光泽肌肤，润养五脏。

◎ **酸枣仁散**

酸枣仁10g，白糖适量。酸枣仁研磨成细面，放入白糖调匀。睡前取少许(约3g)用温开水调服。▶养血安神。适用于失眠者，是催眠的效方。

赤芝

GANODERMA

〖灵芝〗

别名: 木灵芝, 菌灵芝, 灵芝草。

◎《本草纲目》记载灵芝:
"疗虚劳。"

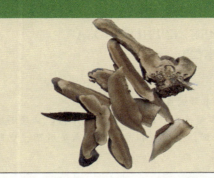

【科 属】 为多孔菌科真菌赤芝或紫芝的干燥子实体。

【地理分布】 1. 赤芝 生于松科松属植物和向阳的壳斗科植物等的根际或枯树桩上。我国普遍分布,但以长江流域及以南为多。2. 紫芝 为我国特有种,分布于长江流域及以南的高温多雨地带。生于阔叶植物或松科松属植物的树桩上。

【采收加工】 全年采收,除去杂质,剪除附有朽木、泥沙或培养基质的下端菌柄,阴干或在40～50℃环境下烘干后使用。

【药理作用】 催眠;镇静;抗惊厥;镇咳;镇痛;增强心肌收缩力;降血糖;耐缺氧;增强机体免疫力;抗肝损伤;抗过敏;抗肿瘤等。

【性味归经】 甘,平。归心、肺、肝、肾经。

【功能主治】 止咳平喘,补气安神。用于心悸气短,眩晕不眠,虚劳咳喘。

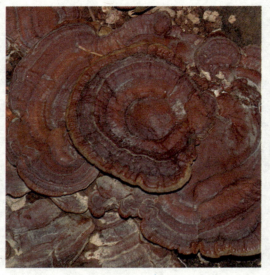

本草药方

⊛ **1. 主治: 闭经,属血瘀型。**
　　灵芝、川芎、白芍、厚朴、木香、桃仁各5g,当归、乌药、香附、川牛膝各8g,红花、桂枝各4g,甘草3g。加水煎沸15分钟,滤出药液,再加水煎20分钟,去渣。两煎药液调兑均匀,分服,每天1剂。

⊛ **2. 主治: 慢性迁延性肝炎。**
　　灵芝15g,丹参、柴胡各30g,五味子10g。加水煎沸15分钟,滤出药液,再加水煎15分钟,去渣。两煎药液调兑均匀,每天1剂。

⊛ **3. 主治: 慢性迁延性肝炎。**
　　灵芝6g,甘草5g。加水煎,去渣。分3次,每顿饭前服用,每天1剂。

药膳养生

⊙ **灵芝肉桂卤鸭**
　　灵芝、肉桂、草果各10g,鸭子1只,调料适量。鸭子宰杀后,去毛、内脏,清洗干净;生姜、葱洗净,切片;放入灵芝、肉桂、草果,水煎20分钟,倒出汤汁,重复煎取2次,共取药汁3L。药汁放入锅内,加生姜、葱、鸭子,最好药汁没过鸭子,小火煮至鸭熟,捞起稍晾凉;锅内再放入卤汁卤熟鸭子,捞出,撇净浮沫。取适量卤汁放入锅内,加食盐、冰糖、味精拌匀,调好口味,放入鸭子,在微火上边滚边浇其卤汁,使粘在鸭子上,颜色红亮时捞出装盘。▶益肾止咳,滋阴补肺。适用于支气管炎、肺虚咳嗽、哮喘等病症。

⊙ **灵芝大枣汤**
　　灵芝25g,大枣50g,蜂蜜5g。灵芝、大枣入锅,加水共煎,取煎液共2次,合并后兑入蜂蜜。▶对肿瘤细胞有抑制作用。可用于肿瘤防治。

平肝息风

【概念】

在中医药理论中平肝息风药是指具有平肝潜阳、息风止痉的功效，主治肝阳上亢或肝风内动病证的药物。

【功效】

平肝息风药都属肝经，为昆虫、介类等动物药及矿石类药物，有息风止痉、平肝潜阳的功效。部分药物以其质重、性寒沉降的特性，同时具有镇静安神、解毒生肌、清肝明目、降逆、凉血等作用。

【药理作用】

中医科学研究表明、平肝息风药主要具有抗惊厥、镇静、镇痛、降压、解热的作用。

【适用范围】

平肝息风药主要用于治疗肝风内动、肝阳上亢证。部分药物又可用治呕吐、心神不宁、呃逆、喘息、血热出血、目赤肿痛等。某些息风止痉药物，同时具有祛风通络的功效，又能治疗风中经络的口眼㖞斜及痹证肌肉疼痛、痉挛、麻木等。

【药物分类】

平肝息风药可分为息风止痉药和平抑肝阳（平肝潜阳）药 2 类。

平肝潜阳药：多为质重的介类或矿石类药物，平抑肝阳，主要用于肝阳上亢的头目眩晕、头痛、耳鸣和肝火上攻的口苦、面红、烦躁易怒、目赤肿痛、头痛头晕、视物昏花、青盲雀目等。中医验方、奇方、偏方常用的平肝潜阳药有石决明、珍珠母、紫贝齿、牡蛎、赭石、罗布麻、稻豆衣、萝芙木、蒺藜等。

息风止痉药：主要用于温热病、热极动风、血虚生风、肝阳化风等所导致的眩晕欲扑、痉挛抽搐、项强肢颤等，以及风阳夹痰、痰热上扰的癫痫、惊悸失眠、目生云翳、疮疡不敛、惊风抽搐、肢体麻木、半身不遂、妊娠子痫、高血压病、咽喉肿痛、高热、口舌生疮、风毒侵袭、风湿痹痛、瘰疬、引动内风之破伤风等。牛黄、羚羊角、玳瑁、珍珠、钩藤、全蝎、天麻、僵蚕、地龙、蜈蚣等为临床上常用的息风止痉药。

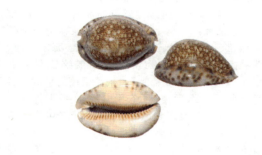

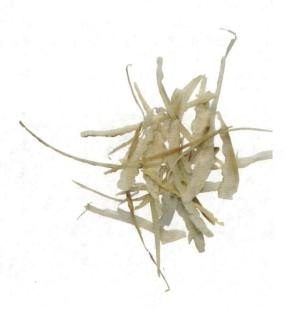

┃ 平抑肝阳 ┃

耳鲍或羊鲍或皱纹盘鲍或杂色鲍

CONCHA HALIOTIDIS

《石决明》

别名： 鲍鱼甲，千里光，海决明，鲍鱼壳，九孔石，决明，鲍鱼皮。

◎《本草纲目》记载石决明：
"通五淋。"

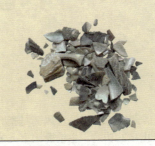

【科 属】为鲍科动物杂色鲍、皱纹盘鲍、羊鲍或耳鲍的贝壳。

【地理分布】1. **杂色鲍** 生活于暖海低潮线附近到10米左右深的岩礁或珊瑚礁质海底，在盐度较高、水清和藻类丛生的环境栖息较多。分布于浙江南部、台湾、福建、广西、广东、海南等地。为我国南方优良养殖种类之一。2. **皱纹盘鲍** 喜生活于透明度高、潮流通畅、褐藻繁茂的水域，栖息于水深3~15米处。分布于山东、辽宁及江苏连云港等地。为我国鲍类中个体最大、产量最多的良种。现不仅适应我国北方沿海养殖，而且已南移到福建沿海人工养殖。3. **羊鲍** 生活于潮下带岩石、藻类较多的海底及珊瑚礁。分布与耳鲍相同，但产量不多。4. **耳鲍** 生活于暖海低潮线以下的岩石、珊瑚礁及藻类丛生的海底。分布于西沙、海南岛、东沙群岛及台湾海峡。

【采收加工】夏、秋两季捕捉，去肉，洗净，干燥后使用。

【药理作用】耐缺氧；抗肝损伤；扩张气管，支气管平滑肌；抑菌；调节免疫功能等。

【性味归经】咸，寒。归肝经。

【功能主治】具有清肝明目、平肝潜阳的功效。用于头痛眩晕，目赤翳障，视物昏花，青盲雀目等。

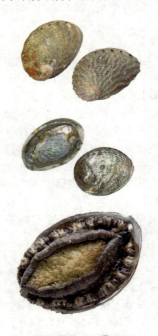

本草药方

◉ 1. **主治**：慢性骨髓性白血病。

石决明、党参、地骨皮、龟板、生地黄、阿胶各15g，黄芪22g，牡丹皮、当归、苏木各10g。加水煎沸15分钟，滤出药液，再加水煎20分钟，去渣。两煎药液调兑均匀，分服，每天1剂。

◉ 2. **主治**：甲状腺功能亢进症，突眼。

石决明、黄芩、葶苈子、浙贝母、柴胡各15g，生石膏80g，白花蛇舌草、夏枯草各50g，牡蛎30g，泽泻、车前子各20g。煎服法同1，每天1剂。

药膳养生

◉ **石决明粥**

石决明30g，粳米200g。先以水煎石决明30分钟，去渣留汁，再放入粳米熬为粥。▶可时常服用，任意食用，对高血压病有缓解作用。

褶纹冠蚌或三角帆蚌或马氏珍珠贝

CONCHA MARGARITIFERA

【珍珠母】

别名：珠牡，珠母，真珠母，明珠母。

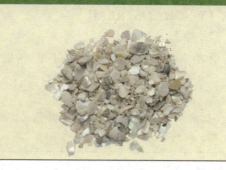

◎《本草纲目》记载珍珠母：
"平肝潜阳，安神魄，定惊痫，消热痞、眼翳。"

【科 属】为蚌科动物三角帆蚌、褶纹冠蚌或珍珠贝科动物马氏珍珠贝的贝壳。

【地理分布】1. **三角帆蚌** 生活于淡水泥底稍带沙质的河湖中。分布于江苏、河北、浙江、安徽等地。2. **褶纹冠蚌** 分布于全国各地。生活在湖泊、江河的泥底。3. **马氏珍珠贝** 栖息于较为平静的海湾中，岩礁、泥沙或石砾较多的海底，用足丝固着生活于岩礁或石块上，以水质较肥、潮流通畅的海区生长较好。从低潮线附近到水深10米左右都有生长，通常在5米深处较多。分布于广西沿海、广东，尤其以北部湾较为常见，广西合浦产量最高。

【采收加工】去肉，洗净，干燥后使用。

【药理作用】抗惊厥，镇静；抗肝损伤；明目；抗溃疡；抗过敏；延缓衰老；增强免疫力。

【性味归经】咸，寒。归肝、心经。

【功能主治】定惊明目，平肝潜阳。用于头痛眩晕，烦躁失眠，肝虚目昏，肝热目赤。

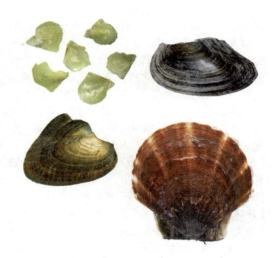

本草药方

⊙ **1. 主治**：更年期综合证，见失眠，怕嘈声，心悸，自汗盗汗，头痛头晕，精神失常。

珍珠母、酸枣仁、紫贝齿、磁石各22g，夜交藤30g，何首乌15g，生地黄、白芍各12g，甘草6g，朱砂（冲）1g，琥珀（冲）0.8g。加水煎沸15分钟，滤出药液，再加水煎20分钟，去渣。两煎药液调兑均匀，分服，每天1剂。

⊙ **2. 主治**：甲状腺功能亢进症。

珍珠母、女贞子、生地黄、枸杞子各25g，牡蛎、龙骨、石斛各15g，陈皮、黄芩、天花粉、山慈菇各10g，甘草5g。煎服法同1，每天1剂。

⊙ **3. 主治**：佝偻症。

珍珠母、龙骨、牡蛎、石决明各10g，党参、白术、黄芪、茯苓各15g，甘草、当归、川芎各5g。煎服法同1，每天1剂。

药膳养生

⊙ **珍珠母粳米粥**

珍珠母100g，粳米50g。珍珠母加水适量，煮约30分钟，去渣留汁，再用其汁同粳米煮粥。每天1次食用。▶定惊明目，平肝潜阳，清热解毒，止渴除烦。适用于温病，见发热口渴，舌红苔黄，面目赤红等。

⊙ **珍珠母粳米粥**

珍珠母、生牡蛎各60g，粳米100g。珍珠母、生牡蛎加水煮约30分钟，去渣留汁（煮水约500ml），再放入粳米一起煮成粥。每天2次。▶滋阴潜阳，定惊明目，平肝潜阳。适用于阴虚阳亢之头痛眩晕，耳鸣耳聋，肢体麻木等。现多用于高血压、脑血管意外所致的头痛眩晕。虚寒者不宜服用。

大连湾牡蛎或长牡蛎或近江牡蛎

CONCHA OSTREAE

〖牡蛎〗

别名： 砺蛤，牡蛤，砺房，海砺子壳，海砺子皮，蚝皮，蚝壳。

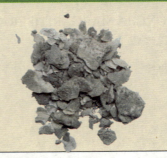

◎《本草纲目》记载牡蛎：

"化痰软坚，清热除湿，止心脾气痛，消症瘕积块，瘰疬结核。伏硇砂。"

【科 属】为牡蛎科动物长牡蛎、大连湾牡蛎或近江牡蛎的贝壳。

【地理分布】**1. 长牡蛎** 栖息于潮间带至低潮线以下 10 多米深的泥滩及泥沙质海底，通常在正常海水中生活的个体小，在盐度较低海水中生活的个体大。我国沿海都有分布，为河口及内湾养殖的优良品种。**2. 大连湾牡蛎** 分布于我国北方沿海。栖息于潮间带蓄水处及低潮线以下 20 米左右的岩礁上，适盐度高。**3. 近江牡蛎** 生活于低潮线附近到水深 7 米左右的江河入海近处，适盐度为 10‰~25‰。我国沿海都有分布。山东、福建、广东沿海都已实现人工养殖。

【采收加工】全年都可采收，去肉，洗净，晒干后使用。

【药理作用】抗溃疡；镇静；增强免疫力等。

【性味归经】咸，微寒。归肝、胆、肾经。

【功能主治】潜阳补阴，重镇安神，软坚散结。用于惊悸失眠，瘰疬痰核，眩晕耳鸣，症瘕痞块。

煅牡蛎可收敛固涩，用于遗精崩带、自汗、胃痛吞酸。

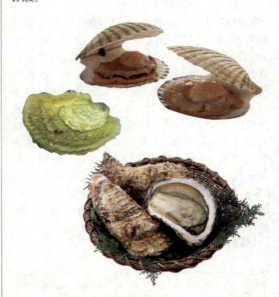

本草药方

◎ **1. 主治：上消化道出血。**

牡蛎、龙骨各 20g，茜草、海螵蛸、地榆、白及、白芍各 15g，桂枝、甘草各 6g。加水煎沸 15 分钟，滤出药液，再加水煎 20 分钟，去渣。两煎药液调兑均匀，分服，每天 1 剂。

◎ **2. 主治：肝硬化。**

牡蛎、桑葚子、鳖甲各 50g，生地黄 40g，鸡内金 20g，龟板胶、党参、郁金、王不留行、三棱、莪术各 15g，地鳖虫 10g，水蛭 5g。煎服法同 1，每天 1 剂。

◎ **3. 主治：肝硬化。**

牡蛎、莪术、青皮、三棱、陈皮、桃仁、乌药、赤芍、柴胡各 9g，酒炒大黄、香附、昆布、红花各 15g，肉桂 3g。煎服法同 1，每天 1 剂。

药膳养生

◎ **牡蛎白术苦参煮猪肚**

煅牡蛎、白术各 28g，苦参 15g，猪肚 1 具。前 3 味装入纱布袋，扎口；猪肚洗净，和药袋加水同煮，熟后去药袋，放入食盐调味。饮汤食肉。▶ 健脾补虚，涩精。适用于乏力，脾虚食少，或梦遗早泄，小便频数等。

◎ **牡蛎知母莲子汤**

生牡蛎 20g，莲子 30g，知母 6g，白糖 6g。生牡蛎水煎半小时，取汁；莲子洗净，用热水半碗浸泡 1 小时，连同浸液一起倒入砂锅内，加牡蛎药汁，用小火慢炖 1 小时；加白糖，再炖 1 小时，至莲子酥烂食用。▶ 潜阳固精，健脾安神。适用于血压偏高者。

‖ 息风止痉 ‖

僵 蚕

BOMBYX BATRYTICATUS

〖僵蚕〗

别名: 白僵蚕, 天虫, 僵虫, 白僵虫。

◎《本草纲目》记载僵蚕:

"散风痰结核瘰疬, 头风, 风虫齿痛, 皮肤风疮, 丹毒作痒, 痰疟症结, 妇人乳汁不通, 崩中下血, 小儿疳蚀鳞体, 一切金疮, 疔肿风痔。"

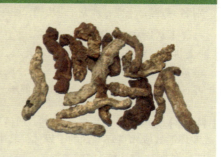

【科 属】为蚕蛾科昆虫家蚕4~5龄的幼虫感染(或人工接种)白僵菌而致死的干燥体。

【地理分布】我国江南大部分地区都有饲养。

【采收加工】多于春、秋季生产, 将感染白僵菌病死的蚕干燥。

【药理作用】催眠; 抗惊厥; 降血糖; 抗凝血; 抑菌; 抗肿瘤等。

【性味归经】咸、辛, 平。归肝、肺、胃经。

【功能主治】化痰散结, 祛风定惊。用于咽喉肿痛、惊风抽搐、皮肤瘙痒, 以及面神经麻痹、颌下淋巴结炎。

本草药方

◎ **1. 主治:** 风湿性关节炎。

僵蚕、地鳖虫、黄柏、蜣螂、鸡血藤、防风、石楠藤、姜黄、苍术、天仙藤、木瓜各12g, 薏苡仁、秦艽各22g, 忍冬藤15g, 甘草5g, 白花蛇1条, 蜈蚣3条。加水煎沸15分钟, 滤出药液, 再加水煎20分钟, 去渣。两煎药液调兑均匀, 分服, 每天1剂。

◎ **2. 主治:** 类风湿关节炎。

僵蚕、鹿角胶各10g, 熟地黄、鬼箭羽各15g, 白芥子、麻黄、桂枝、王不留行、制草乌各5g, 甘草3g。煎服法同1, 每天1剂。

药膳养生

◎ **僵蚕糖藕**

僵蚕8个, 藕500g, 红糖100g。藕洗净, 切厚片, 与僵蚕、红糖加水煎煮。吃藕喝汤。每天1次, 连服6天。▶补血止血。适用于痔疮便后大量出血, 以致心悸乏力, 慢性贫血, 面色㿠白, 头晕耳鸣等。

◎ **僵蚕豆淋酒**

僵蚕250g, 黑豆250g, 酒1000ml。黑豆炒焦, 酒淋, 绞去渣, 贮净瓶内, 加入僵蚕, 泡5天后取用。每温饮40ml, 白天2次、夜1次。▶化痰散结, 祛风定惊。适用于产后中风诸症。

参环毛蚓

PHERETIMA

【地龙】

别名： 蚯蚓，土龙，地龙子，虫蟮，曲蟮。

◎《本草纲目》记载地龙：

"主伤寒，疟疾，大热狂烦，及大人、小儿小便不通，急慢惊风，历节风痛，肾脏风注，头风，齿痛，风热赤眼，木舌，喉痹，鼻瘜，聤耳，秃疮，瘰疬，卵肿，脱肛。解蜘蛛毒，疗蚰蜒入耳。"

【科 属】为巨蚓科动物参环毛蚓、通俗环毛蚓、威廉环毛蚓或栉盲环毛蚓的干燥体。其中第一种为"广地龙"，后3种为"沪地龙"。

【地理分布】1.**参环毛蚓** 生活于疏松、潮湿的泥土中。分布于广东、广西、福建等地。2.**通俗环毛蚓** 生活于潮湿、多有机物处。分布于浙江、江苏、上海、湖北、天津等地。3.**威廉环毛蚓** 生活于潮湿、多有机物处。分布于浙江、江苏、上海、湖北、天津等地。4.**栉盲环毛蚓** 生活于潮湿、多有机物处。分布于江苏南部及浙江、江西、上海等地。

【采收加工】广地龙春季到秋季为捕捉的最佳时节，沪地龙夏季捕捉较好。捕捉后及时剖开腹部，除去内脏及泥沙，洗净，然后晒干或者低温干燥处理。

【药理作用】镇静；解热；平喘；抗惊厥；抗心律失常；降血压；抗凝血；抗血栓形成；抗肿瘤。

【性味归经】咸，寒。归肝、脾、膀胱经。

【功能主治】通络，清热定惊，利尿，平喘。用于高热神昏，关节痹痛，惊痫抽搐，肺热喘咳，肢体麻木，半身不遂，尿少水肿，以及高血压病。

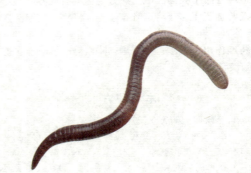

本草药方

◉ 1. 主治：肝癌早期。

地龙12g，牡蛎30g，王不留行5g，川楝子、郁金、桃仁、红花各8g，常山、牡丹皮各5g。加水煎沸15分钟，滤出药液，再加水煎20分钟，去渣。两煎药液调兑均匀，分服，每天1剂。

◉ 2. 主治：泌尿系结石。

地龙、甘草、鸡内金、怀牛膝各8g，白芍、金钱草各30g，滑石20g，泽泻、茯苓、车前子各18g，皮硝（冲）5g，火硝（冲）、硼砂（冲）各3g。煎服法同1，每天1剂。腰痛加川续断、杜仲、桑寄生各10g；肾阴虚加熟地黄、大枣、旱莲草各10g；血虚加当归、生地黄、黄芪各10g；肾阳虚加淫羊藿、枸杞子、核桃仁各10g；合并感染加金银花、蒲公英、紫花地丁各10g；胃酸多加地龙、牡蛎、海螵蛸各15g。

药膳养生

◉ 地龙膏

鲜地龙90g，白糖45g。地龙水煎去渣，加白糖收膏。▶清热定惊，通络平喘。适用于肺热咳嗽、喘促，小儿百日咳等。风寒咳嗽者不用。

◉ 地龙桃花饼

干地龙30g，赤芍、红花、桃仁各20g，当归50g，黄芪100g，川芎10g，玉米面400g，面粉100g，白糖适量。干地龙用酒浸去腥味，烘干研粉。赤芍、红花、黄芪、当归、川芎水煎2次，取汁；面粉、地龙粉、白糖混匀，用药汁调，制饼30个；桃仁去皮尖，打碎，稍微炒一下，均匀地放于饼上，放入烘箱烤熟。▶益气活血，化瘀通络。适用于气虚血瘀、脉络瘀阻致中风后遗症，肢体痿软无力，舌质紫暗，脉细等。

天麻

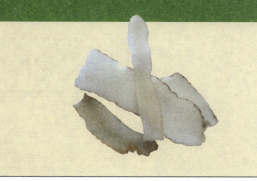

RHIZOMA GASTRODIAE

〖天麻〗

别名： 赤箭，明天麻，神草，定风草。

◎《开宝本草》记载天麻：
"主诸风湿痹，四肢拘挛，小儿风痫惊气，利
腰膝，强筋力。"

【科 属】为兰科多年寄生草本植物天麻的干燥
块茎。

【地理分布】分布于辽宁、吉林、河南、河北、甘
肃、陕西、湖北、安徽、贵州、四川、西藏、云
南等地。人工栽培较多。生于海拔 1200~1800 米
的林下阴湿、腐殖质较厚的地方。

【采收加工】立冬后至次年清明时节采挖，立即洗
净，蒸透，敞开，低温干燥。

【药理作用】安神；镇静；镇痛；抗惊厥；抗血栓
形成；降血压；抗炎；耐缺氧；增强机体免疫力；
延缓衰老。

【性味归经】甘，平。归肝经。

【功能主治】平肝息风止痉。用于头痛眩晕，肢体

麻木，癫痫抽搐，小儿惊风，破伤风。

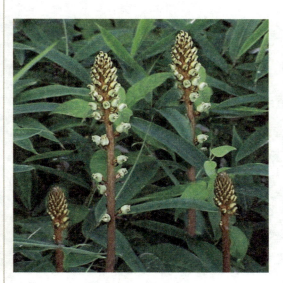

本草药方

◎ **1. 主治：风湿性关节炎。**

天麻、王不留行、半夏各 10g，干生地黄 90g，
当归 30g。加水煎沸 15 分钟，滤出药液，再加水煎
20 分钟，去渣。两煎药液调兑均匀，分服，每天 1 剂。

◎ **2. 主治：颈椎病，颈椎骨质增生，见颈项
强直疼痛、头痛眩晕、失眠。**

天麻 6g（研，冲），白芍 30g，秦艽、葛根、
威灵仙、当归各 20g，川乌头、延胡索、独活各
10g，蜈蚣 3 条。煎服法同 1，每天 1 剂。偏热的
加板蓝根、金银花、连翘各 10g；偏湿酌加薏苡仁
30g、茯苓、苍术各 10g；偏寒加桂枝、细辛、制附
子、白芥子、淫羊藿各 10g；气虚血瘀加黄芪、党参、
丹参各 10g；肾虚加枸杞子、巴戟天各 10g。

◎ **3. 主治：颈椎病，属肝阳上亢型，见颈项
强直，头晕目眩，腰膝酸软。**

天麻、黄芩、钩藤、夜交藤、栀子、茯神各
8g，石决明、牛膝、代赭石、杜仲各 12g，三七粉
2g。煎服法同 1，每天 1 剂；并以药渣外敷患处，
每天 4 次，每次 30 分钟，每 2 天换 1 次。

药膳养生

◎ **天麻炖鸡**

天麻 15g，鸡 1 只。鸡宰杀后去毛及内脏，然
后洗净；天麻洗净，切成小片后放入鸡腹中；鸡入锅，
加水清炖到烂熟，加调料入味后食用。▶行气，息风，
活血。适用于产后血虚头昏，身体虚弱等。

◎ **天麻肉片汤**

天麻 15g，猪肉 1000g。天麻浸软，切薄片；
猪肉切片做汤。药和汤都是滋补佳品，同食。▶平
肝息风，滋阴潜阳。适用于肝阳上亢或风痰上扰之
眩晕、头痛等。现多用于耳源性眩晕、高血压病等。

◎ **天麻炖鸡蛋**

天麻粉 2g，鸡蛋 1 个。鸡蛋去壳，调入天麻粉，
搅匀蒸熟后食用。每天 2 次。▶平肝息风，养心安神。
适用于肝风眩晕，失眠健忘，心神失养，神经衰弱等。

补 虚

【概念】

在中医药理论中凡是能纠正人体气血阴阳虚衰，补虚扶弱，以治疗虚证为主要作用的药物，称为补虚药。

【功效】

补虚药大多具有甘味，能够补益精微、扶助正气，具有补虚作用。

【药理作用】

中医科学研究表明，补虚药主要具有促进蛋白质合成，增强机体免疫功能，促进造血功能，降低血脂，调节内分泌，提高学习记忆能力，抗氧化，延缓衰老，抗心肌缺血，增强心肌收缩力，改善消化功能，抗心律失常，抗应激，抗肿瘤等作用。

【适用范围】

补虚药主要用于久病、大病之后，正气不足或者先天不足，体质虚弱或者年老体虚所出现的各种虚证；或用于疾病过程中正气已衰，邪气未尽，抗病能力下降，正虚邪实的病证，和祛邪药一起使用，可达到扶正祛邪的目的。

【药物分类】

根据药物功效及其主治证候的不同，将补虚药分为补气药、补阳药、补血药、补阴药4类。

补气药：药性甘温或甘平，具有补肺气、补脾气、补元气、补心气的作用。主治：脾气虚证，症见食欲不振，大便溏薄，面色萎黄，胃脘虚胀，体倦神疲，甚或脏器下垂，消瘦，血失统摄等。肺气虚证，症见气少喘促，动则益甚，声音低怯，咳嗽无力，体倦神疲，易出虚汗等。心气虚证，症见胸闷气短，心悸怔忡，活动后加剧等。临床常用的补气药有人参、党参、太子参、西洋参、白术、黄芪、白扁豆、山药、刺五加、甘草、红景天、绞股蓝、沙棘、饴糖、大枣、蜂蜜。

补阳药：药味多甘、辛、咸，性多温热，主入肾经。咸以补肾，辛甘化阳，能补助一身元阳，肾阳之虚得补，其他脏得以温煦，从而消除或改善全身阳虚诸证。主要适用于肾阳不足的畏寒肢冷、腰膝酸软、阳痿早泄、性欲淡漠，精寒不育或尿频遗尿、宫寒不孕；脾肾阳虚的脘腹冷痛或阳虚水泛的水肿；肝肾不足、精血亏虚的眩晕耳鸣、筋骨痿软、须发早白或小儿发育不良、囟门不合、齿迟行迟；肾不纳气之虚喘，肺肾两虚及肾阳亏虚之下元虚冷、崩漏带下等。中医验方、奇方、偏方常用的补阳药有鹿茸、海狗肾、海马、淫羊藿、仙茅、核桃仁、巴戟天、补骨脂、冬虫夏草、菟丝子、益智仁、胡芦巴、沙苑子、肉苁蓉、锁阳、杜仲、续断、羊红膻、蛤蚧、韭菜子、紫石英。

补血药：药性甘温质润，主入心、肝经血分，广泛用于各种血虚证，症见面色苍白或萎黄，唇爪苍白，心悸怔忡，眩晕耳鸣，或月经愆期，量少色淡，失眠健忘，甚则闭经，舌淡脉细等。补血药熟地黄、何首乌、当归、白芍、阿胶、龙眼肉、楮实子为临床常用药。

补阴药：药性以甘寒为主，治五脏之阴虚。肺阴虚证，可见干咳无痰，或咳而少痰，或声音嘶哑；胃阴虚证，可见口干咽燥，胃脘隐痛，不欲饮食，或脘痞不舒，或咽干呃逆等；脾阴虚证，可见食后腹胀，纳食减少，唇干燥少津，便秘，干呕，呃逆，舌干苔少等；肝阴虚证，可见头晕耳鸣，眼目干涩或爪甲不荣，肢麻筋挛等；肾阴虚证，可见头晕目眩，耳鸣耳聋，腰膝酸痛，遗精，牙齿松动等；心阴虚证，可见失眠多梦，心悸怔忡等。北沙参、明党参、玉竹、麦门冬、南沙参、鳖甲、天门冬、百合、黄精、石斛等为临床常用的补阴药。

补气

人参

RADIX GINSENG

【人参】

别名: 人衔,鬼盖,黄参,血参,神草,地精,棒槌。

◎《本草纲目》记载人参:

"治男妇一切虚证,发热自汗,眩晕头痛,反胃吐食,痎疟,滑泻久痢,小便频数淋沥,劳倦内伤,中风中暑,痿痹,吐血、咳血、下血,血淋,血崩,胎前产后诸病。"

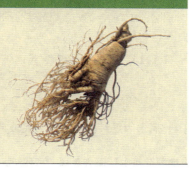

【科属】为五加科植物人参的干燥根。

【地理分布】生于海拔数百米的落叶阔叶林或针叶阔叶混交林下。野生于吉林、黑龙江、辽宁及河北北部,现今吉林、辽宁有很多栽培,河北、北京、山西也有引种栽培。

【采收加工】多在秋季采挖,洗净,剪去小支根。用硫黄熏过,放于日光下晒干,即称为生"晒参";蒸2~2.5小时,取出后,烘干或晒干,就为"红参"。

【药理作用】抗休克;增强机体免疫功能;小剂量增强心肌收缩力,大剂量减弱心肌收缩力;延缓衰老;抗肿瘤;耐缺氧等。

【性味归经】甘、微苦,平。归脾、肺、心经。

【功能主治】补脾益肺,生津,大补元气,生脉固脱,安神。用于肢冷脉微,体虚欲脱,肺虚喘咳,脾虚食少,内热消渴,津伤口渴,惊悸失眠,久病虚羸,心力衰竭,阳痿宫冷;以及心源性休克。

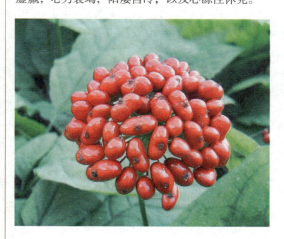

本草药方

◉ **1. 主治:** 溃疡性结肠炎,腹痛腹泻,解脓血便,胸闷气短,舌淡苔白。

人参8g,茯苓、白术、甘草、白扁豆、陈皮各15g,砂仁5g。加水煎沸15分钟,滤出药液,再加水煎20分钟,去渣。两煎药液调兑均匀。分服,每天1剂。夹湿热加黄连、白头翁、连翘各10g,白芍、延胡索各5g,薏苡仁30g。再用黄芪、苦参、白及各20g,云南白药0.5g,煎汤灌肠。

◉ **2. 主治:** 支气管扩张,咳嗽咯血。

人参4g,牡蛎、白术各15g,甘草、茯苓各5g。煎服法同1,每天1剂。

药膳养生

◉ **人参炖乌鸡**

人参150g,乌鸡2只,猪肘500g,母鸡1只,料酒、精盐、葱、生姜及胡椒粉各适量。母鸡、乌鸡宰杀后用沸水烫一下,去毛、去头、斩爪、去内脏,洗净。人参用温水洗净;猪肘用刀刮净,洗净。葱切段,生姜切片备用。砂锅放于大火上,加水,放入猪肘、母鸡、葱段、生姜片,沸后撇去浮沫,小火炖,到母鸡和猪肘五成熟时,将乌鸡和人参加入同炖,用精盐、料酒、胡椒粉调味,到乌鸡煮烂即可食用。

▶大补元气,益精血,益脾宁志。适用于老年性神经衰弱、体质虚弱、月经不调、功能性子宫出血、小儿体虚发育不良、病后体虚等。

蒙古黄芪

RADIX ASTRAGALI

〖黄芪〗

别名：绵黄耆，绵耆，绵黄芪，绵芪，箭芪，独根，二人抬。

◎《神农本草经》记载黄芪：
"痈疽久败疮，排脓止痛，大风癞疾，五痔鼠瘘，补虚，小儿百病。"

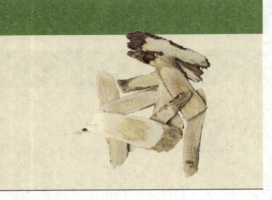

【科 属】为豆科植物蒙古黄芪或膜荚黄芪的干燥根。

【地理分布】1. 蒙古黄芪 生于沟旁、山坡及疏林下。分布于吉林、黑龙江、内蒙古、辽宁、山西、河北、新疆和西藏等地。在东北，以及河北、内蒙古、山西等地有栽培。2. 膜荚黄芪 生于向阳山坡或灌丛边缘，或见于河边沙质地。分布于吉林、黑龙江、内蒙古、辽宁、天津、北京、山东、河北、陕西、山西、甘肃、宁夏、山东、青海、四川、西藏等地。在东北，以及内蒙古、河北、山西等地有栽培。

【采收加工】春、秋两季采挖，除去须根及根头，晒干。

【药理作用】增强机体免疫功能；延缓衰老；抗氧化；抗肿瘤；耐缺氧；抗疲劳；抗菌，抗病毒；抗辐射等。

【性味归经】甘，温。归肺、脾经。

【功能主治】利尿消肿，补气固表，解毒排脓，敛疮生肌。用于食少便溏，气虚乏力，泄泻脱肛，表虚自汗，便血崩漏，气虚水肿，痈疽难溃，久溃不敛，内热消渴，血虚萎黄；以及慢性肾炎蛋白尿，糖尿病。

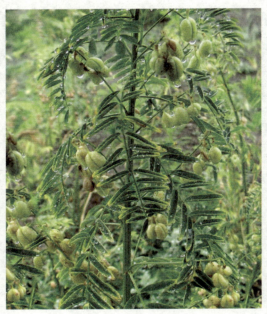

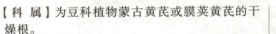

本草药方

◎ **1. 主治：过敏性鼻炎。**

黄芪25g，防风、白术、板蓝根、苍耳子各20g，白芷、连翘、远志各15g，甘草10g。加水煎沸15分钟，滤出药液，再加水煎20分钟，去渣。两煎药液调兑均匀，分服，每天1剂。

◎ **2. 主治：胃下垂，饮食减少，眩晕乏力，腹满坠胀。**

黄芪50g，枳壳40g，党参30g，茯苓、白术、槟榔各15g，木香10g，升麻、柴胡、炙甘草各5g。煎服法同1，每天1剂。

药膳养生

◎ **黄芪炖乌鸡**

乌鸡1只，黄芪50g，食盐20g。乌鸡去毛及内脏，留肝肾，洗净；黄芪纳入鸡腹内，隔水蒸烂，加精盐、料酒调味。吃肉喝汤。▶益气养血，滋补肝肾。适用于久病虚损，产后失血，血虚头晕，气短乏力，痛经等。

◎ **黄芪鳝鱼羹**

黄芪30g，黄鳝500g。将黄鳝治净，切丝；然后把黄芪装入纱布袋，和黄鳝加水煮熟，去药袋，加食盐、生姜调味服食。▶补气，养血，固表。适用于气血不足致体倦乏力，以及气虚不能摄血之出血证等。

白术

RHIZOMA ATRACTYLODIS MACROCEPHALAE

〖白术〗

别名: 山蓟,术,山芥,天蓟,山姜,山连,冬白术。

◎《药类法象》记载白术:
"除湿益燥,和中益气。利腰脐间血,除胃中热,去诸经之湿,理胃。"

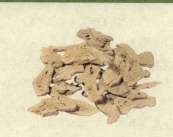

【科 属】为菊科植物白术的干燥根茎。

【地理分布】原野生于丘陵地带、山区,野生种在原产地已绝迹。现在多为人工栽培,以浙江数量最多、品质最佳。

【采收加工】每年冬季下部叶子枯黄、上部叶子变脆时挖取,除去泥沙后,烘干或晒干,再除去须根。

【药理作用】抗肝损伤;增强机体免疫功能;促进胆汁分泌;抗肿瘤;抗氧化;抗菌;抗凝血等。

【性味归经】苦、甘,温。归脾、胃经。

【功能主治】健脾益气,燥湿利水,止汗,安胎。用于脾虚食少,痰饮眩悸,腹胀泄泻,自汗,水肿,胎动不安。

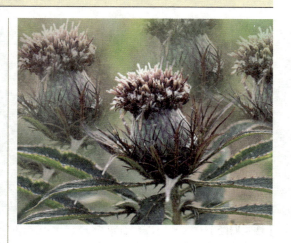

本草药方

◉ 1. 主治:白内障。

大血藤、珍珠母各30g,刺蒺藜18g,赤芍、白及、麦门冬各12g,黄芩、当归、木通各10g。加水煎沸15分钟,滤出药液,再加水煎20分钟,去渣。两煎药液调兑均匀,分服,每天1剂。肝经风热去刺蒺藜,加防风、玄参、黄芩各12g;阴虚火旺去刺蒺藜,加黄柏10g、知母12g、磁石30g;肝肾阴虚加女贞子30g、淮山药12g;脾气虚弱去墨旱莲、刺蒺藜,加党参、茯苓各15g,白术12g。

◉ 2. 主治:中耳炎。

白术、枯矾、苍术各30g,食盐20g,花椒10g。一同研磨成极细末,每次取少量吹入耳中,每天2次。

◉ 3. 主治:过敏性鼻炎。

白术、炙黄芪各12g,苍耳子、淫羊藿、桂枝、白芍各10g,五味子5g,大枣3个。煎服法同1,每天1剂。鼻涕多加泽泻、牡蛎、芡实、苍术各8g。

药膳养生

◉ 白术羊肚汤

白术30g,羊肚1具。2味加水共炖,熟后吃肉饮汤,每天3次。▶健脾调中,益气补虚。适用于久病虚弱羸瘦,四肢烦热,饮食减少等。

◉ 白术红枣饼

白术30g,大枣250g,干姜6g,鸡内金15g,面粉500g,适量调料。白术、干姜装纱布袋内,扎口,和大枣一起放入锅内,加水适量,大火烧沸后,用小火煮约1小时,去药袋及枣核,枣肉捣泥待用;鸡内金研粉,和面粉混匀,同枣泥一起,加药汁和成面团,分别制成薄饼,小火烙熟。作为点心食用。▶益气健脾,开胃消食。适用于食后脘闷,饮食无味,大便溏泻等。

◉ 白术叶茶

白术叶5g。揉碎成粗末,放入茶杯内,沸水冲泡。代茶饮用。▶健脾益气,燥湿利水。适用于气虚流汗。

薯蓣

RHIZOMA DIOSCOREAE
《山药》

别名：署蓣，薯蓣，山芋，诸署，怀山药，九黄姜，野白薯。

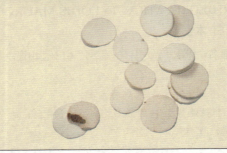

◎《本草纲目》记载山药：

"益肾气，健脾胃，止泻痢，化痰涎，润皮毛。"

【科 属】为薯蓣科植物薯蓣的干燥根茎。

【地理分布】生于山谷林下、山坡、路旁的灌丛或杂草中、溪边；也可人工栽培。分布于华北、西北、华东和华中地区。

【采收加工】每年冬季茎叶枯萎后采挖，切去根头，洗净，除去外皮及须根，用硫黄熏后，干燥，俗称为"毛山药"；选择肥大、顺直的毛山药，放于清水中，浸泡到无干心，闷透，用硫黄熏后，用木板搓成圆柱形，切齐两端后，晒干，打光，即为"光山药"。

【药理作用】降血糖；增强机体免疫功能；抗缺氧等。

【性味归经】甘，平。归脾、肺、肾经。

【功能主治】补脾养胃，补肾涩精，生津益肺。用于脾虚食少，肺虚喘咳，久泻不止，带下异常，尿频，肾虚遗精，虚热消渴。

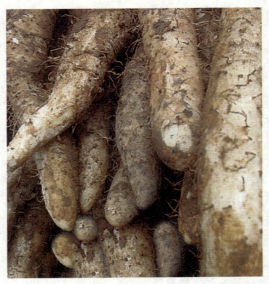

本草药方

◉ **1. 主治：肝硬化腹水。**

山药、白芍各100g，生甘草50g。加水煎沸15分钟，滤出药液，再加水煎20分钟，去渣。两煎药液调兑均匀，分服，每天1剂。

◉ **2. 主治：肾积水。**

山药、车前子、续断、生地黄、茯苓、牛膝、山茱萸、鸡血藤各15g，牡丹皮、桂枝、熟附子、枳实各10g。煎服法同1，每天1剂。血尿加旱莲草、白茅根各20g；小便不利加金钱草、海金沙、石韦、萹蓄、木通、瞿麦各10g；腰痛加杜仲、桑寄生各20g。

药膳养生

◉ **山药炖羊肚**

山药300g，羊肚300g，调料适量。羊肚洗净，切成3厘米长、2厘米宽的块；山药去皮洗净，切成1厘米厚的片。同置锅内，加盐、水、生姜、葱、黄酒，烧沸后转用小火炖熟。每天早晚空腹温热服食。▶滋肺肾，补脾胃。适用于消渴。

◉ **山药粉苡仁粥**

山药粉40g，薏苡仁30g。将上2味依常法共煮成粥。随意服食。每天2次。▶补脾养胃。适用于糖尿病。

◉ **山药枸杞粥**

山药50g，枸杞子28g，粳米100g。前2味水煎取汁，与粳米煮成粥。早晚餐食用。▶滋补肝肾，益精明目，生津益肺。适用于肝肾不足之虚劳精亏，腰背酸痛，眼花头晕等。

甘草

RADIX GLYCYRRHIZAE

《甘草》

别名: 美草, 蜜甘, 蜜草, 灵通, 粉草, 甜草, 甜根子。

◎《本草纲目》引《名医别录》记载甘草: "温中下气, 烦满短气, 伤脏咳嗽; 止渴, 通经脉, 利血气, 解百药毒。"

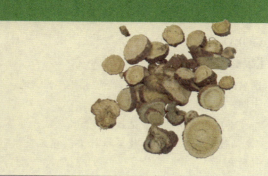

【科 属】为豆科植物甘草、胀果甘草或光果甘草的干燥根及根茎。

【地理分布】1. **甘草** 生于向阳干燥的钙质草原、河岸沙质地。分布于华北、东北、西北等地。2. **胀果甘草** 常生于盐渍化土壤。内蒙古、甘肃和新疆均有出产。3. **光果甘草** 原产于欧洲地中海区域, 北非、中亚细亚和西伯利亚也有生长, 我国主要分布在新疆, 且可生于干旱的盐碱性荒地。

【采收加工】春、秋两季采挖, 除去须根, 晒干即可使用。

【药理作用】抗炎; 抗菌, 抗病毒; 增强机体免疫功能; 镇咳, 祛痰, 解痉, 抗溃疡; 促进胰液分泌; 促进胆汁分泌; 解毒; 抗肿瘤等。

【性味归经】甘, 平。归心、肺、脾、胃经。

【功能主治】祛痰止咳, 缓急止痛, 补脾益气, 清热解毒, 调和诸药。用于倦怠乏力, 脾胃虚弱, 心悸气短, 咳嗽痰多, 四肢挛急疼痛、脘腹虚胀, 痈肿疮毒; 缓解药物毒性、烈性。

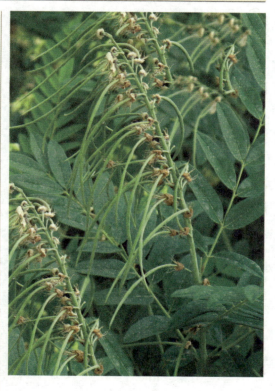

本草药方

◉ **1. 主治:** 疮疡红肿, 疔毒, 恶寒战栗或寒热往来, 四肢挛急疼痛。

甘草、蒲公英、当归各60g, 金银花120g, 天花粉15g, 生地黄、玄参各30g。加水煎沸15分钟, 滤出药液, 再加水煎20分钟, 去渣。两煎药液调兑均匀, 分服, 每天1剂。

◉ **2. 主治:** 疔疮走黄, 心神不安, 发冷发热。

甘草3g, 柴胡、金银花各9g, 黄芩、玄参、苦参、连翘、龙胆草、槐花 (炒)、青木香、大黄、蒲公英、地龙、皂角刺各6g, 浮萍草4.5g, 生地黄12g。煎服法同1, 每天1剂。用2盏黄酒当作药引。

药膳养生

◉ **甘草生姜黑豆汤**

甘草10g, 黑豆50g, 生姜1片。水煎服。▶缓急止痛, 补脾益气, 清热解毒。适用于肾虚烦热, 小便涩少、色黄等。

◉ **甘草醋茶**

甘草6g, 醋10ml, 蜂蜜30g。甘草以沸水冲泡, 稍凉后加入醋、蜂蜜调匀。代茶饮, 早晚各1次。▶祛痰止咳, 清热解毒。适用于慢性支气管炎。具有化痰、止咳、平喘的作用。

绞股蓝

GOLD THERAGRAN

〖绞股蓝〗

别名： 七叶胆，甘茶蔓，小苦药，落地生，遍地生根。

◎《全国中草药汇编》记载绞股蓝："主治慢性支气管炎，传染性肝炎，肾盂炎，胃肠炎。"

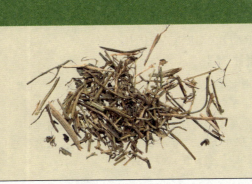

【科 属】为葫芦科植物绞股蓝的干燥全草。

【地理分布】生长在海拔100~3200米的山谷密林中、山坡疏林下或灌丛中。分布于甘肃、陕西和长江以南各地。

【采收加工】8~9月结果前割取鲜草，除去杂质，洗净，扎成小把或切成15厘米左右的段，阴干或在50~60℃环境下烘干。

【药理作用】延缓衰老；镇静；镇痛；增强机体免疫功能；抗肝损伤；抑制血小板凝集；抗炎；抗溃疡；抗肿瘤；降血脂等。

【性味归经】甘、微苦，寒。归肺、脾、心、肾经。

【功能主治】清肺化痰，补气养阴，养心安神。用于体虚乏力，咳喘痰稠，阴伤口渴，虚劳失精，心悸失眠。

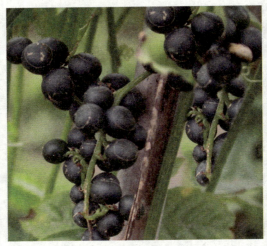

本草药方

◉ 1. 主治：失眠、心慌、紧张。

绞股蓝50g。将洗净、阴干的绞股蓝放入茶杯中，放入沸水，泡10分钟即可饮用。

◉ 2. 主治：食欲不振，失眠健忘，夜尿频多。

绞股蓝10g，大枣5个。2味洗净，同放锅内，加水适量，小火煮至大枣熟，每天1剂，吃大枣，喝汤。

药膳养生

◉ 绞股蓝山楂茶

绞股蓝15g，生山楂30g。将绞股蓝晒干，切碎；山楂切片，与绞股蓝同入锅中。加水适量，煎煮30分钟，去渣取汁。代茶频频饮用，当天饮完。▶清肺化痰，补气养阴，养心安神。对于老年脂肪肝有效。

◉ 绞股蓝交藤饮

绞股蓝10g，夜交藤15g，麦冬12g。煎水，或沸水浸泡饮。▶益气安神，养心安神，养阴清心。用于气虚或心阴不足之心悸失眠、烦热不宁。

◉ 绞股蓝杜仲茶

绞股蓝15g，杜仲叶10g。沸水浸泡饮。▶降血压，安神。用于高血压病，眩晕头痛，烦热不安，失眠烦躁。

◉ 绞股蓝金钱草饮

绞股蓝15g，金钱草50g。二者加红糖适量，煎水饮。▶解毒、清热、利湿、退黄。用于病毒性肝炎，症见湿热发黄，小便黄赤、短少。

枣

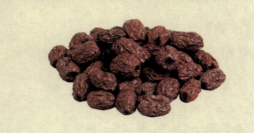

FRUCTUS JUJUBAE

〖大枣〗

别名: 干枣, 美枣, 良枣, 红枣, 干赤枣, 胶枣, 南枣, 白蒲枣, 半官枣, 刺枣。

◎《本草汇言》记载大枣:
"补中益气, 壮心神, 助脾胃, 养肝血, 保肺气, 调营卫, 生津之药也。"

【科 属】为鼠李科植物枣的干燥成熟果实。

【地理分布】生于海拔 1700 米以下的山区、丘陵或平原, 全国各地广为栽培, 栽培品种很多。原产于我国, 现亚洲、欧洲和美洲各地均有种植。

【采收加工】秋季果实成熟时采收, 晒干。

【药理作用】增强肌力; 催眠; 抗变态反应; 抗肝损伤; 抗肿瘤等。

【性味归经】甘, 温。归脾、胃经。

【功能主治】安神养血, 益气补中。用于脾虚食少, 乏力便溏, 妇人脏躁。

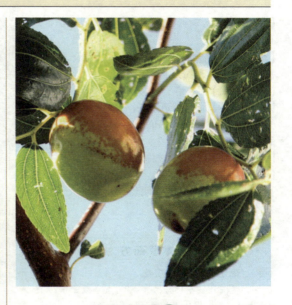

本草药方

◎ **1. 主治: 乳腺增生。**

大枣、核桃仁各 50g, 地鳖虫、金银花各 100g, 猪苦胆汁 75ml, 制马钱子 25g, 冰片 2g。先将猪胆汁煮沸 1 小时, 冷却后加入冰片拌匀, 然后把马钱子同其他药一同研为细末, 和猪胆汁混合, 炼蜜为丸, 每丸重 6g, 每次服 1 丸, 每天服 2 次, 用温开水送服。1 个月为 1 个疗程, 可连服 3 个疗程。体质虚弱者慎用。

◎ **2. 主治: 产后缺乳。**

大枣、当归各 15g, 猪蹄 750g, 生麦芽 45g, 党参、黄芪、通草根各 30g, 王不留行 12g。加水煎沸 15 分钟, 滤出药液, 再加水煎 20 分钟, 去渣。两煎药液调兑均匀, 滤液再炖猪蹄, 食用时放入少许食盐, 2 天服完。

◎ **3. 主治: 更年期综合征。**

大枣、丹参、生地黄、浮小麦各 30g, 白芍、当归、白术、茯苓、甘草各 10g, 柴胡 5g。水煎, 分 2 次服, 每天 1 剂。

药膳养生

◎ **大枣汤**

大枣 20 个。洗净浸泡 1 小时, 用小火炖烂。每服 1 剂, 每天 3 次, 6 天为 1 个疗程。▶健脾益气, 补中止血。适用于脾虚气弱之食欲不振。现多用于过敏性紫癜。

◎ **大枣人参汤**

大枣 8 个, 人参 10g。大枣、人参放炖盅内, 隔水炖煮 1 小时。分 2 次, 温热食。每天 2 次, 6 天为 1 个疗程。▶大补元气, 固脱生津, 养血安神。适用于气血虚弱之心悸失眠, 气短乏力, 以及因大出血引起的虚脱。

◎ **大枣陈皮竹叶汤**

大枣 10 个, 陈皮 8g, 竹叶 8g。将三者用水煎取汁。每天 1 剂, 分 2 次饮服, 连用 4 剂。▶健脾, 益气, 止涎。适用于小儿流涎症。

中华蜜蜂

MEL

【蜂蜜】

别名: 石蜜, 石饴, 食蜜, 蜜, 白蜜, 白沙蜜, 蜜糖, 蜂糖。

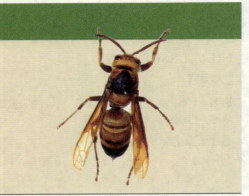

◎《本草纲目》记载蜂蜜:
"和营卫, 润脏腑, 通三焦, 调脾胃。"

【科 属】为蜜蜂科昆虫意大利蜜蜂或中华蜜蜂所酿的蜜。

【地理分布】湖北、广东、河南、云南、江苏等地盛产, 全国大部分地区都有出产。

【采收加工】多在春、夏、秋三季采收。

【药理作用】促进肠道蠕动, 促进排便; 增强机体免疫功能; 抗肿瘤; 抗菌; 解毒; 促进生长发育等。

【性味归经】甘, 平。归肺、脾、大肠经。

【功能主治】润燥, 补中, 止痛, 解毒。用于脘腹虚痛, 肺燥干咳, 肠燥便秘; 外治水火烫伤, 疮疡不敛。

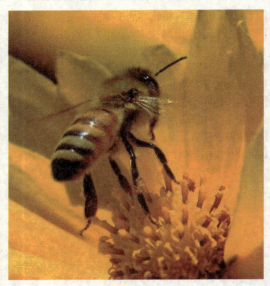

本草药方

⊙ **1. 主治: 胆道蛔虫症。**

蜂蜜、甘草各15g, 粳米粉8g。加水煎甘草, 去渣, 入蜜及米粉, 做成粥。顿服, 每天2剂。

⊙ **2. 主治: 瘢痕、疙瘩。**

蜂蜜18g, 醋250ml, 五倍子78g, 蜈蚣1条。后2味各为末, 4味共熬成膏状, 涂敷于患处, 每天换1次。

⊙ **3. 主治: 痔瘘出血, 肠燥便秘。**

蜂蜜、红糖、大枣肉、臭矾(研细)、破砂锅(研细)各120g, 细白面150g, 芝麻油90ml。先将砂锅、臭矾、细白面调匀, 再放入红糖、芝麻油、大枣肉、蜂蜜调匀, 用铜器盛放, 放锅内蒸熟, 趁热取出制为丸。饭前服8g, 用温白开水送服, 每天服1次, 重症患者服2次亦可。

药膳养生

⊙ **蜂蜜蛋**

蜂蜜50g, 鸡蛋3个, 黄酒适量。鸡蛋打成蛋液, 倒入烧至五成热的20ml菜籽油中翻炒, 加入蜂蜜、黄酒。每服3匙, 每天3次。▶敛肺润燥, 补中解毒。适用于小儿久咳不愈, 哮喘等。

⊙ **蜂蜜芝麻膏**

蜂蜜200g, 黑芝麻30g, 黑芝麻研磨成粉, 调入蜂蜜, 蒸熟。每天2次, 当点心食用。▶润燥补中, 止痛, 解毒, 补虚, 润肠通便。适用于半身不遂患者, 见大便秘结者。

⊙ **蜂蜜麻油汤**

蜂蜜40g, 芝麻油20ml, 开水900ml。蜂蜜倒入碗内搅拌, 加入芝麻油搅匀, 再倒入约60℃的温开水, 搅拌至三者均匀。▶缓急解毒, 润肠通便。适用于肠燥便秘。

补阳

冬虫夏草菌

CORD YCEPS

【冬虫夏草】

别名：夏草冬虫，虫草，冬虫草。

◎《本草从新》记载冬虫夏草：
"保肺益肾，止血化痰，已痨嗽。"

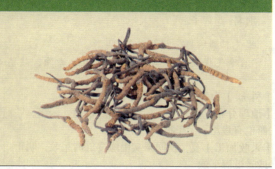

【科 属】为麦角菌科真菌冬虫夏草菌寄生在蝙蝠蛾科昆虫幼虫上的子座及幼虫尸体的复合体。

【地理分布】生于蝙蝠蛾等的幼虫体上，常见于海拔4000米以上的高山，尤其多见于排水性良好的高寒草甸。分布于青海、甘肃、四川、湖北、云南、西藏。

【采收加工】夏初子座出土、孢子未发散时挖取，晒到六七成干，除去似纤维状的附着物及杂质，晒干或者低温干燥。

【药理作用】抗肿瘤；增强机体免疫功能；扩张支气管；平喘，祛痰；抗炎；抗菌；镇静，抗惊厥等。

【性味归经】甘，平。归肺、肾经。

【功能主治】止血化痰，补肺益肾。用于久咳虚喘，劳嗽咯血，腰膝酸痛，阳痿遗精。

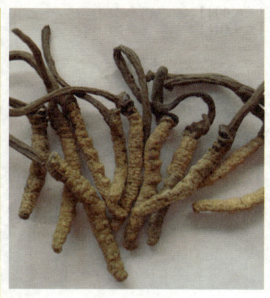

本草药方

◎主治：再生障碍性贫血。

冬虫夏草、人参粉各5g，黄芪、何首乌各30g，白芍15g，女贞子、枸杞子、鸡血藤各12g，当归、淫羊藿各10g。加水煎沸15分钟，滤出药液，再加水煎20分钟，去渣。两煎药液调兑均匀，分服，每天1剂。

药膳养生

◎冬虫夏草蒸猪脑

冬虫夏草15g，猪脑1个，细盐、黄酒各适量。将冬虫夏草洗净，滤干备用。将猪脑挑去血筋，洗净，最好保持全脑不破碎，备用。冬虫夏草，猪脑放入瓷盆中，加黄酒1匙、冷水2匙、细盐少量。瓷盆不加盖，让水蒸气进入，隔水蒸1小时食。▶补脑益肾，畅肺气，除风眩。适用于肾虚致头昏、行步欲跌。

益智

FRUCTUS ALPINIAE OXYPHYLLAE

〖益智仁〗

别名: 益智子。

◎《本草纲目》记载益智仁:

"治冷气腹痛, 及心气不足, 梦泄, 赤浊, 热伤心系, 吐血, 血崩。"

【**科 属**】为姜科植物益智的干燥成熟果实。

【**地理分布**】分布于广东和海南。福建、云南、广西也有栽培。生于林下阴湿处。

【**采收加工**】夏、秋间果实由绿变红时采收, 晒干或者低温干燥。

【**药理作用**】强心; 抗胃黏膜损伤。

【**性味归经**】辛, 温。归脾、肾经。

【**功能主治**】摄唾止涎, 温脾止泻, 固精缩尿, 暖肾。用于脾寒泄泻, 口多唾涎, 腹中冷痛, 肾虚遗尿, 小便频数, 遗精白浊。

本草药方

◉ **1. 主治: 寒热错杂, 肾虚, 阴阳失调。**

益智仁、桂枝、柴胡、附子、白芍、黄芩、仙茅、黄柏、淫羊藿各10g, 黄芪、党参、白术、大枣各15g, 干姜、生姜、肉桂各2g, 甘草5g。煎服法同1, 每天1剂。

◉ **2. 主治: 肾虚遗尿, 尿崩症。**

益智仁30g, 覆盆子、鹿茸、山茱萸、山药、乌药各15g。研成细末, 每次服5g, 每天3次。

药膳养生

◉ **益智仁粥**

益智仁8g, 食盐6g, 糯米60g。益智仁研磨成细末; 糯米加水煮稀粥, 调入益智仁末, 加食盐, 稍微煮片刻, 至粥稠停火。早晚温热食。▶摄唾涎, 温脾肾, 固肾精。适用于腹中冷痛, 脾寒泄泻, 遗精阳痿, 尿频, 夜多小便, 多唾流涎等。阴虚血热者忌服。

◉ **益智仁猪脬汤**

益智仁30g, 桑螵蛸15g, 猪脬1具。前2药洗净, 用纱布袋装好, 与洗净的猪脬同放入砂锅内炖熟, 扔掉药袋, 加食盐调味。食肉饮汤。每天1剂, 1周为1个疗程。▶温脾肾, 固精, 缩尿。适用于肾阳不足之遗尿, 夜尿频多, 小便失禁, 腰酸膝软, 肢冷畏寒, 小便清长等。

菟丝子

SEMEN CUSCUTAE

【菟丝子】

别名： 菟丝实，吐丝子，黄藤子，龙须子，豆须子，缠龙子，黄丝子。

◎《本草纲目》记载菟丝子：
"治男女虚冷，添精益髓，去腰疼膝冷，消渴热中。久服去面䵟，悦颜色。"

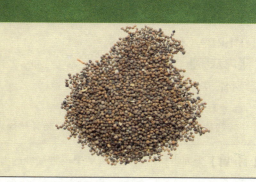

【科 属】为旋花科植物菟丝子的干燥成熟种子。

【地理分布】生于路边、田边、荒地、灌木丛中及山坡向阳处。在菊科、豆科、藜科等草本植物上多有寄生。分布于全国大部分地区，以北方地区为主。

【采收加工】秋季果实成熟时采收植株，先晒干，然后打下种子，除去杂质。

【药理作用】增强机体免疫功能；增强性腺功能；抑制血小板凝集；抗肝损伤；抗肿瘤。

【性味归经】甘，温。归肝、肾、脾经。

【功能主治】固精缩尿，补益肝肾，明目，安胎，止泻。用于阳痿遗精，腰膝酸软，遗尿尿频，尿有余沥，目昏耳鸣，胎动不安，肾虚胎漏，脾肾虚泻；外治白癜风。

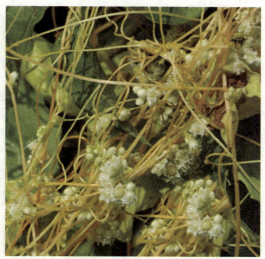

本草药方

● 1. 主治：单纯疱疹性角膜炎。

菟丝子、女贞子、枸杞子各15g，黄芪、党参各30g，黄精18g，山萸肉12g，牡丹皮10g，五味子、川芎、升麻、陈皮、柴胡各8g。加水煎沸15分钟，滤出药液，再加水煎20分钟，去渣。两煎药液调兑均匀，分早晚2次服，每天1剂。连服3个月后改每周3剂。

● 2. 主治：单纯疱疹性角膜炎。

菟丝子、急性子各8g，黄精18g，枸杞子13g，金果榄10g，谷精草8g，密蒙花6g，炙甘草5g。煎服法同1，每天1剂。剩渣加菊花8g、刺蒺藜12g，煎汤熏洗患眼，每晚1次。

● 3. 主治：视网膜炎，中心性浆液性视网膜病变。对于胸闷不舒，脉痛胀满，头晕目眩，舌淡红，苔薄白，脉弦等病症也有疗效。

菟丝子15g，生石决明24g，白芍、当归、茯苓、枸杞子各12g，柴胡、白术各8g，薄荷、甘草各5g。煎服法同1，每天1剂。

药膳养生

⊙ **菟丝子粥**

菟丝子30g，粳米100g，白糖适量。先煎菟丝子，去渣，后放米煮粥，等到粥熟后，加入白糖。▶补肾气，壮阳道，益精髓，养肝明目，固精缩尿，止泻。适用于肾阳不足之腰膝酸痛，尿有余沥等，对阳痿滑精、目暗不明也有疗效。

⊙ **菟丝枸杞麻雀**

菟丝子、枸杞子各15g，麻雀3只。将麻雀去毛、爪及内脏；二药混匀后放入麻雀腹内，用线缝好，放于砂锅内煮1小时。饮汤食麻雀。▶养肝明目，固精缩尿，补益肝肾，安胎，止泻。用于肾虚阳痿，遗精，早泄，尿频，夜尿多，头晕眼花等。

⊙ **菟丝子煎蛋**

酒制菟丝子10g，鸡蛋1个。鸡蛋打入碗内；菟丝子研磨成末，调入鸡蛋液内搅匀，下锅煎熟。▶养肝明目。适用于肝血不足之视物模糊等。

肉苁蓉

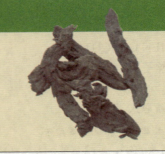

HERBA CISTANCHES

【肉苁蓉】

别名：苁蓉，大芸，肉松蓉，纵蓉，地精，金笋，寸芸。

◎《本草纲目》记载肉苁蓉：

"暖腰膝，健骨肉，滋肾肝精血，润肠胃结燥。"

【科 属】为列当科植物肉苁蓉的干燥带鳞叶的肉质茎。

【地理分布】生于海拔225~1150米的荒漠中，寄生在藜科植物梭梭、白梭梭等的根上。分布于内蒙古、甘肃、青海、陕西、宁夏、新疆等。

【采收加工】大多在春季苗未出土或刚出土时采挖，除去花序，切段，晒干后使用。

【药理作用】增强下丘脑－垂体－卵巢促黄体功能；缓泻；延缓衰老；增强机体免疫功能等。

【性味归经】甘、咸，温。归肾、大肠经。

【功能主治】润肠通便，补肾阳，益精血。用于不孕，阳痿，筋骨无力，腰膝酸软，肠燥便秘。

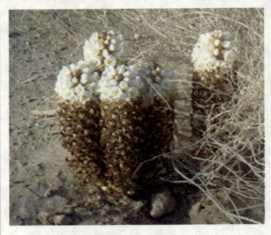

本草药方

● 1. 主治：缺乳，属气血两虚型。

肉苁蓉18g，何首乌、天花粉、天门冬各22g，生黄芪、山药各12g，瓜蒌仁、王不留行、地龙、党参各8g。加水煎沸15分钟，滤出药液，再加水煎20分钟，去渣。两煎药液调兑均匀，分服，每天1剂。

● 2. 主治：胆囊切除术后发热。

肉苁蓉、生地黄、决明子、蒲公英各30g，生白术60g，柴胡、菊花各15g，生大黄（后下）5g。煎服法同1，每天1剂。

● 3. 主治：再生障碍性贫血，属肾阳虚型。见形寒肢冷、头晕乏力、大便溏稀、少有紫癜、舌淡。

肉苁蓉、黄芪、补骨脂、仙茅、何首乌、枸杞子、巴戟天、菟丝子各25g，阿胶、鹿角胶、当归、鸡血藤各15g，鸡内金、白参、甘草各10g。煎服法同1，每天1剂。

药膳养生

● 肉苁蓉羊肉粥

肉苁蓉30g，羊肉200g，大米40g，食盐10g。将羊肉洗净切片，放锅中加水煮熟，加大米、肉苁蓉煮粥，加食盐、味精调味后服用。▶补肾益精，温里壮阳。适用于肾虚之腰膝冷痛、阳痿遗精、面色灰暗等。

● 肉苁蓉炖羊腰子

肉苁蓉40g，羊腰子1对。羊腰子去脂膜臊腺，切片，和肉苁蓉一起煮熟；去除肉苁蓉，调味后服食。▶补肾壮阳，益精血。适用于肾虚阳痿，小便夜多，腰膝酸痛，便秘等。

● 山萸苁蓉酒

肉苁蓉60g，山药25g，五味子35g，炒杜仲40g，川牛膝、菟丝子、白茯苓、泽泻、熟地黄、山萸肉、巴戟天、远志各30g，醇酒2000ml。上药共加工捣碎，用绢袋或细纱布盛之，放入净瓷坛或瓦罐内，倒入醇酒浸泡，封口。春夏5天，秋冬7天，即可开封，取去药袋，过滤澄清即成。每天早晚各1次，每次空腹温饮服10~15ml。▶滋补肝肾。适用于肝肾亏损之头昏耳鸣，耳聋，怔忡健忘，腰脚软弱，肢体不温等。

韭菜

SEMEN ALLII TUBEROSI

【韭菜子】

别名: 韭子,韭菜仁。

◎《本草纲目》记载韭菜子:
"补肝及命门,治小便频数、遗尿,女人白淫、白带。"

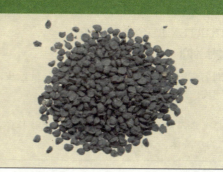

【**科 属**】为百合科植物韭菜的干燥成熟种子。

【**地理分布**】全国各地都有出产。

【**采收加工**】秋季果实成熟时采收果序,晒干,搓出种子,除去杂质。

【**药理作用**】抗菌;祛痰等。

【**性味归经**】辛、甘,温。归肝、肾经。

【**功能主治**】壮阳固精,温补肝肾。用于腰膝酸痛,阳痿遗精,遗尿尿频,白浊带下。

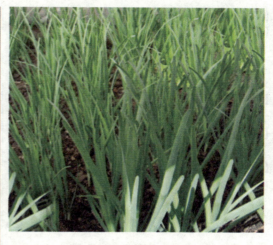

本草药方

● **1. 主治:腰扭伤、腰痛。**

韭菜30g,黄酒90ml。加水一起煎,去渣。顿服,每天2剂。

● **2. 主治:男性不育症。**

韭菜子、枸杞子、怀牛膝、前胡仁、北沙参各15g,潼蒺藜、菟丝子各30g,五味子、覆盆子各10g。加水煎沸15分钟,滤出药液,再加水煎20分钟,去渣。两煎药液调兑均匀,分服,每天1剂。阴虚精少加鱼鳔、黄精、熟地黄各10g;阳虚精液清稀加附子、肉桂各5g,巴戟天、淫羊藿、鹿角胶各12g;气虚乏力加黄芪、党参各15g(或红参5g);下焦湿热加黄柏、草薢各10g;精液中有红白或脓细胞加黄柏、知母各10g,金银花、败酱草各20g。

● **3. 主治:阳痿。**

韭菜子、葱子各60g,蛤蚧1对。将以上各药焙脆,研磨成细末,分成12包,夫妻同床前2小时服1包,用黄酒30ml送服。

药膳养生

● **韭菜子面饼**

韭菜子9g,面粉适量。韭菜子研磨成粉末,调入面粉和匀,制成饼,然后蒸熟。每天分2次服用,连服4天。▶补肺健脾,温补肝肾,缩泉止遗。适用于小儿脾肺气虚之遗尿,食欲不振,自汗面白,肌肤不丰等。

● **韭菜炒羊肝**

韭菜150g,羊肝200g,调料适量。韭菜洗净,切成约2.5厘米长的段;羊肝洗净,切成薄片;油锅烧到九成热时,放羊肝片翻炒至变色时,立即将韭菜下锅,并放生姜、葱、盐各适量,再翻炒片刻,放味精炒匀。▶补肝明目,温肾固精。适用于男性阳痿、遗精;妇女月经不调,经漏带下;病后视蒙及食欲不振,盗汗等。

● **韭菜根汁**

韭菜根25g。洗净后用干净纱布绞汁。煮开温服。每天2次,连服10天。▶温肾壮阳。适用于小儿遗尿等。

杜 仲

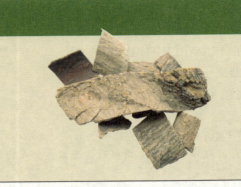

CORTEX EUCOMMIAE
【杜 仲】

别名：思仙，思仲，木棉，石思仙，扯丝皮，丝连皮，棉皮，玉丝皮，丝棉皮。

◎《本草纲目》引《名医别录》记载杜仲："胸中酸疼，不欲践地。"

【科 属】为杜仲科植物杜仲的干燥树皮。

【地理分布】生于海拔300~500米的谷地、低山或疏林中。分布于陕西、河南、浙江、甘肃、湖北、贵州、四川、云南等地。现全国各地广泛栽种。

【采收加工】4~6月剥取，刮去粗皮，堆置"发汗"至内皮呈紫褐色，晒干后使用。

【药理作用】调节细胞免疫功能；降血压；抑制子宫；利尿；兴奋垂体-肾上腺皮质系统等。

【性味归经】甘，温。归肝、肾经。

【功能主治】强筋骨，补肝肾，安胎。用于肾虚腰痛，筋骨无力，胎动不安，妊娠漏血，以及高血压病。

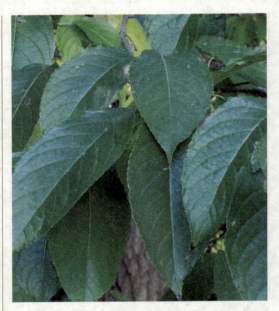

本草药方

⊙ **1. 主治：**腰肌劳损，腰痛。

　　杜仲10g。炒黄，为末，黄酒冲服，每天1次。

⊙ **2. 主治：**颈部筋脉拘急，落枕，不能转侧，甚则疼痛。肾虚腰痛，也可治闪腰岔气。

　　杜仲、南山楂、北山楂、川续断各50g，葛根20g，青皮、延胡索各15g，羌活10g。加水煎沸15分钟，滤出药液，再加水煎20分钟，去渣。两煎药液调兑均匀，分服，每天1剂。

⊙ **3. 主治：**肾阳虚型骨质疏松症。

　　杜仲、山药、黄芪、菟丝子、补骨脂、肉苁蓉各20g，附子、桂枝各10g。煎服法同2，每天1剂。

药膳养生

⊙ **杜仲杞鹌汤**

　　鹌鹑2只，枸杞子35g，杜仲20g。3味水煎取汁。饮汤吃鹌。▶补肝肾，强筋骨，强腰膝。适用于肝肾虚弱之腰膝酸软或疼痛等。

⊙ **杜仲龟肉汤**

　　杜仲15g，龟肉100g。先水煎杜仲，去渣取汁，放入龟肉煮熟。饮汤食肉。▶补肝肾，强筋骨。适用于肝肾不足之腰膝酸痛，眩晕，乏力，小便频数等。

⊙ **杜仲煲猪肚**

　　杜仲50g，猪肚200g。猪肚用盐水里外搓洗干净，切块，和杜仲加水炖汤，直到猪肚烂熟，调味食用。▶强筋骨，补肝肾，益精血，健脾胃。适用于肝肾不足之腰膝酸痛，小便频数清长，遗精阳痿，慢性腰肌劳损等。

补血

当归

RADIX ANGELICAE SINENSIS

【当归】

别名： 干归，马尾当归，秦归，马尾归，云归，西当归。

◎《本草纲目》记载当归：

"治头痛、心腹诸痛，润肠胃、筋骨、皮肤。治痈疽，排脓止痛，和血补血。"

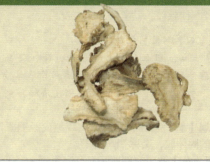

【科　属】为伞形科植物当归的干燥根。

【地理分布】栽培于甘肃、陕西、四川、湖北、云南、贵州等地。

【采收加工】秋末采挖，除去须根及泥沙，待水分稍蒸发后，捆成小把，上棚，用烟火慢慢熏干。

【药理作用】促进血红蛋白、红细胞生成；抑制血小板凝集；对子宫有双向调节作用；抗血栓形成；抗心律失常；抑制心脏；降低心肌耗氧量；增加冠脉流量；降血压；扩张血管；抗动脉粥样硬化；降血脂；促进胃肠蠕动；抗肝损伤；抗变态反应；抗氧化等。

【性味归经】甘、辛，温。归肝、心、脾经。

【功能主治】调经止痛，补血活血，润肠通便。用于血虚萎黄，眩晕心悸，闭经痛经，跌扑损伤，月经不调，虚寒腹痛，风湿痹痛，肠燥便秘，痈疽疮疡。

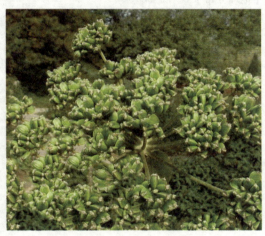

本草药方

◎ 1. 主治：大肠瘤。

黄芪30g，枸杞子、黄精、槐花、鸡血藤、马齿苋、败酱草、仙鹤草、白英各15g。加水煎沸15分钟，滤出药液，再加水煎20分钟，去渣。两煎药液调兑均匀，分服，每天1剂。脾肾两虚加党参15g，菟丝子、白术、女贞子各10g；脾胃不和加党参15g，白术、茯苓、陈皮、半夏各10g；心脾两虚加党参15g，当归、酸枣仁、茯苓各10g。同时应用西药中的抗癌药物。

药膳养生

◎ 当归煮鸡蛋

当归10克，鸡蛋2个。当归加水3碗，放入煮熟去壳、用针刺10多个孔的鸡蛋，煮汤至剩1碗。吃蛋饮汤。每天2次。▶益气养血，和血止血。适用于气滞血虚之闭经。

◎ 当归生地煲羊肉

当归30g，生地黄30g，羊肉300g。上3味一起煮到肉烂，加盐调味。食肉喝汤。▶益气养血，和血止血。适用于经血过多，崩漏等。

驴

COLLA CORLL ASINI

〖阿胶〗

别名: 傅致胶, 盆覆胶, 驴皮胶。

◎《本草纲目》记载阿胶:

"疗吐血、衄血、血淋、尿血、肠风下痢。女人血痛、血枯、经水不调、无子、崩中、带下、胎前产后诸疾。男子一切风病, 骨节疼痛, 水气浮肿, 虚劳咳嗽喘急, 肺痿唾脓血, 及痈疽肿毒。和血滋阴, 除风润燥, 化痰清肺, 利小便, 调大肠。"

【**科 属**】马科动物驴的干燥皮或鲜皮经煎煮浓缩制成的固体胶, 又称"驴皮胶"。

【**地理分布**】我国北部地区都有饲养。

【**采收加工**】10月至第二年5月为生产季节。先将驴皮放到容器中, 用水浸软, 除去驴毛, 刴成小块; 再用水浸泡使其白净, 然后放入沸水中, 至皮卷缩时捞出; 再放入熬胶锅内熬炼, 至胶出尽后捞去驴皮, 浓缩, 倒入容器内, 凝固后切成小块, 晾干。

【**药理作用**】止血; 抗缺氧; 增强造血功能; 抗寒冷; 抗疲劳; 抗休克; 利尿; 增强机体免疫功能; 抗辐射等。

【**性味归经**】甘, 平。归肺、肝、肾经。

【**功能主治**】润燥, 补血滋阴, 止血。用于血虚萎黄, 眩晕心悸, 虚风内动, 心烦不眠, 肺燥咳嗽, 劳嗽咯血, 便血, 崩漏, 吐血, 尿血, 妊娠胎漏。

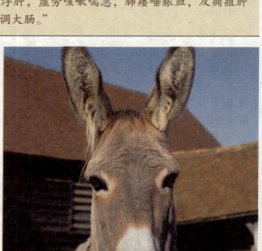

本草药方

1. 主治: 支气管扩张, 劳嗽咯血。

阿胶 (另包, 烊化) 、白茅根、牛膝各10g, 生地黄、仙鹤草各30g, 赤芍、川芎、栀子、牡丹皮、柴胡、丹参、郁金、甘草各5g。加水煎沸15分钟, 滤出药液, 再加水煎20分钟, 去渣。两煎药液调兑均匀, 每天1剂。

2. 主治: 粘连性肠梗阻。

阿胶、厚朴、枳壳、党参、枸杞子、陈皮各10g, 黄芪20g, 白芍15g, 当归、延胡索各12g, 乳香、肉苁蓉、没药各8g, 儿茶6g, 白豆蔻5g, 广木香、生甘草各2g。共为细末。每次冲服10g, 每天3次。

药膳养生

◎ 阿胶散

阿胶6g, 黄酒45ml。阿胶用蛤粉炒, 研磨成细末, 黄酒兑温开水送服。▶润燥, 补血, 滋阴。具有补血调经的功效。适用于血虚小腹空痛, 经行后期, 经量少、色淡, 面色萎黄, 身体瘦弱, 头晕心悸等。

◎ 阿胶羹

阿胶、冰糖各250g, 大枣500g, 黄酒150ml, 龙眼肉、黑芝麻、核桃仁各150g, 大枣去核, 和龙眼肉、黑芝麻、核桃仁一起研磨为粉; 阿胶浸于黄酒中泡10天, 放入搪瓷容器内隔水蒸到阿胶全部溶化时, 将大枣等药粉和冰糖加入搅匀, 蒸至冰糖溶化, 冷却。每晨2匙, 开水冲化食用。▶润燥, 补血, 滋阴。用于健身润肤。中老年妇女可加适量人参, 在冬至前后服用。

龙眼

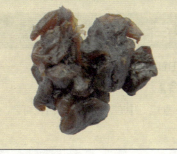

ARILLUS LONGAN

〖龙眼肉〗

别名:桂圆肉,荔枝奴,亚荔枝,圆眼,元眼肉,龙眼干。

◎《本草纲目》记载龙眼肉:
"开胃益脾,补虚长智。"

【科 属】为无患子科植物龙眼的假种皮。

【地理分布】我国西南部至东南部以福建、台湾栽培最广,广东也有栽培,多植在堤岸和园圃。广东、广西南部及云南也见野生或半野生于疏林中。

【采收加工】夏、秋两季采收成熟的果实,干燥,除壳、核,晒到干爽不粘手即可。

【药理作用】抗肿瘤;抗衰老;促进智力发育;增强机体免疫功能等。

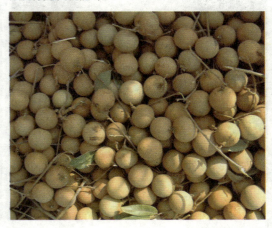

【性味归经】甘,温。归心、脾经。

【功能主治】养血安神,补益心脾。用于心悸怔忡,气血不足,血虚萎黄,健忘失眠。

药膳养生

◎ **龙眼丹参远志汤**

龙眼肉30g,远志、丹参各15g,红糖适量。三药水煎,加红糖调服,每天2次。▶活血化瘀,补益心脾。适用于心脾两虚之心悸气短,食少便溏,胸痛头晕,气滞血瘀之面唇青紫等。也适用于慢性冠心病、慢性心功能不全者。

◎ **龙眼沙参蜂蜜膏**

龙眼肉、沙参各200g,党参250g,蜂蜜30g。将党参、沙参切片,与龙眼肉同入13杯水中,煮沸1小时,过滤药液;加水2000ml,再煮沸30分钟,过滤药液;合并2次药液,小火浓缩到呈稀流膏状;另取蜂蜜加热后过滤,并继续加热至沸,向稀流膏中边搅边加蜂蜜,煮沸后,待凉食用。每次服用15ml,每天2次,温开水冲服。▶补元气,清肺热。适用于消瘦烦渴,体质虚弱,声音嘶哑,干咳少痰等。

◎ **龙眼粥**

龙眼肉20g,大米150g,冰糖20g。龙眼肉洗净除去杂质;大米洗净;一同放入锅内,加水适量。冰糖熬成汁。锅置火上烧开,小火熬50分钟,加入冰糖汁即成。▶健脑益智,养心补血。适用于智力低下、反应较慢、血虚等。

◎ **糖渍龙眼**

鲜龙眼500g,白糖300g。龙眼去皮和核,放入碗内,加白糖,反复上笼蒸3次,晾3次,至色泽变黑。制好的龙眼肉拌少许白糖,装入瓶中即成。服用时,每次服龙眼4~5粒,每天2次。▶养心血,安心神。适用于病后体弱,以及心血不足之失眠、健忘等。

本草药方

◎ **1. 主治:自身免疫性溶血性贫血,血虚萎黄,属气血不足。**

龙眼肉、当归、党参、黄芪、熟地黄各20g,白芍、远志、茯神、川芎、白术、酸枣仁各10g,甘草5g。加水煎沸15分钟,滤出药液,再加水煎20分钟,去渣,两煎药液调兑均匀,分服,每天1剂。

◎ **2. 主治:贫血,属气血不足。**

龙眼肉、莲子、五味子、芡实、五加皮各10g。煎服法同上,每天1剂。

补阴

百合

RULBUS LILII

【百合】

别名： 重迈，中庭，夜合花，白花百合，白百合，卷丹。

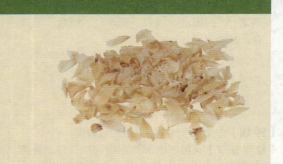

◎《本草纲目》记载百合：
"主治小儿天泡湿疮，暴干研末，菜籽油涂，良。"

【科　属】为百合科植物卷丹、百合或细叶百合的干燥肉质鳞叶。

【地理分布】1. **卷丹**　海拔 2500 米以下的林缘路旁及山坡草地多有生长。分布于河北、陕西、河南、甘肃、山东、四川、云南、贵州、西藏等地。现全国各地均有栽培。2. **百合**　海拔 900 米以下的山坡草丛、石缝中或村舍附近多有生长，也有栽培。河南、河北、陕西、山西、江西、湖北、安徽、浙江、湖南等地多有分布。3. **细叶百合**　海拔 400~2600 米的山坡、林下及山地岩石间多有生长。分布于东北、华北、西北。

【采收加工】秋季采挖，洗净，剥取鳞叶。

【药理作用】镇静，催眠；增强免疫功能；镇咳，平喘，祛痰；抗应激性损伤等。

【性味归经】甘，寒。归心、肺经。

【功能主治】清心安神，养阴润肺。用于痰中带血，阴虚干咳，失眠多梦，虚烦惊悸，精神恍惚。

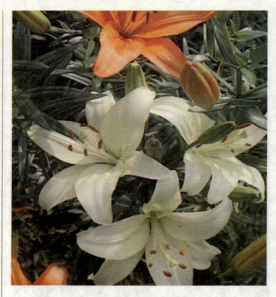

本草药方

● 1. **主治：疰夏，夏季食少，不思饮食，逐渐消瘦，纳呆乏力。**

百合、莲子肉各 18g，冬瓜仁、薏苡仁各 28g。加水煎沸 15 分钟，滤出药液，再加水煎 20 分钟，去渣。两煎药液调兑均匀，分服，每天 2 剂。

● 2. **主治：慢性消化道出血，阴虚有热。**

百合、当归、白芍、川贝母、甘草、桔梗、玄参各 3g，生地黄、天门冬、麦门冬、熟地黄各 6g。煎服法同 1，每天 1 剂。

药膳养生

◎ **白糖百合汤**

白糖 40g，百合 80g。水煎 1 小时后，取汤顿饮，或代茶多饮。▶润肺止咳，清心安神。适用于肺阴不足之干咳无痰，盗汗；心阴不足之虚热，心烦不安，失眠等。

◎ **百合梨汤**

百合 20g，大雪梨 1 个，麦门冬 10g，胖大海 5 枚。梨洗净切小块，与后 3 味同煎，待梨八成熟时，放入 20g 冰糖。▶养阴，生津，润肺。适用于肺阴亏虚之干咳少痰，声音嘶哑，咽喉干燥，鼻腔干燥等。

枸杞子

FRUCTUS LYCII

〖枸杞子〗

别名: 枸杞红实, 甜菜子, 西枸杞, 地骨子, 血枸子, 枸杞豆, 血杞子。

◎《本草纲目》记载枸杞子:
"滋肾, 润肺, 明目。"

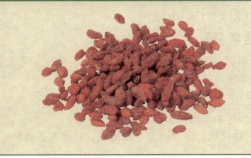

【科 属】为茄科植物宁夏枸杞的干燥成熟果实。

【地理分布】沟岸以及山坡或灌溉地埂和水渠边等处多有生长。野生和栽培均有。分布于西北、华北等地。其他地区也有栽培。

【采收加工】夏、秋两季果实呈红色时采收, 热风烘干, 除去果梗; 或晾到皮皱后, 晒干, 除去果梗。

【药理作用】延缓衰老; 调节免疫功能; 抗脂肪肝; 降血脂; 升高白细胞; 抗肿瘤; 抗遗传损伤等。

【性味归经】甘, 平。归肝、肾经。

【功能主治】益精明目, 滋补肝肾。用于腰膝酸痛, 虚劳精亏, 内热消渴, 眩晕耳鸣, 血虚萎黄, 目昏不明。

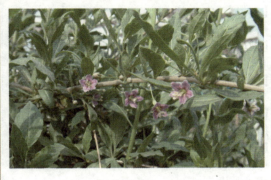

本草药方

◎ **1. 主治: 大便下血。**

枸杞子25g。焙干制成粉末, 以黄酒冲服10g, 每天3次。

◎ **2. 主治: 角膜溃疡。**

枸杞子8g, 蒲公英30g, 车前子15g, 菊花、白芍药、天花粉各12g, 蜂蜜30g为引。加水煎沸15分钟, 滤出药液, 再加水煎20分钟, 去渣。两煎药液调兑均匀, 分服, 每天1剂。

◎ **3. 主治: 视网膜病变**

枸杞子、菊花、丹参各15g, 车前子、白茯苓各12g, 泽泻、黄连、黄芩、柴胡各10g, 黄柏8g, 甘草、大黄各5g。煎服法同2, 每天1剂。

药膳养生

◎ **枸杞肉丝**

猪肉500g, 枸杞子100g, 青笋200g, 调料适量。猪肉切丝, 青笋切丝; 枸杞子洗净。烧热锅, 放猪油, 热后下青笋丝、肉丝, 炒散, 加绍兴黄酒, 加酱油、白糖、盐、味精各5g, 放枸杞子翻炒几下, 淋上芝麻油, 推匀起锅。▶养血明目, 滋阴养肾。对于血虚眩晕, 肝肾阴虚, 心悸, 视物模糊, 腰痛, 肾虚阳痿, 以及体弱乏力, 神疲等有效。

◎ **枸杞子糯米粥**

枸杞子30g, 白糖20g, 糯米60g。将上3味一起放入砂锅内, 加水用小火烧到沸腾, 待米开花, 汤稠且有油出现即停火, 闷5分钟。每天早晚温服, 可长期食用。▶益精明目, 滋补肝肾。适用于肝肾阴虚之头晕目眩, 视力减退, 阳痿遗精, 腰膝酸软等。

◎ **枸杞炖鲫鱼**

鲫鱼3条。在沸水中烫一下鱼捞出, 画十字花刀。油锅烧至八成热时, 用葱、生姜炝锅, 后放清汤、胡椒粉、料酒、盐煮沸, 将鱼、枸杞子15g下入汤锅中, 烧沸后用小火炖至鱼熟, 加味精、芝麻油调味即成。▶健脾益胃。适用于慢性胃炎、消化不良、糖尿病等, 一般人常食更佳。

桑葚

FRUCTUS MORI

【桑葚】

别名：桑仁，桑实，桑果，乌椹，桑枣，桑葚子，桑粒。

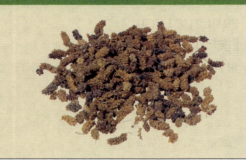

◎《本草纲目》记载桑葚：

"捣汁饮，解中酒毒。酿酒服，利水气，消肿。"

【科　属】为桑科植物桑的干燥果穗，通称"桑果"。

【地理分布】丘陵、村旁、山坡、田野等处多有生长，多为人工栽培，分布于全国各地。

【采收加工】4～6月果实变红时采收，晒干或略蒸后晒干。

【药理作用】增强免疫功能。

【性味归经】甘、酸，寒。归心、肝、肾经。

【功能主治】生津润燥，补血滋阴。用于眩晕耳鸣，心悸失眠，津伤口渴，须发早白，血虚便秘，内热消渴。

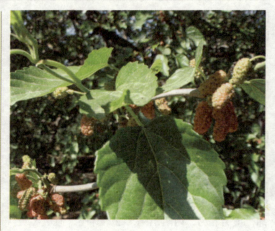

本草药方

◎ **1. 主治：胆囊炎。**

桑葚子、知母、西洋参各10g，龟板30g，麦门冬、枸杞子、生地黄、石斛各15g，甘草5g。加水煎沸15分钟，滤出药液，再加水煎20分钟，去渣。两煎药液调兑均匀，分服，每天1剂。

◎ **2. 主治：脑动脉硬化症，头痛眩晕，震颤，情绪波动，平衡失调。**

桑葚子、女贞子、熟地黄、何首乌、枸杞子、补骨脂、鹿角胶、石菖蒲、益智仁、山茱萸、山药、白芍、龟板、远志、丹参、当归、桃仁、赤芍、川芎、红花、牡丹皮、山楂、虎杖、生地黄、三七、鳖甲各10g。煎服法同1，每天1剂。阴虚加玄参、沙参、麦门冬各10g；痰湿加半夏、苍术、茯苓、厚朴各10g；肝阳上亢加羚羊角、石决明、天麻、白蒺藜、钩藤各10g；气虚加党参、黄芪、黄精、五味子各10g；阳虚加肉苁蓉、仙茅、淫羊藿各10g；气滞加木香、砂仁、陈皮各10g；心神不宁加柏子仁、酸枣仁、朱茯苓、浮小麦、珍珠母各10g。

药膳养生

◎ **桑葚芝麻散**

鲜桑葚30g，黑芝麻15g。将桑葚捣烂，黑芝麻研末，和匀服用。每天2次。▶生津润燥，补血滋阴，补肾益精。适用于糖尿病，见腰膝酸软，口渴喜饮，尿频量多等。

◎ **桑葚茶**

鲜桑葚1kg（干品500g），蜂蜜300g。桑葚洗净，水煎，每隔半小时取汁，再加水煎煮，共2次，合并煎液，小火熬浓，到黏稠时加入蜂蜜，至沸停火，待冷，装瓶。每次1汤匙，沸水冲饮，每天3次。▶生津润燥，补血滋阴，补肾益精。适用于高血压病所引起的耳鸣，头晕，健忘，目暗，便秘，烦渴等。

◎ **桑葚饼干**

桑葚50g，白糖150g，面粉400g。将桑葚洗净，放铝锅中，加适量水，用小火煮熬20分钟，去渣取汁。把白糖与面粉混匀，用药汁揉和成面团，做成饼干，烘烤熟。▶润肠胃，补肝肾。适用于气血不足之头晕目眩，肝肾阴虚之皮肤干燥、大便干结等。

脂 麻

SEMEN SESAMI NIGRUM

〖黑芝麻〗

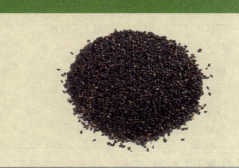

别名: 胡麻, 乌麻, 乌麻子, 黑脂麻, 油麻, 乌芝麻, 小胡麻。

◎《医林纂要·药性》记载黑芝麻:

"黑色者能滋阴, 补肾, 利大小肠, 缓肝, 明目, 凉血, 解热毒。赤褐者交心肾。"

【科 属】为脂麻科(胡麻科)植物脂麻的干燥成熟种子。

【地理分布】适用于夏季气温低, 气候干燥, 排水性良好的沙土壤或土壤地区。除西藏高原外, 全国各地均有栽培。

【采收加工】秋季果实成熟时采割植株, 晒干, 打下种子, 除去杂质, 晒干后使用。

【药理作用】降血糖; 延缓衰老等。

【性味归经】甘, 平。归肝、肾、大肠经。

【功能主治】益精血, 补肝肾, 润肠燥。用于头晕眼花, 须发早白, 耳鸣耳聋, 肠燥便秘, 病后脱发。

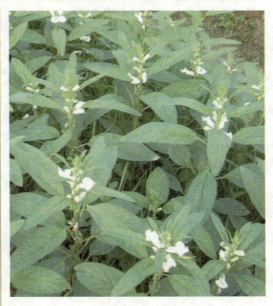

本草药方

◉ **1. 主治:白血病。**

黑芝麻、野苜蓿、大枣、冬葵子各20g。加水煎沸15分钟, 滤出药液, 再加水煎20分钟, 去渣。两煎药液调兑均匀, 分服, 每天1剂。

◉ **2. 主治:老年人大便干燥, 排便困难。**

黑芝麻500g。炒研碎。每次服20g, 每天4次。

◉ **3. 主治:老年性便秘。**

甜杏仁150g, 黑芝麻、小米各60g。同研磨成细末, 每次以100g加水煮熟, 顿服, 每天3次。

◉ **4. 主治:乳头皲裂。**

黑芝麻、白芝麻各(炒焦)20g, 浙贝母10g。上药共研磨成细末, 装净瓶备用。视患处大小, 取药粉适量与芝麻油调糊敷于患处, 每天2次。流血、渗液者先用药粉干撒在疮面上, 待收敛后再调糊敷患处。

药膳养生

◉ **黑芝麻茶**

黑芝麻15g, 冰糖适量。黑芝麻炒后研磨, 加冰糖, 用沸水冲泡。代茶饮用。▶益精血, 补肝肾, 润肠燥。适用于燥咳。

◉ **黑芝麻粥**

黑芝麻(捣碎)50g, 大米300g。大米淘净, 和黑芝麻一起放入锅内, 加适量水, 小火煮粥。▶润肠通便。适用于产后血虚津亏之便燥证。产后经常食用。

◉ **黑芝麻苡仁粥**

黑芝麻100g, 大米200g, 薏苡仁60g, 当归9g, 白糖30g。前3味水浸后磨成糊状, 煮熟后用当归、白糖煎汤调服。每天1次, 连服数天。▶润肠通便。适用于血虚便秘。

女 贞

FRUCTUS LIGUSTRILUCIDI

〖女贞子〗

别名： 女贞实，冬青子，白蜡树子。

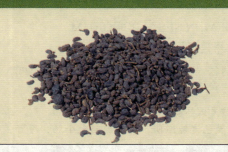

◎《本草纲目》记载女贞子：
"强阴，健腰膝，变白发，明目。"

【科 属】为木犀科植物女贞的干燥成熟果实。

【地理分布】海拔 2900 米以下的疏林或密林中多有生长，也多栽培于路旁或庭院。分布于甘肃、陕西，以及长江流域以南各地。

【采收加工】冬季果实成熟时采收，除去枝叶，稍蒸或置于沸水中略烫后，干燥；或者直接干燥。

【药理作用】升高白细胞；增强免疫功能；抗肝损伤；降低眼内压；抗炎；降血糖；抑制变态反应；抗诱变等。

【性味归经】甘、苦，凉。归肝、肾经。

【功能主治】明目乌发，滋补肝肾。用于腰膝酸软，眩晕耳鸣，目暗不明，须发早白。

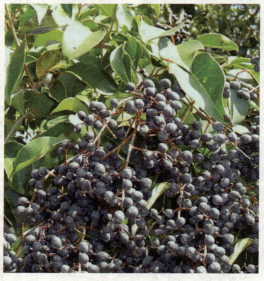

本草药方

◎ 1. 主治：视网膜静脉周围炎。

女贞子、地榆、当归各10g，连翘、白芍、白茅根各20g，生地黄、藕节各15g，牡丹皮、茜草根、墨旱莲各12g，川芎3g，三七粉（冲服）、甘草各2g。加水煎沸15分钟，滤出药液，再加水煎20分钟，去渣。两煎药液调兑均匀，分服，每天1剂。

◎ 2. 主治：神经性耳聋。

女贞子、北沙参、生地黄各30g，枸杞子、麦门冬、白芍各20g，川楝子、全当归、牡丹皮、佛手片、甘菊花各10g。煎服法同1，每天1剂。

◎ 3. 主治：高血压病，见头晕目眩，胸闷心悸，头痛耳鸣，失眠多梦，腰酸肢麻，夜尿频。

女贞子、旱莲草、珍珠母各30g，桑葚、白芍、丹参各15g，茺蔚子、钩藤、杜仲、牛膝各12g，地龙10g。煎服法同1，每天1剂。

药膳养生

◎ 女贞决明子汤

女贞子20g，桑葚、黑芝麻、决明子各15g，泽泻10g。水煎，代茶饮，每天1剂。▶滋补肝肾，润肠通便，清养头目。适用于肝肾阴虚所致的便秘，头晕目花及动脉硬化症。

◎ 女贞子黄酒

女贞子250g，黄酒500ml。药洗净，放入酒中浸泡4周。每次饮1小杯，每天2次。▶明目乌发，滋补肝肾。用于治疗腰腿酸软疼痛，肾阴虚腰痛，腰膝肢体乏力，久立痛增、卧则减轻，心烦失眠，口燥咽干，面色潮红，手足心热，舌红，脉弦细数。

◎ 女贞子高粱酒

女贞子250g，65度高粱白酒500ml。女贞子研碎后，放入酒中，密封5天后使用。每次空腹饮2小杯，每天2次。▶明目乌发，滋补肝肾。适用于腰膝酸软，阴虚内热，头晕目眩，须发早白等。

乌龟

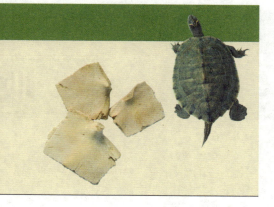

CARAPAX ET PLASTRUM TESTUDINIS

〖龟板〗

别名：龟壳，龟下甲，龟甲，龟底甲，乌龟壳。

◎《本草纲目》记载龟甲：
"治腰脚酸痛。补心肾，益大肠，止久痢久泄，主难产，消痈肿。烧灰敷臁疮。"

【科 属】为龟科动物乌龟的背甲及腹甲。

【地理分布】河北、陕西、河南、江苏、山东、浙江、安徽、台湾、江西、广东、广西、湖北、湖南、贵州、云南等地均有分布。

【采收加工】一年均可捕捉，以秋、冬两季最佳，捕捉后杀死；或用沸水烫死，剥取背甲及腹甲，除去残肉，晒干。

【药理作用】延缓衰老；增强机体免疫功能；兴奋子宫平滑肌等。

【性味归经】咸、甘，微寒。归肝、肾、心经。

【功能主治】益肾强骨，滋阴潜阳，养血补心。用于阴虚潮热，头晕目眩，骨蒸盗汗，筋骨痿软，虚风内动，心虚健忘。

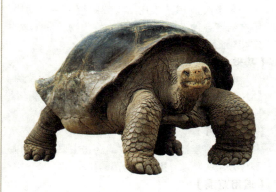

本草药方

◎ 1. 主治：肾结核。

龟板、地骨皮、枸杞子、白薇、阿胶（烊化）各12g，糯米根40g，夜交藤30g，龙骨、牡蛎、肉苁蓉、桑螵蛸、生地黄、熟地黄、山药各15g，煅人中白、山萸肉各8g，甘草2g。煎服法同1，每天1剂。同时冲服海狗肾、黄狗肾粉各5g。

◎ 2. 主治：肾阴虚型慢性再生障碍性贫血，见手足心热或低热，紫癜，头晕乏力，四肢躯干有散在瘀点。

黄芪、枸杞子、山药、生地黄、何首乌各25g，当归、白芍各20g，熟地黄、龟板胶、阿胶各15g，陈皮、鸡内金各10g。煎服法同1，每天1剂。

药膳养生

◎ 龟肉曲酒

2只龟肉，米、曲各适量。龟肉切细，装入纱布袋，扎口，和曲置于缸底，蒸熟后盖在上面，密封酿酒饮。▶益肾强骨，滋阴潜阳，养血补心。适用于多年久咳不愈，或咯血，劳瘵骨蒸等。

◎ 龟血炖冰糖

拳大乌龟3只，冰糖适量。取乌龟血加冰糖、清水，隔水炖熟服食。每天1次，7次为1个疗程。▶益肾强骨，滋阴潜阳，养血补心，养血通脉。适用于中风后遗症的半身不遂、肢体麻痹等。

◎ 龟胶桂术煎

龟板胶30g，土炒白术60g，肉桂15g。各味药平均分成5份，每取1份。先用肉桂、土白术水煎取汁，再趁热烊化龟胶服。▶温阳散寒，益气养血。适用于气血亏虚之久疟不止，脾胃虚弱，寒热久发等。

收涩

【概念】

在中医药理论中凡以收敛固涩为主要功用，用来治疗各种滑脱病症的药物称为收涩药，又叫作"固涩药"。

【功效】

收涩药大多味酸、涩，性温、平，主入脾、肺、肾、大肠经，分别具有止汗固表、敛肺肠、缩尿、止带、收敛止血等功效。

【药理作用】

中医科学研究表明，收涩药物主要具有抑制腺体分泌、收敛、止泻、抗菌的作用。

【适用范围】

适用于久病体虚、正气不固的自汗、盗汗，遗精、滑精，尿频、遗尿，久泻、久痢，久咳虚喘，以及崩带不止等滑脱不禁的病症。

【药物分类】

根据中医临床应用及药性的不同，收涩药物分为固表止汗药、敛肺止咳药、涩肠止泻药、涩精缩尿止带药4类。

固表止汗药：性收敛，味多甘平。多入心、肺经。能行肌表，调节卫分，顾护腠理而有固表止汗的功效。气虚肌表不固，虚热不退、腠理疏松、津液外泄的自汗阴虚不能制阳、阳热迫津外泄的盗汗多为临床应用。临床常用的固表止汗药有浮小麦、麻黄根、糯稻根须。

敛肺止咳药：具有敛肺止咳的功效，主入肺经。对肺虚喘咳久治不愈、呕吐腹痛、胆道蛔虫、梦遗滑精、便血脱肛、久泻久痢、痈肿疮毒、外伤出血、皮肤湿烂，或肺肾两虚、摄纳无权的虚喘有疗效。临床中药方常用的敛肺止咳药有乌梅、五味子、罂粟壳、诃子、五倍子。

涩肠止泻药：具有涩肠止泻、收敛止血、温中行气的功效。主入大肠经。多用于大肠虚寒不能固摄或脾肾虚寒所导致的久痢、久泻、脘腹胀痛、食少呕吐、月经不调、便血、崩漏。禹余粮、赤石脂、肉豆蔻、石榴皮为临床中药方常用的涩肠止泻药。

涩精缩尿止带药：主入膀胱经、肾经。具有缩尿、止带、补益肝肾、涩精固脱的功效。某些药物甘温，兼有补肾的功效。适用于肾虚不固所致的阳痿、遗精、遗尿、尿频、大汗虚脱，以及脾虚之久泻、便血、痔血、带下清稀等。临床中药方常用的涩精缩尿止带药有山茱萸、金樱子、桑螵蛸、芡实、覆盆子、刺猬皮、莲子、鸡冠花、海螵蛸、椿皮。

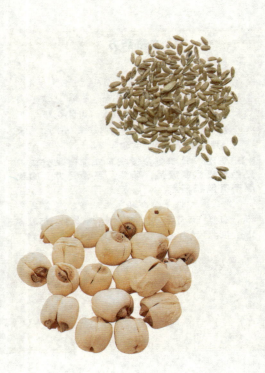

‖ 固表止汗 ‖

小 麦

FRUCTUS TRITICI LEVIS

〖浮小麦〗

别名: 浮麦。

◎《本草纲目》记载浮小麦:

"益气除热,止自汗、盗汗,骨蒸虚热,妇人劳热。"

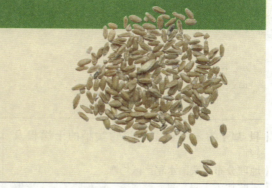

【科 属】为禾本科植物小麦的干燥轻浮瘦瘪的果实。

【地理分布】全国产麦区均有生产。

【采收加工】每年夏至节气前后,采收成熟果实后,取轻浮瘪瘦和没脱净皮的麦粒,筛去灰屑,用水漂洗,然后晒干。

【药理作用】抑制汗腺分泌等。

【性味归经】甘,凉。归心经。

【功能主治】固表止汗,除热,益气。用于盗汗自汗、骨蒸劳热。

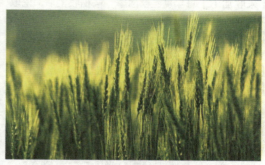

本草药方

◉ **1. 主治:更年期综合证属忧郁烦躁型。**

浮小麦、大枣各70g,甘草10g。加水浓煎后,去掉甘草(药渣)后1次服下,大枣及浮小麦淡食。

◉ **2. 主治:更年期综合证,衷热汗出,属肝肾两虚型。**

浮小麦30g,煅牡蛎、煅龙骨各15g,白芍、淫羊藿、钩藤各12g,黄芩、柴胡、当归各9g,川黄柏、桂枝、五味子、甘草各5g。加水煎沸15分钟,滤出药液,再加水煎20分钟,去渣。两煎药液调兑均匀,分服,每天1剂。

◉ **3. 主治:甲状腺功能减退症,属心肾阳衰、水气上泛。**

浮小麦50g,白芍20g,茯苓、生姜、人参、附子、甘草、白术、陈皮、枳壳、大枣各15g。煎服法同2,每天1剂。

药膳养生

◉ **小麦山药粥**

小麦100g,淮山药50g,白糖20g。将上2味一起捣成碎末,加水煮成粥状,用白糖调味。随意服食即可。▶补气虚。适用于脾胃虚弱所致的胃脘冷痛,大便溏薄,消化不良等。

◉ **小麦稻根茶**

浮小麦、糯稻米根各40g,大枣20个。水煎数沸,去渣。不限时间,代茶多次饮用。▶补气虚。适用于气虚不固之自汗,形寒肢冷者。

◉ **小麦糯米粥**

小麦60g,糯米30g,大枣15个,白糖少许。将前3味洗净,共煮做粥,入白糖使其溶。每天2次。▶适用于病后脾虚,见盗汗、自汗等。

◉ **小麦黄芪牡蛎汤**

小麦30g,黄芪、生牡蛎各18g。将生牡蛎先煎,30分钟后下黄芪、小麦同煎,再煎60分钟,饮汤。每天1剂。▶益气,固表,止汗。适用于气虚自汗。

糯 稻

RADIX ORYZAE GLUTINOSAE

《糯稻根须》

别名: 糯稻根, 稻根须, 糯谷根, 糯稻草根。

◎《本草纲目》记载糯稻根须:
"止盗汗。"

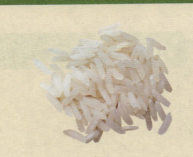

【科 属】为禾本科草本植物糯稻的干燥根及根须。

【地理分布】我国水稻产区均产。

【采收加工】每年夏、秋两季, 糯稻收割后, 挖取根茎和须根, 除去残茎, 洗净, 晒干。

【药理作用】健脾益胃; 补中益气; 止泻; 滋阴润燥; 和血。

【性味归经】甘, 平。归心、肝经。

【功能主治】固表止汗, 益胃生津, 退虚热。用于自汗, 盗汗, 骨蒸潮热, 虚热不退。

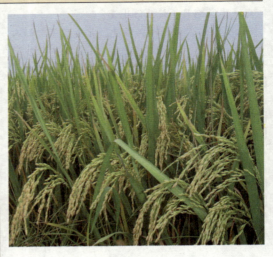

本草药方

◉ **1. 主治:** 肺气不足之汗出怕风, 易感冒咳嗽, 体倦乏力, 虚热不退, 脉细弱, 苔薄白。

糯稻根须、浮小麦、大枣各15g, 黄芪、碧桃干、白术、党参、山药各9g, 煅牡蛎30g, 防风、五味子各6g。水煎服, 每天1剂。

◉ **2. 主治:** 血丝虫, 乳糜尿, 尿痛, 尿频, 尿急。

糯稻根须250g。水煎服, 每天1剂。

◉ **3. 主治:** 慢性肝炎, 属肝肾两虚。

糯稻根须6g, 丹参30g, 黄精25g。水煎服, 每天1剂。

◉ **4. 主治:** 百日咳, 盗汗, 自汗, 尿频尿急, 肝炎。

糯稻根须、浮小麦30g。水煎服, 每天1剂。

◉ **5. 主治:** 神经衰弱。

糯稻根须60g, 薏苡仁30g, 大枣8个, 同煮食。

◉ **6. 主治:** 虚汗, 盗汗, 多汗症。

糯稻根须30~60g, 大枣4~6个。水煎服。

药膳养生

◉ **糯稻根泥鳅汤**

糯稻根须25g, 泥鳅80g。将泥鳅宰杀洗净, 然后用食用油煎至金黄色。糯稻根用清水2碗煎至1碗时, 入泥鳅煮汤, 调味。吃鱼饮汤。每天1剂。
▶补气, 固表, 止汗。适用于气虚自汗及产后汗出较多。

◉ **糯稻根茶**

陈年糯稻根须100g, 冰糖适量。水煎, 去渣, 入冰糖令溶。代茶饮。▶固表止汗, 益胃生津, 退虚热。适用于小儿百日咳。

◉ **糯稻草饮**

糯稻草60g。洗净后切成约1寸长, 加水500ml, 煎取250ml, 每天服用2次。▶固表止汗, 益胃生津, 退虚热。主治黄疸型肝炎。

◉ **复方浮小麦饮**

糯稻根须50g, 浮小麦50g, 麦门冬12g, 地骨皮9g。加水2碗, 共煎至1碗, 去渣, 加红糖适量, 每天分2~3次服。▶适用于小儿阴虚盗汗。

‖敛肺止咳‖

乌梅

FRUCTUS MUME

〖乌梅〗

别名: 梅实,山梅,杏梅,熏梅,橘梅肉,酸梅。

◎《本草纲目》记载乌梅:
"敛肺涩肠,治久嗽,泻痢,反胃噎膈,蛔厥吐利,消肿,涌痰,杀虫,解鱼毒、马汗毒、硫黄毒。"

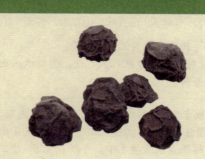

【**科 属**】为蔷薇科植物梅的干燥近成熟果实。

【**地理分布**】主产于四川江津,福建永泰,贵州修文、息烽,湖南郴州、常德,浙江长兴、萧山,湖北襄阳、房县,广东番禺、增城。以四川产量最大,浙江长兴质量最佳。此外,云南、陕西、广西、江西、安徽、江苏、河南等地也有出产。

【**采收加工**】当果实呈黄白或青黄色,尚未完全成熟时摘下,按大小分开,分别炕焙,当梅子焙至六成干时,需要上下翻动,使它干燥均匀,到果肉呈黄褐色、起皱皮为宜。焙后再闷3日,等到变成黑色即成。

【**药理作用**】驱蛔;抗病原微生物等。

【**性味归经**】酸、涩,平。归肝、脾、肺、大肠经。

【**功能主治**】敛肺,涩肠,生津,安蛔。用于肺虚久咳,久痢肠滑,蛔厥,虚热消渴,呕吐腹痛;以及胆道蛔虫症。

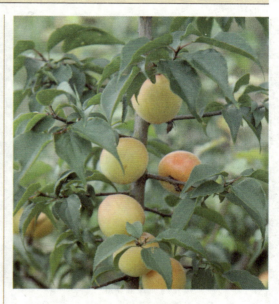

▌本草药方▌

● 1. 主治:牙痛。
　　乌梅12个。将乌梅含在口中。

● 2. 主治:慢性咽炎,咽喉干燥疼痛,胸脘痞胀,嗳气泛恶,纳呆神倦。
　　乌梅、白术、陈皮、法半夏、茯苓、桔梗、麦门冬各10g,党参20g,砂仁(后下)、广木香(后下)、甘草各5g。加水煎沸15分钟,滤出药液,再加水煎20分钟,去渣。两煎药液调兑均匀,分服,每天1剂。

药膳养生

◎ **乌梅大枣汤**
　　乌梅8枚,蚕茧壳1个,大枣6个。各洗净,水煎服。每天1剂,代茶饮。▶温肾缩泉。适用于小儿肾阳不足,肢冷畏寒,夜间遗尿或出而不禁,小便清长等。

◎ **乌梅白糖汤**
　　乌梅8枚,白糖80g。煎汤,代茶饮。▶生津止渴,养阴敛汗。适用于温病口渴,以及夏季烦热、汗出、口渴等。

五味子

FRUCTUS SCHISANDRAE CHINENSIS

【五味子】

别名： 五梅子，辽五味，山花椒，香苏，红铃子。

◎《药性切用》记载五味子：

"敛肺滋肾，专收耗散之气，为喘嗽虚乏多汗之专药。"

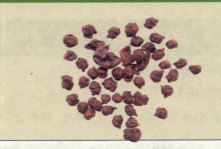

【科 属】为木兰科植物五味子的干燥成熟果实。

【地理分布】生于海拔 1500 米以下的向阳山坡杂林、林缘及溪旁灌木中。分布于东北、华北，以及河南等地。

【采收加工】8 月下旬至 10 月上旬，果实呈紫红色时，随熟随收，晒干或阴干。遇雨天可用微火烘干。

【药理作用】兴奋呼吸中枢；增强机体适应能力；强心；改善学习记忆能力；抗肝损伤；降血压；抗氧化；抗惊厥；抗菌；抗胃溃疡；抗肿瘤等。

【性味归经】酸，甘，温。归肺、心、肾经。

【功能主治】收敛固涩，益气生津，补肾宁心。用于久咳虚喘，梦遗滑精，尿频遗尿，久泻不止，自汗盗汗，津伤口渴，气短脉虚，内热消渴，心悸失眠。

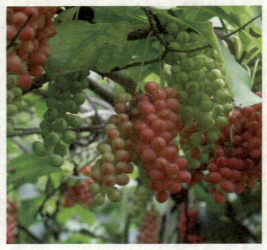

本草药方

◉ **1. 主治：** 慢性结肠炎。

五味子、党参、白术、补骨脂各 20g，白扁豆、白芍、地榆、槐花、陈皮各 15g，干姜、甘草各 10g。加水煎沸 15 分钟，滤出药液，再加水煎 20 分钟，去渣。两煎药液调兑均匀，分服，每天 2 剂。

◉ **2. 主治：** 慢性结肠炎。

五味子、吴茱萸、木香、甘草、炮姜各 5g，山药 20g，白术、白芍、茯苓各 15g，罂粟壳、砂仁、肉豆蔻、半夏、厚朴、栀子、人参各 10g。煎服法同 1，每天 1 剂。

◉ **3. 主治：** 自汗，多梦，气短脉虚。

五味子、白芍、麦门冬各 12g，浮小麦 30g，龙骨、牡蛎各 15g，白术、黄芪、防风各 8g，桂枝、甘草各 5g，人参、生姜各 2g，大枣 3 个。煎服法同 1，每天 1 剂。

药膳养生

◉ **五味子蜂蜜膏**

五味子 300g，蜂蜜适量。五味子用水洗净后煮烂，去滓，浓缩，加蜂蜜制膏。每次服 20g，每天 3 次。▶收敛固涩，益气生津，补肾宁心。适用于心肾不交之遗精盗汗、虚烦不寐，各种神经衰弱之失眠，急慢性肝炎，见丙氨酸氨基转移酶高者。

◉ **五味子茶**

北五味子 10g，紫苏梗、人参各 2 克，白糖 60g。前 3 味水煮熟汁，去渣澄清，加入白糖。代茶慢饮。▶补肾收敛，益气生津。适用于肺气阴两伤，肾水不能上承而引起的咳嗽，胸闷，口渴不能多饮，气少乏力等。

◉ **五味枸杞饮**

五味子、枸杞子各 50g，冰糖 30g。五味子置纱布袋内，与枸杞子加水 1000ml，煮取 800ml，加入冰糖。代茶饮用。▶养阴生津，健脾益肾。适用于夏季热，入夏后低热不退，神疲乏力，食欲不振等。

▎涩肠止泻▎

肉豆蔻

SEMEN MYRISTICAE

《肉豆蔻》

别名：豆蔻，肉果，玉果。

◎《本草纲目》记载肉豆蔻："暖脾胃，固大肠。"

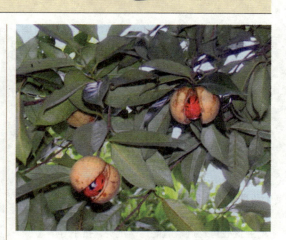

【科 属】为肉豆蔻科植物肉豆蔻的干燥种仁。

【地理分布】原产马鲁古群岛，热带地区广泛栽培。我国台湾、云南、广东等地也有引入栽培。

【采收加工】采摘成熟果实，除去果皮，剥去假种皮，使种仁在45℃环境中慢干，经常翻动，当种仁摇晃有声响时即可。如果高于45℃，其中脂类溶解，失去香味，质量下降。

【药理作用】小剂量促进胃液分泌及胃肠蠕动，大剂量则抑制；镇静；抗肿瘤；抗炎等。

【性味归经】辛，温。归脾、胃、大肠经。

【功能主治】涩肠止泻，温中行气。用于脾胃虚寒，脘腹胀痛，久泻不止，食少呕吐。

本草药方

● 1. **主治**：肠结核，脐周阵发性绞痛，腹泻，便秘。

肉豆蔻、诃子、石榴皮各20g，薏苡仁、沙参、山药各30g，百合、六月霜各22g，白扁豆、百部、肉桂、茜草各15g，大蓟、小蓟各10g。加水煎沸15分钟，滤出药液，再加水煎20分钟，去渣。两煎所得药液调兑均匀，分服，每天1剂。

● 2. **主治**：月经不调，属气血两虚。

肉豆蔻炭、党参、黄芪、白术各8g，仙鹤草15g，赤石脂（包煎）、淮山药、补骨脂各12g，远志4g，炙甘草、升麻各2g。煎服法同1，每天1剂。

● 3. **主治**：小儿消化不良，腹泻。

苍术、白术、泽泻、防风、甘草各3g，陈皮、厚朴、茯苓、猪苓、升麻、肉豆蔻各6g。水煎服，每天2次。

药膳养生

● 豆蔻粥

肉豆蔻8g，生姜2片，粳米30g。粳米如常法煮粥，沸后加入捣碎的肉豆蔻细末和生姜，继续煮沸。早晚温服。▶开胃消食，温中行气。对于脘腹隐痛、嗳气、呕吐、泄泻等有效。

● 丁香肉蔻奶

肉豆蔻3g，丁香2g。上药一起放入锅内，加水适量，煎30分钟，去渣取汁，兑入熟牛奶150ml，以白糖少许调味，即可喂服小儿。▶主治小儿夜啼。

涩精缩尿止带

山茱萸

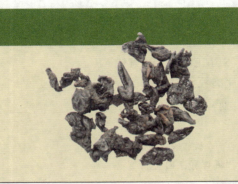

FRUCTUS CORNI

【山茱萸】

别名：山萸肉，枣皮，蜀枣，枣肉，药枣，红枣皮。

◎《本草正》记载山茱萸："固阴补精，调经收血。"

【科属】为山茱萸科植物山茱萸的干燥成熟果肉。

【地理分布】生于海拔400~1500米，甚至可达2100米的林缘或林中。分布于陕西、甘肃、河南、山西、山东、江苏、安徽、江西、浙江、湖南。四川有引种栽培。

【采收加工】果实呈红色时成熟，分批采摘，加工方法可用水煮；将红色新鲜果置沸水中煮10~15分钟，及时捞出浸冷水，趁热挤出种子，将果肉晒干或烘干即成。也可用机械脱粒法，挤出种子后，使果肉干燥。

【药理作用】增强心肌收缩力；增强免疫功能；抑制血小板凝集；扩张外周血管，降血压；降血糖；增强抗疲劳及抗缺氧能力；抗炎，抗菌等。

【性味归经】酸、涩，微温。归肝、肾经。

【功能主治】补益肝肾，涩精固脱。用于眩晕耳鸣，腰膝酸痛，遗尿尿频，阳痿遗精，崩漏带下，大汗虚脱，内热消渴。

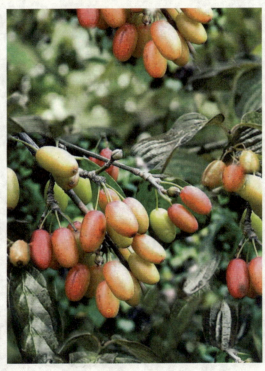

本草药方

◎ **1. 主治**：更年期综合证。

山萸肉12g，熟地黄、山药、附子各20g，牡丹皮15g，茯苓、泽泻各10g，肉桂（研末，冲服）3g。加水煎沸15分钟，过滤取液，渣再加水煎20分钟，滤过去渣。2次滤液调兑均匀，分服，每天1剂。

◎ **2. 主治**：更年期综合证，见头晕耳鸣、心悸、自汗，属阴虚火旺型。

山茱萸、茯神、远志、莲子心、牡丹皮、知母、黄柏、石斛、泽泻各6g，山药30g，熟地黄、白术各12g，桔梗4g。煎服法同1，每天1剂。

药膳养生

◎ **山茱萸酒**

山茱萸40g，65度高粱白酒500ml。山茱萸洗净，放入白酒内浸泡6天。每次服用10ml，每天2次。▶补益肝肾，敛汗涩精。适用于肾虚腰痛，遗精，体虚多汗等。

大刀螂

OOTHECA MANTIDIS

【桑螵蛸】

别名：螳螂蛋，螳螂子，刀螂子。

◎《玉楸药解》记载桑螵蛸：
"起痿壮阳，回精失溺，温暖肝肾，疏通膀胱。治带浊淋漓，耳痛，喉痹，瘰疬，骨鲠。"

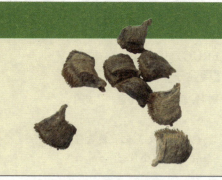

【科 属】为螳螂科昆虫大刀螂、小刀螂或巨斧螳螂的干燥卵鞘。分别称为"团螵蛸""长螵蛸"及"黑螵蛸"。

【地理分布】1. 大刀螂 栖于草丛及树枝上。全国大部分地区均有分布。2. 小刀螂 全国大部分地区均有分布。3. 巨斧螳螂 常活动于农田附近，栖息在瓜架、灌木、桑树或墙壁上。分布于台湾、湖北和广东等地。

【采收加工】每年秋季至翌年春季在树上采集卵鞘，蒸30~40分钟，以杀死其中虫卵，晒干或烘干。

【药理作用】敛汗；降血糖；促进消化液分泌；降血脂；抗肿瘤。

【性味归经】甘、咸，平。归肝、肾经。

【功能主治】缩尿，益肾固精，止浊。用于遗精滑精，遗尿尿频，小便白浊。

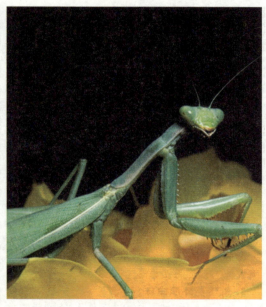

本草药方

● 1. 主治：尿崩症，尿便增多。
桑螵蛸、天花粉、葛根各20g，黄芪、牡蛎各28g，陈皮、升麻、五味子、白术、甘草各10g。加水煎沸15分钟，滤出药液，再加水煎20分钟，去渣。两煎药液调兑均匀，分服，每天1剂。

● 2. 主治：糖尿病，属真阴不足、下元不固、遗尿尿频，尿如脂膏，形体消瘦，倦怠之力，腰膝酸软。
桑螵蛸、山茱萸、黄柏各12g，天花粉60g，山药40g，黄芪、白术、枸杞子各30g，生地黄、熟地黄各20g。煎服法同1，每天1剂。

药膳养生

◎ 桑螵蛸粥
高粱米50g，桑螵蛸10g。桑螵蛸放入纱布袋内，放水中煮几分钟后，取出布袋；将洗净的高粱米放入汁内，煮粥。每天1次，持续食用2个月，到病好。▶缩尿，益肾，止浊。适用于小儿遗尿。

◎ 桑螵蛸龙骨散
1. 炙桑螵蛸、白龙骨各20g。共为细末。每服6g，空腹盐汤送下，每天2次。▶敛汗，缩尿，益肾固精，止浊。适用于肾阴虚之盗汗，失眠多梦，遗精，妇女白带过多等。
2. 桑螵蛸、白龙骨粉各20g，芡实米50g。桑螵蛸焙干研细粉，和白龙骨粉混合均匀，过筛。每次15g，芡实煮粥送服，每天2次。▶敛汗，缩尿，益肾固精，止浊。适用于肾阴虚之盗汗，失梦遗精，妇女白带过多等。

华东覆盆子

FRUCTUS RUBI

《覆盆子》

别名: 覆盆,小托盘,牛奶子。

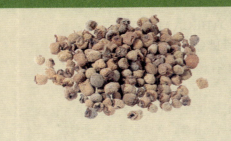

◎《本草衍义》记载覆盆子:
"益肾脏,缩小便。"

【科 属】为蔷薇科植物华东覆盆子的干燥果实。
【地理分布】生于低海拔至中海拔地区,在山坡、路边向阳处或阴处灌木丛中常见。分布于安徽、江苏、福建、浙江、江西、广西等地。
【采收加工】6~8月间果实已饱满呈绿色未成熟时采收,将摘下的果实拣净梗、叶,用沸水烫1~2分钟,取出,放置于烈日下晒干。
【药理作用】抗菌;有雌激素样作用等。
【性味归经】甘、酸,温。归肾、膀胱经。
【功能主治】益肾,固精,缩尿。用于小便频数,肾虚遗尿,阳痿早泄,遗精滑精。

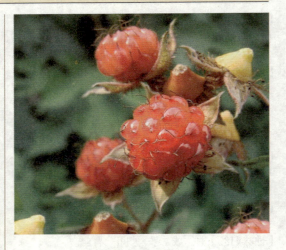

本草药方

◎ **1. 主治:白带异常,腰痛,肾虚遗尿。**
　　覆盆子90g,菟丝子120g,韭菜子15g。研成细末,炼蜜制成药丸,每丸重8g,每天3次,1次1丸。

◎ **2. 主治:外阴白斑。**
　　覆盆子、地骨皮、麦门冬、牡丹皮、红花各10g。益母草、女贞子、桑寄生、墨旱莲各30g,续断、枸杞子各20g,何首乌15g,菟丝子12g。加水煎沸15分钟,过滤取液,渣再加水煎20分钟,滤过去渣。2次滤液调兑均匀,分早晚2次服,每天1剂。

◎ **3. 主治:服避孕药后引起的闭经。**
　　覆盆子、黄精、熟地黄、菟丝子、淫羊藿、仙茅、紫石英、川续断各12g,党参、当归、香附、何首乌、白术、白芍、枸杞子、川楝子各8g。煎服法同2,每天1剂。

药膳养生

◎ **覆盆子炖牛肉**
　　覆盆子30g,牛腩1000克,各种调料,食盐少许。牛腩切后,各料共入锅中,加水没过各料,小火炖至肉烂。随意吃肉饮汤。▶补虚固精,缩尿止带。对肾虚阳痿、小便清长、遗精,或妇女白带清稀、量大,身倦腰酸有效。

◎ **三子酒**
　　覆盆子、楮实子、桑葚子各30g。研为粗末,浸入绍兴黄酒,3天后可用。每饮1小盅,温饮更佳。▶对子宫发育不良及产后体虚乳少有效。

◎ **白果覆盆子煲猪肚**
　　白果(鲜)100g,覆盆子(干)10g,猪肚150g。将白果、覆盆子、猪肚洗净。将白果炒熟去壳,猪肚切成小块。将白果、覆盆子、猪肚放入锅内,加入清水500ml煮熟即成。▶适用于小儿遗尿。

◎ **芡实覆盆子汤**
　　覆盆子20g,芡实50g。先将覆盆子加水煮汁,取汁去渣,加入芡实,放白糖少许,煮成粥食用。▶有收敛补肾的作用。适用于小儿肾虚遗尿。

芡

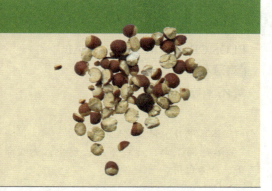

SEMEN EURYALES

【芡 实】

别名：鸡头米，刺莲蓬实，鸡头果，苏黄，鸡头实。

◎《本草纲目》记载芡实：

"止渴益肾，治小便不禁，遗精白浊带下。"

【科 属】为睡莲科植物芡的干燥成熟种仁。

【地理分布】生于湖沼、池塘及水田中。分布于华北、东北、华东、华中及西南地区。

【采收加工】9~10月间分批采收。先用镰刀割去叶片，再收获果实。并用竹篓捞起自行散浮在水面的种子。采回果实后用棒击破带刺外皮，取出种子洗净，晒干。或者用草覆盖10天左右，等到果壳沤烂后，淘洗出种子，搓去假种皮，放锅内微火炒至大小分开，磨去，或者用粉碎机打去种壳，簸净种壳、杂质，即成。

【药理作用】收敛。

【性味归经】甘、涩，平。归脾、肾经。

【功能主治】益肾固精，祛湿止带，补脾止泻。用于梦遗滑精，脾虚久泻，遗尿尿频，白浊带下。

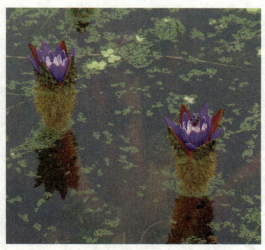

本草药方

◎ **1.主治：尿崩症**，见小便次数增多，夜间加重，尿量大，伴身体消瘦，口干渴，舌淡。

芡实、山药、黄芪各30g，陈皮、党参、当归各15g，益智仁、升麻、补骨脂、金樱子、白蒺藜各10g。加水煎沸15分钟，滤出药液，再加水煎20分钟，去渣。两煎所得药液调兑均匀，分服，每天1剂。

◎ **2.主治：尿崩症。**

芡实、山茱萸各10g，五味子、益智仁各5g。煎服法同1，每天1剂。

◎ **3.主治：糖尿病。**

芡实15g，生石膏60g，黄芪、山药各20g，人参、知母、麦门冬、天花粉、葛根、金银花、玄参各10g，乌梅、五味子各5g。煎服法同1，每天1剂。

药膳养生

◎ **芡实八珍糕**

芡实、山药、茯苓、白术、莲子肉、薏苡仁、扁豆各30g，人参15g，米粉600g。每味药都研为细末状，与米粉均匀调和，蒸熟。每取6g，倒入开水，调匀服用，加糖调味，每天3次。▶健脾，止泻，祛湿。适用于脾虚不运，久泻不止，食少乏力，消瘦等。

◎ **芡实白果糯米粥**

芡实30g，白果10枚，糯米30g。一起煮粥，每天1次，10天为1个疗程。间歇服用4个疗程。▶益肾固精，祛湿止带。适用于肾虚遗精，小便失禁，白带日久等。

◎ **芡实金樱糯米粥**

芡实30g，糯米100g，金樱子20g，白糖20g。金樱子去内核，与芡实同入砂锅水煎，去渣取汁，放米煮粥，粥熟加白糖。▶补肾固精，健脾止泻。适用于肾虚遗精、白带过多、遗尿，脾虚泄泻等。

鸡冠花

FLOS CELOSIAE CRISTATAE

《鸡冠花》

别名：鸡冠，鸡髻花，鸡公花。

◎《本草纲目》记载鸡冠花：

"主治痔漏下血，赤白下痢，崩中；赤白带下，分赤白用。"

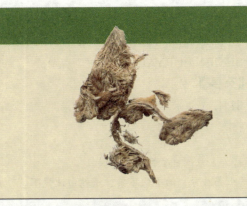

【科　属】为苋科植物鸡冠花的干燥花序。

【地理分布】主产于天津郊区，北京郊区，河北保定、安国，山东济南、青岛郊区，江苏苏州、南京、镇江，上海郊区，湖北孝感，河南郑州，辽宁绥中、凤城、锦西、桓仁等地。多为栽培，也有野生。全国大部分地区均产。

【采收加工】8—9月采收。将花序连一部分茎秆割下，捆成小把晒或者晾干后，剪去茎秆即成。

【药理作用】杀阴道滴虫；引产等。

【性味归经】甘、涩，凉。归肝、大肠经。

【功能主治】收敛止血，止痢，止带。用于吐血，崩漏，便血，赤白带下，痔血，久痢不止。

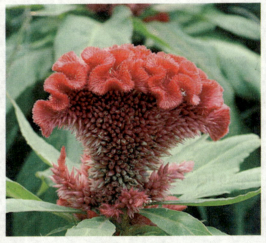

本草药方

◉ **1. 主治：肠炎。**

红鸡冠花80g，红糖适量。加水煎，去渣，顿服，每天1剂。

◉ **2. 主治：赤白带下。**

鸡冠花30g，山药、茯苓、金樱子各15g，白果10个。加水煎沸15分钟，过滤取液，渣再加水煎20分钟，去渣，两次滤液调兑均匀，分早晚两次服，每天1剂。

◉ **3. 主治：赤白带下。**

白鸡冠花30g。煎服法同2。每天1剂。

◉ **4. 主治：赤白带下。**

白鸡冠花60g，金樱子、白果仁各15g。煎服法同2。每天1剂。

药膳养生

◉ **鸡冠花猪肺汤**

鲜白鸡冠花20g，猪肺1具。猪肺冲洗干净，切块，与鸡冠花加水一起炖约1小时。酌量佐餐，每天2次。▶补肺止咳，凉血，收敛止血。适用于肺虚久咳，咯血等。

◉ **鸡冠花炖猪肚**

白鸡冠花30g，猪肚1具。鸡冠花洗净；猪肚用食盐里外搓洗干净，把鸡冠花纳入猪肚内，炖熟服食。▶健脾除湿补虚，补肺止咳，凉血止血，收敛止带。适用于脾虚湿盛，带下色白，黏稠，面色发白，精神不振，四肢不温，舌质淡，食少便溏，苔白腻等。

◉ **鸡冠花鸡蛋汤**

红鸡冠花30g，鸡蛋3个。加水2碗一起煮，鸡蛋熟将鸡蛋取出去壳，放回锅再煮，直到汤液1碗。吃蛋喝汤，每天1次，连服3次。▶凉血，补肺止咳，收敛止血。适用于鼻衄，痔疮出血，咳血，月经过多等血症。

无针乌贼或金乌贼

ENDOCONCHA SEPIAE

【海螵蛸】

别名：乌贼鱼骨，乌贼骨，墨鱼骨，墨角盖。

◎《本草纲目》记载海螵蛸：
"主女子血枯病，伤肝，唾血下血；治疟，消瘿。研末敷小儿疳疮，痘疮臭烂，丈夫阴疮，汤火伤，跌伤出血。"

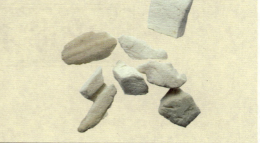

【科 属】为乌贼科动物无针乌贼或金乌贼的干燥内壳。

【地理分布】1. **无针乌贼** 主产于福建、浙江沿海。
2. **金乌贼** 主产于山东、福建、辽宁、广西、江苏、广东等地沿海。

【采收加工】于 4~8 月间，将漂浮在海边或者积于海滩上的乌贼骨捞起，剔除杂质，用淡水漂洗后晒干。

【药理作用】促进骨缺损修复；抗胃溃疡；抗辐射；抗肿瘤等。

【性味归经】咸、涩，温。归脾、肾经。

【功能主治】收敛止血，制酸，涩精止带，敛疮。用于胃痛吞酸，崩漏，便血，吐血，衄血，赤白带下，遗精滑精；以及溃疡病。外治损伤出血、疮多脓汁。

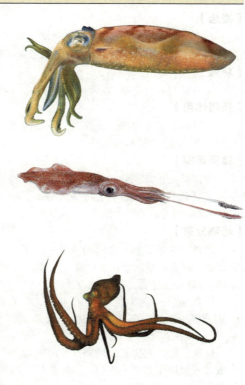

本草药方

◉ **1. 主治**：慢性上消化道出血，吐血，大便黑。
海螵蛸、代赭石粉各30g，大黄、牡丹皮、黄芩、丹参、白及、藕节各10g，三七（为末，冲服）3g。加水煎沸15分钟，滤出药液，再加水煎20分钟，去渣。两煎药液调兑均匀，分服，每天2剂。

◉ **2. 主治**：慢性上消化道出血，胃脘痛，吐血。
海螵蛸，大黄各30g。共为细末，装入胶囊。每次服用3g，每天3次。

◉ **3. 主治**：慢性上消化道出血，面色苍白，四肢欠温，脘腹隐痛，心悸神倦，呕血、便血量少。
海螵蛸、白及各5g。共为末，加水煮为糊状。顿服，每天2剂。

◉ **4. 主治**：食管炎。
海螵蛸60g，黄连、砂仁、半夏各10g，干姜1g。加水煎，去渣。分次徐徐服下，每天1剂。

药膳养生

◉ **海螵蛸粉**
海螵蛸以沙炒后研粉120g。每天服6g，以醋调服，饭后用。▶收敛止血，制酸，涩精止带，敛疮。对赤白带下，遗精滑精，腰膝痠软有效。

◉ **乌贝散**
乌贼骨100g，浙贝母30g。共研细粉，每天服6g，饭前服。▶收敛止血，制酸，涩精止带，敛疮。主治胃酸分泌过多、十二指肠溃疡。有明显的吸附胃蛋白酶及中和胃酸的作用，所以能保护溃疡面。

攻毒杀虫止痒

【概念】

在中医药理论中凡以解毒疗疮、攻毒杀虫、燥湿止痒为主要作用的药物，称为攻毒杀虫止痒药。

【功效】

主要具有杀虫止痒、攻毒疗疮的作用。

【药理作用】

中医科学研究表明，攻毒杀虫止痒药物大都具有杀菌、消炎、抗肿瘤的作用。

【适用范围】

攻毒杀虫止痒药物主要适用于某些外科、皮肤及五官科病症，如疥癣、疮痈疔毒、湿疹、聤耳、梅毒、癌肿、虫蛇咬伤等。

【药物分类】

攻毒杀虫止痒药在中医药方经常使用的种类有雄黄、硫黄、蛇床子、土荆皮、大蒜、木鳖子、蟾酥、樟脑、白矾、蜂房。

雄黄功效：解毒杀虫，燥湿祛痰，截疟。用于痈肿疔疮、蛇虫咬伤、虫积腹痛、惊痫、疟疾。

硫黄功效：内服补火助阳；外用解毒，杀虫，疗疮。外治用于秃疮，疥癣，阴疽恶疮；内服用于阳痿足冷，虚喘冷哮，虚寒便秘。

蛇床子功效：燥湿，温肾壮阳，祛风，杀虫。用于阳痿，宫寒，妇人阴痒，湿痹腰痛，寒湿带下；外治外阴湿疹、滴虫性阴道炎。

土荆皮功效：止痒，杀虫。用于疥癣瘙痒。

大蒜功效：消肿，解毒杀虫，行气消滞，止痢，暖胃健脾。用于疥癣，痈肿疮毒，泄泻，痢疾，顿咳，肺痨，钩虫病，蛲虫病。

木鳖子功效：解毒，开窍醒神，止痛。用于痈疽疔疮，咽喉肿痛，腹痛吐泻，中暑神昏。

蟾酥功效：攻毒疗疮，散结消肿。用于疮疡肿毒，乳痈，瘰疬，干癣，痔漏，秃疮。

樟脑功效：温散止痛，除湿杀虫，开窍辟秽。用于疥癣瘙痒，湿疮溃烂，牙痛，跌打损伤，痧胀腹痛，吐泻神昏。

白矾功效：燥湿止痒。外用解毒杀虫；内服止血止泻，祛除风痰。外治用于疥癣，湿疹，聤耳流脓；内服用于久泻不止，崩漏，便血，癫痫发狂。

蜂房功效：攻毒，祛风，止痛，杀虫。用于龋齿牙痛，疮疡肿毒，瘰疬，乳痈，鹅掌风，皮肤顽癣等。

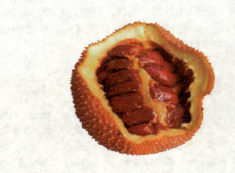

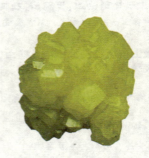

大 蒜

BULBUS ALLII SATIVI

〖大 蒜〗

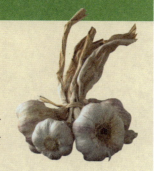

别名： 胡蒜，独蒜，独头蒜。

◎《本草纲目》记载大蒜：

"捣汁饮；治吐血心痛；煮汁饮，治角弓反张……捣膏敷脐，能达下焦，消水，利大小便；贴足心，能引热下行，治泄泻暴痢及干湿霍乱，止衄血；纳肛中，能通幽门，治关格不通。"

【科 属】为百合科植物大蒜的鳞茎。

【地理分布】全国各地均有栽培。

【采收加工】于5月间叶枯时采挖，晾干。

【药理作用】抗菌；抗原虫；抗病毒；抗动脉硬化；降血压；抑制血小板凝集；降血糖；抗肝损伤；促进血栓溶解；增强免疫功能等。

【性味归经】辛，温。归脾、胃、肺经。

【功能主治】消肿，解毒杀虫，行气消滞，止痢，暖胃健脾。用于疥癣，痈肿疮毒，泄泻，痢疾，顿咳，肺痨，钩虫病，蛲虫病。

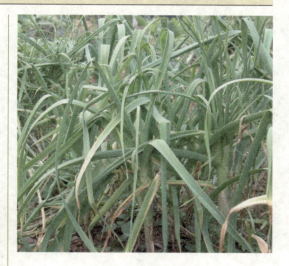

本草药方

◎ **1. 主治：肝硬化腹水。**

大蒜瓣250g，西瓜1个（约3kg），砂仁（为末）12g。把西瓜顶端切下，挖去一部分瓤，装入砂仁、大蒜，盖严，用泥包瓜，柴火烤干，去泥，研磨成末。每次冲服5g，每天3次。

◎ **2. 主治：百日咳。**

大蒜头30g，去皮，捣烂如泥，加白糖200g和开水500ml，搅拌澄清。取澄清液服，每天3次，每次2匙；3~6岁小儿每次1匙；3岁以下小儿每次半匙。

◎ **3. 主治：肩周炎。**

大蒜头50g，斑蝥10g。一起捣碎如泥浆，取0.5g敷于肩髃、天宗、肩井穴上，外用胶布固定，7小时取下。如有小水疱，刺破后，涂紫药水，隔天敷1次，与巨骨、肩贞、曲池、条口等穴轮换贴敷。

◎ **4. 主治：哮喘。**

紫皮大蒜60g。捣烂如泥后，放入90g红糖，加适量水熬成膏，每天早晚各服1汤匙。

药膳养生

◎ **大蒜羊肉**

大蒜20g，羊肉250g，调料适量。将羊肉洗净、煮熟切片；大蒜捣烂，同放大盘内，加适量熟食油（或熟辣椒油）、酱油、精盐等拌匀食用。▶温肾助阳，消肿，解毒杀虫，行气消滞，止痢，暖胃健脾。适用于腰膝酸软，肾虚阳痿，遗尿，尿频等。

◎ **大蒜豆腐**

青大蒜100g，嫩豆腐400g，调料适量。菜油烧热，待降温到六成热时，放入青大蒜段煸炒至香，加入豆腐块，边炒边加适量黄酒、精盐、酱油、白糖等调料，调入味精。▶补虚解毒，暖胃健脾。可作为恶性肿瘤及白血病患者的膳食。

◎ **大蒜烧鸭**

大蒜50g，鸭1只。大蒜去皮，装入洗净的鸭腹内，扎好口，烧熟。随意食用。▶补虚解毒，暖胃健脾，利水消肿。适用于虚性水肿，脾肾阳虚之腹泻。外感初起者不宜食用。